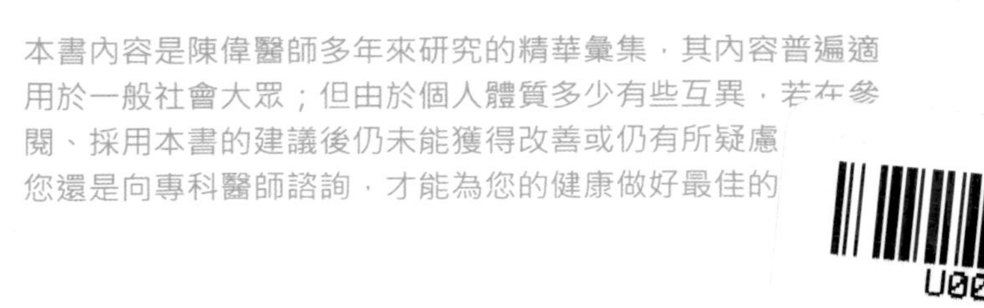

本書內容是陳偉醫師多年來研究的精華彙集，其內容普遍適用於一般社會大眾；但由於個人體質多少有些互異，若在參閱、採用本書的建議後仍未能獲得改善或仍有所疑慮您還是向專科醫師諮詢，才能為您的健康做好最佳的

高血壓 你吃對了嗎？

營養科醫師的飲食調養黃金法則，讓你安全、有效、快速穩定血壓

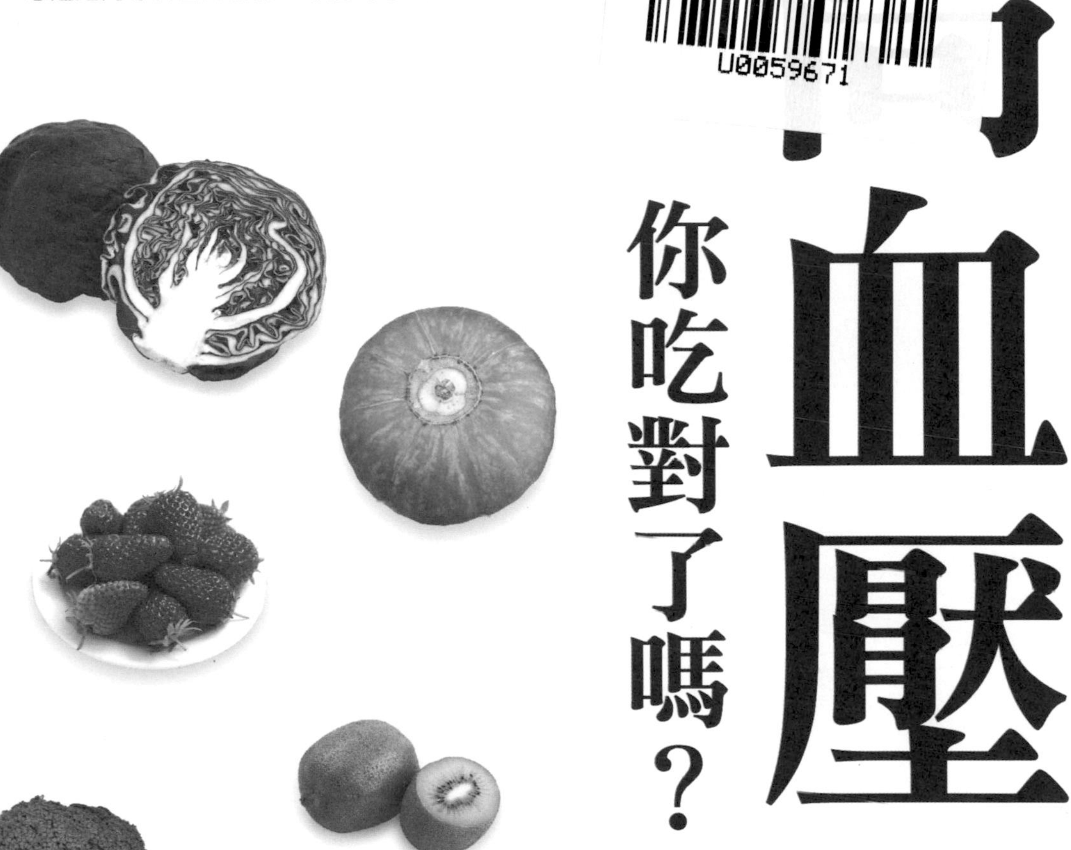

前　言　PREFACE

高血壓患病率持續增長，據不完全統計全國有高血壓病患者 1.6 億。高血壓不但發病率高，其引起的併發症和致殘率、死亡率都很高。

所以，高血壓的防治問題成了人們關注的熱點。而在越來越重視無副作用、天然養生的現在，人們在接受醫院治療的同時，更為關注飲食健康，更傾向於通過日常飲食調節血壓。所以，高血壓患者能吃什麼、怎麼吃、吃多少就成了最為重要的問題。

為瞭解決這一問題，我們傾力編寫了本書。本書首先介紹高血壓的基本常識，讓讀者對高血壓的基本狀況有初步正確的認識。其次，介紹高血壓飲食原則，著重分析老年高血壓患者、妊娠高血壓患者、兒童高血壓患者及青春期高血壓患者的飲食原則，指出一些飲食細節及誤解，並且為高血壓患者最關心的飲食問題提出解答。第三，書中列舉 11 種降壓效果的顯著的營養素，並介紹每一種營養素的具體功效。第四，介紹日常常見食物中降壓功效較好的食物，以及其降壓原理、吃法、食用量、降壓烹飪方法等，並配以推薦食譜。第五，對高血壓常見的幾種併發症，介紹適合的飲食療法。

透過飲食穩定血壓是一種天然健康的方法，相信依照本書，您一定可以更瞭解高血壓怎樣吃才是最正確、最科學的。

目錄 CONTENTS

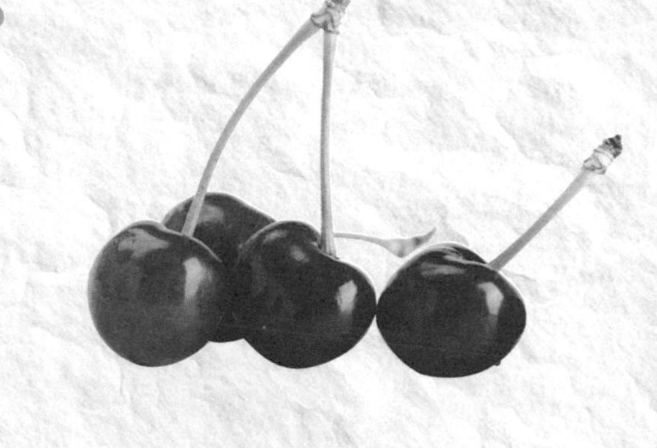

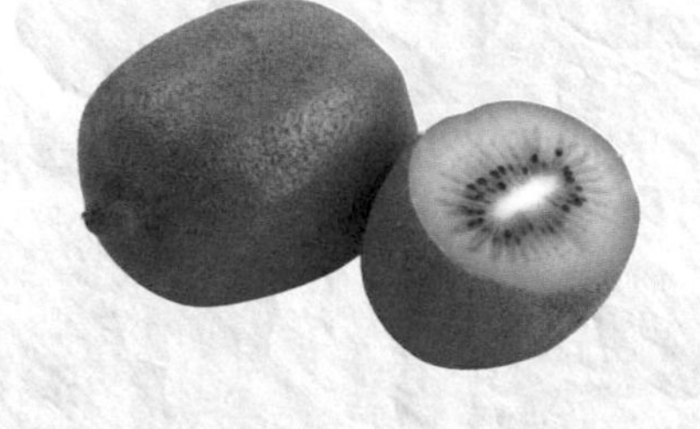

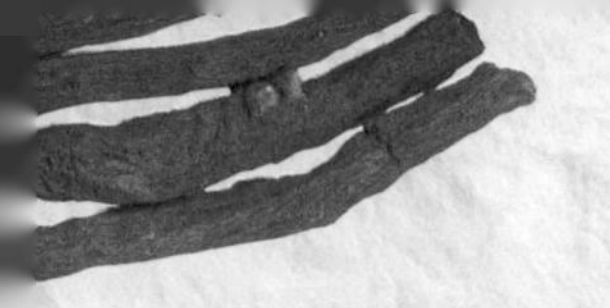

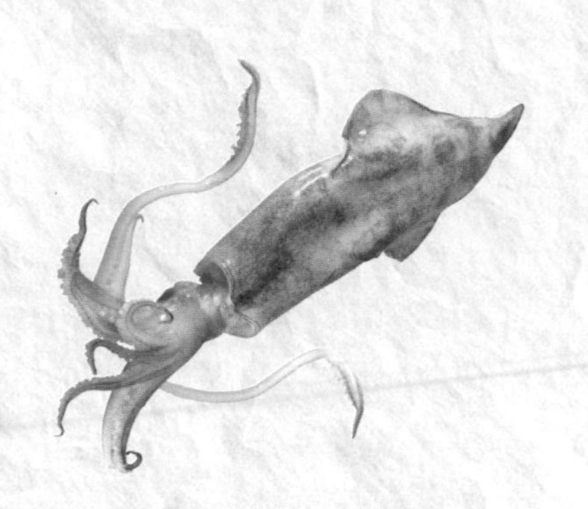

Chapter 4 高血壓併發症飲食智慧

Chapter 5 合理運動

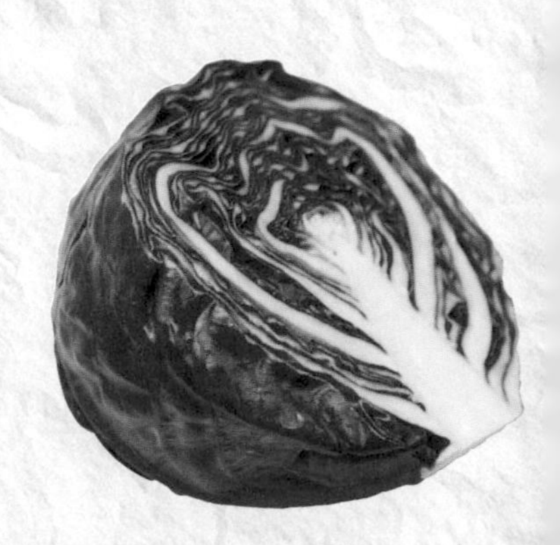

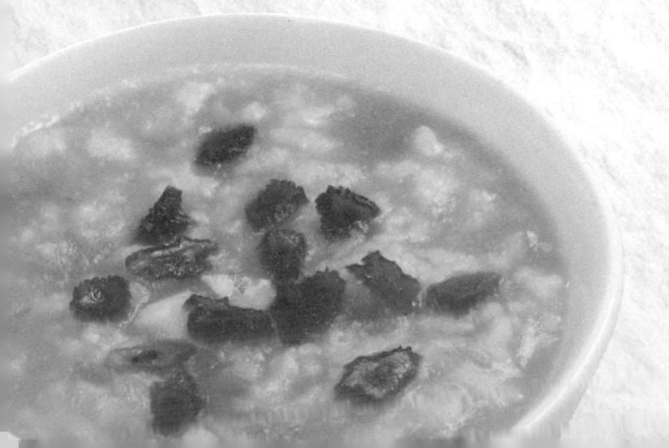

★隨書附贈：《高血壓 68 個 Q&A》別冊

瞭解高血壓
讓高血壓無處遁形

血壓基本常識

血壓指血管內的血液對於單位面積血管壁的側壓力，即壓強。心室收縮，血液從心室流入動脈，此時血液對動脈的壓力最高，稱為收縮壓。心室舒張，動脈血管彈性回縮，血液仍慢慢繼續向前流動，但血壓下降，此時的壓力稱為舒張壓。

正常血壓的標準

計算血壓的單位一般有毫米汞柱（mmHg）和千帕（kPa），他們之間換算時可以用毫米汞柱乘以 4 再除以 30，就得到血壓的千帕值，反之也可以。正常的血壓範圍是收縮壓在 12.0 ～ 18.7 千帕（90 ～ 140 毫米汞柱）之間，舒張壓在 8.0 ～ 12.0 千帕（60 ～ 90 毫米汞柱）之間，高於這個範圍就可能是高血壓或臨界高血壓，低於這個範圍就是低血壓。

患者血壓應控制的範圍

年輕、輕度的患者血壓應控制在 18/11 千帕（135/85 毫米汞柱）以下，老年患者應控制在 18.7/12 千帕（140/90 毫米汞柱）；單純收縮壓升高者也應將收縮壓控制在 18.7 千帕（140 毫米汞柱）以下。

如何測量血壓

• 每天清晨醒來時便測血壓

此時的血壓標準反映了所服降壓藥物的藥效能否持續到次日清晨。如果早晨血壓極高，則應測 24 小時內的動態血壓，以便瞭解睡眠時的血壓狀況。如果血壓在夜間睡眠時和白天的標準大致相同，則應當在睡前加服降壓藥；如果夜間睡眠時的血壓低而清晨卻突然升高，則應根據實際情況在醒來時，甚至清晨 3 ～ 5 點提前服用降壓藥。

• 測服降壓藥後2～6小時的血壓

因為短效製劑一般在服藥後 2 小時即達到最大程度的降壓效果，中效及長效製劑降壓作用高峰分別在服藥後 2 ～ 4 小時、3 ～ 6 小時出現，這一時段測量血壓能反映藥物的最大降壓效果。

透過正確掌握自測血壓的時間，患者可以比較客觀地瞭解用藥後的效果，從而也有助於醫生及時調整藥物劑量及服藥時間，以及採用更為適當的治療或用藥方法來幫助患者更好地控制血壓。

高血壓的主要症狀

頭暈、頭痛

頭暈是高血壓最常見的症狀，有些是一次性的，在突然站起來或蹲下時出現；有些是持續性的。頭痛也是高血壓的常見症狀，多為搏動性的脹痛或持續性的鈍痛，嚴重者甚至有炸裂性的劇痛。常在早晨睡醒時發生，起床下地活動及飯後逐漸減輕。疼痛部位多在後腦勺和太陽穴。頭暈和頭痛往往是提早發現高血壓的重要線索。

煩躁、心悸、失眠

高血壓患者大多性情較為急躁，遇事敏感、易激動。高血壓導致的心肌肥大、心擴張等都會使心臟功能不正常，出現心悸的症狀。失眠多為入睡困難或早醒，惡夢、睡眠不實、易驚醒也是高血壓的常見症狀。

出血

高血壓患者的出血症狀，其中以鼻出血最為多見，其次是眼底出血、結膜出血和腦出血。

腎功能減退

長期高血壓可能導致腎小動脈硬化。腎功能減退時，可能引起夜尿、多尿、尿中含蛋白、管型及紅細胞。尿濃縮功能低下時，可出現氮質血症及尿毒症。

耳鳴

高血壓患者多是耳鳴持續時間較長，耳鳴時感覺響聲如蟬鳴，或腦中「嗡嗡」作響。注意力不集中、記憶力減退之高血壓患者易表現出注意力容易分散，難以記住近期的事情。

手腳麻木

常見於高血壓患者的手指和腳趾麻木、皮膚有如蟲子爬行的感覺，或背部肌肉緊張痠痛。部分嚴重患者還會感覺手指不靈活。

高血壓的危害

高血壓是誘發心、腦血管病的重要危險因素。高血壓患者併發中風、心肌梗塞、糖尿病的相對危險分別為正常血壓者的 3.41、2.23 和 3.06 倍。

以腦中風為例，70% ～ 80% 的中風患者有高血壓史。血壓每增加 5%，中風的發病率就增加 50% 以上。

高血壓還有可能造成腎臟疾病和心力衰竭，許多需要腎臟透析的患者，就是因為長期高血壓所致。

全身
• 乏力、易疲勞、工作能力下降
• 引發心情壓抑、憂鬱症等精神障礙
• 聽力損害
• 視力障礙
• 生活品質降低
頭部
• 蜘蛛網膜下腔出血
• 腦內出血
• 腦栓塞
• 腦血栓
眼部
• 視網膜水腫
• 出血及滲出
心臟
• 心肌缺血
• 左心衰竭
• 全心衰竭
• 自發性心絞痛
• 勞累性心絞痛
腎臟
• 良性小動脈性腎硬化
• 惡性小動脈性腎硬化

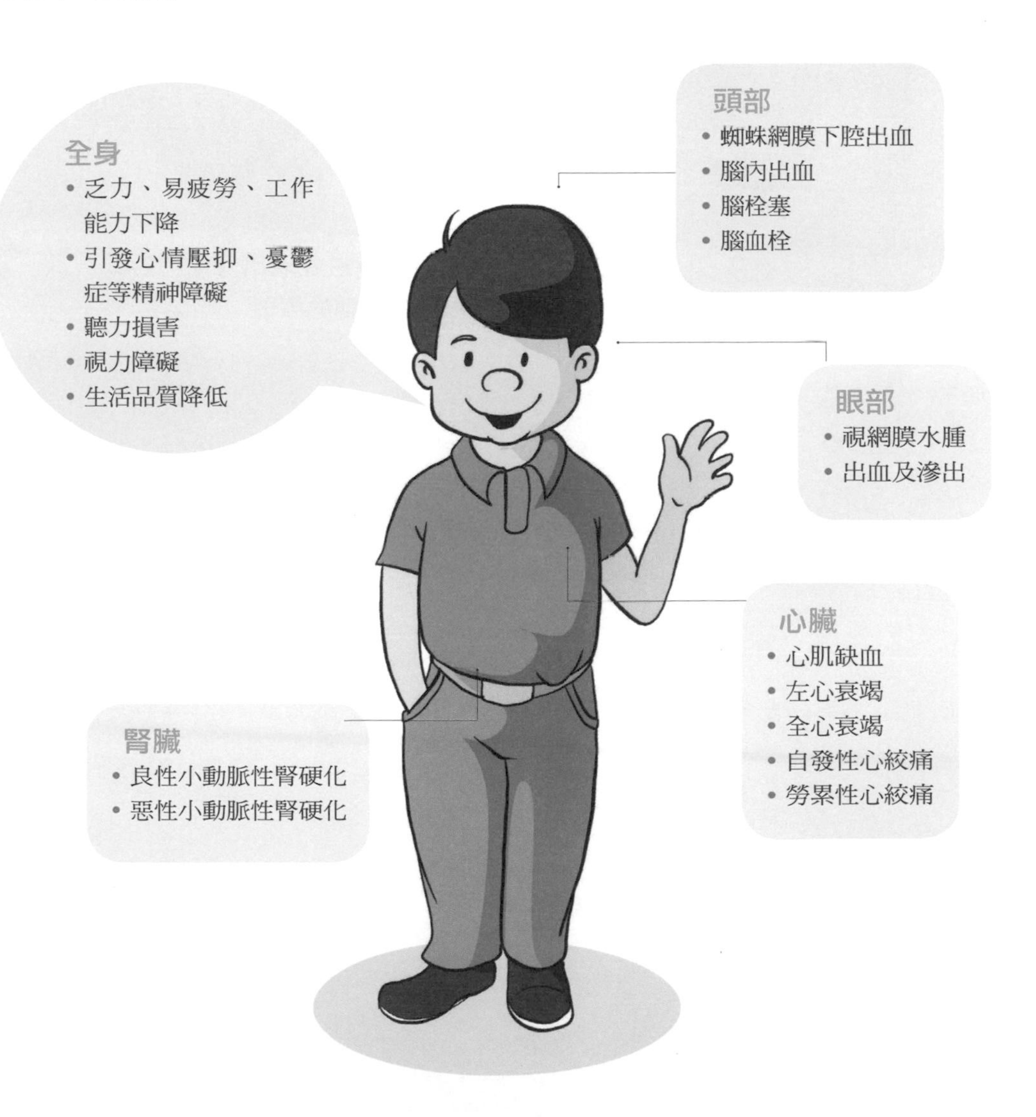

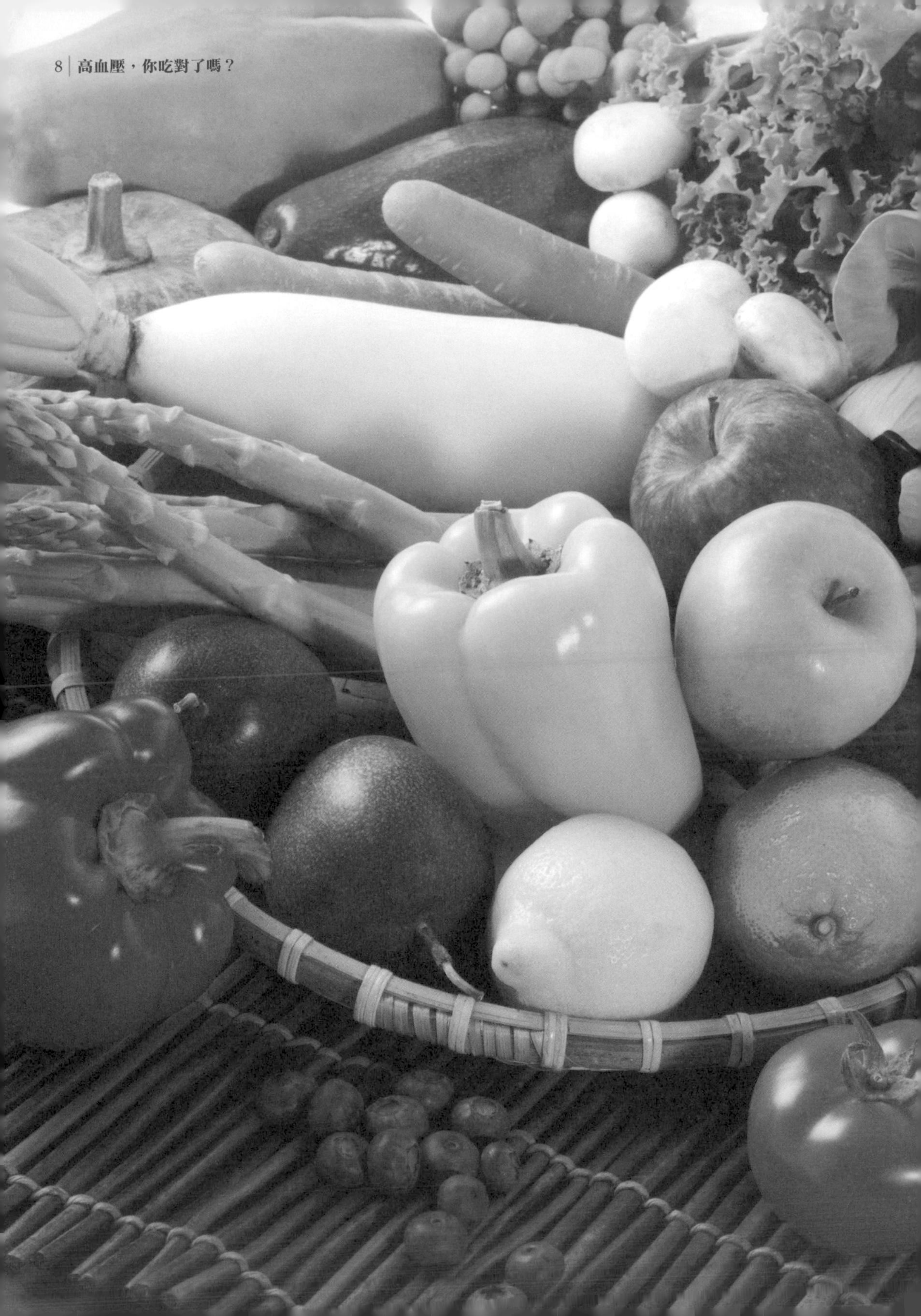

降壓飲食祕訣
用食物控制高血壓

老年人、孕婦、少年兒童高血壓患者都找到屬於自己的飲食方法，遠離不利於自己的飲食誤解，掌握便捷的飲食小竅門，輕輕鬆鬆降血壓。

高血壓患者的飲食黃金法則

法則1 適量蛋白質

每日蛋白質的攝取量以每公斤體重 1 克為宜，例如體重 60 公斤的人，每日應吃 60 克蛋白質，動物蛋白和植物蛋白各占 50%。最好使用大豆蛋白，大豆蛋白能預防腦中風發生。每週還應吃 2 ～ 3 次魚類蛋白質，可改善血管彈性和通透性，增加尿鈉排出，從而降低血壓。

法則2 高纖維素

提倡吃穀薯類食物，如澱粉、麵粉、白米、紅薯等。特別是玉米麵、小米、燕麥、蕎麥等含膳食纖維較多的食物，可促進胃腸蠕動，有利於膽固醇的代謝。

多吃綠色蔬菜和新鮮水果。綠色蔬菜和新鮮水果富含維生素 C、胡蘿蔔素及膳食纖維等，有利於心肌代謝，改善心肌功能和血液循環；還可促使膽固醇的排泄，防止高血壓病發展。

法則3 低鹽飲食

由於食鹽中的鈉離子（食鹽的主要成分是氯化鈉）與高血壓的發病密切相關，所以高血壓患者應限制食鹽的攝取量，一般每日用鹽量應控制在 5 克以下（最好是 3 克），使食物中稍有鹽味即可。伴有耳鳴、眩暈、浮腫的高血壓病人，更應嚴格控制食鹽的攝取量，每日用鹽量應控制在 2 克以下，或以 10 毫升醬油（1 湯匙約為 15 毫升）代替食鹽。含鈉鹽多的食物主要有醃製食品（鹹肉、鹹魚、鹹菜、醬菜等），雞精及加入發酵粉或小蘇打製成的麵食、糕點等。

法則4 增加含鉀食物的攝取

醫學科學家在動物實驗和臨床觀察中發現，鉀能對抗鈉所產生的不利影響，也就是說，多食含鉀高的食物有利於降低血壓。流行病學證實，高血壓病與鉀攝取及尿鈉／鉀比值密切相關，即血壓與鉀代謝呈反比，與尿鈉／鉀比呈正比，所以高血壓患者，尤其對鹽敏感者，更應注意補充鉀，這對於防治高血壓病十分有益。

衡量食物的降壓作用，不僅要看其鉀的含量，更要看其鉀／鈉比值（即 K 因子）的大小，含鉀越高、且其 K 因子越大的食物，其降壓作用就越好。一般而言，K 因子 ≧ 10 的食物，對高血壓病有較好的防治作用，而一般植物性食物的 K 因子均在 20 以上。

法則 5 確保鈣的充足

鈣攝取充分時，可增加尿鈉排泄，減輕鈉對血壓的不利影響，有利於降低血壓。鈣還可以降低細胞膜通透性，促進血管平滑肌鬆弛，並能夠對抗高鈉所致的尿鉀排泄增加，發揮保鉀作用。有流行病學調查結果表明，通過增加膳食鈣的攝取，可使患者血壓趨於下降。因此，及早注意飲食中鈣的供應和吸收，對防治高血壓是有益的。

法則 6 控制脂肪的攝取量

有研究表明，飽和脂肪酸和膽固醇與血壓呈正相關。身體肥胖者腎臟的排鈉能力比較低，從而降低對血壓的控制。動物性脂肪含飽和脂肪酸高，容易在血管中形成斑塊，導致血栓形成，使高血壓腦中風的發病率增加；而植物性油脂含不飽和脂肪酸較高，能延長血小板凝集時間，抑制血栓形成，降低血壓，預防腦中風。但也不是說植物性油脂攝取越多越好，因為所有脂肪攝取過多均可導致肥胖，因此，高血壓患者一定要控制脂肪的攝取量。

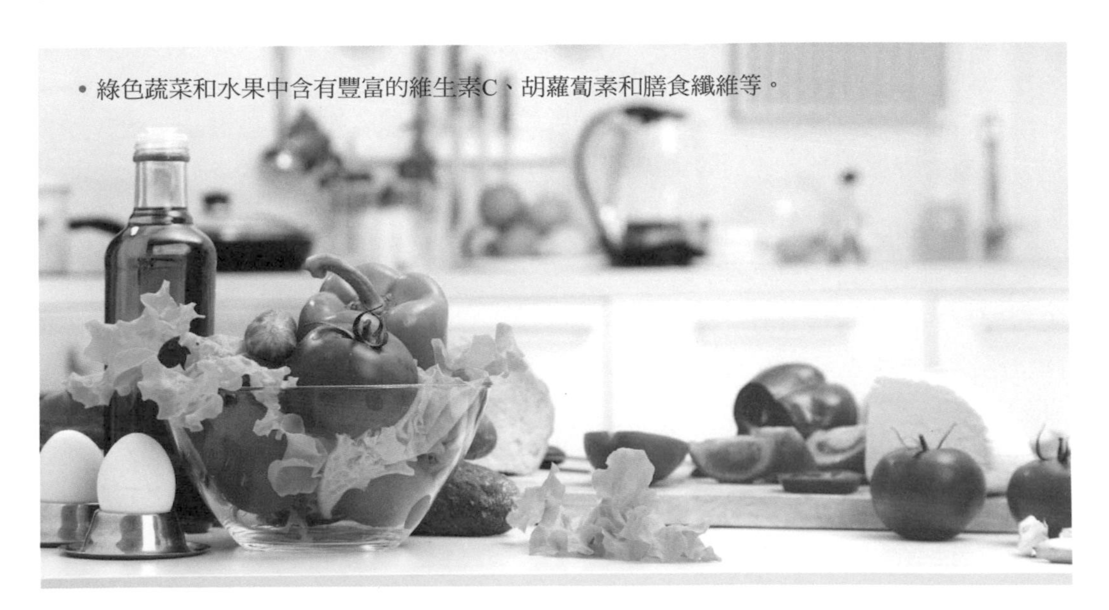

• 綠色蔬菜和水果中含有豐富的維生素C、胡蘿蔔素和膳食纖維等。

高血壓特殊人群的飲食原則

高血壓的特殊人群主要包括：老年高血壓患者、妊娠高血壓患者、兒童高血壓患者以及處於青春期的高血壓患者。因其所處的生理階段不同，而血壓又高，他們的飲食不但要適合自身的生理需要，還要對降壓發揮較好的效果。這樣才有益身體健康及穩定病情。

兒童高血壓患者

1 少吃或者不吃動物性脂肪，如各種動物性油脂或肥肉。

2 採取高維生素、適量蛋白質、低鈉、低脂肪、低膽固醇的飲食。

3 確保充足的優質蛋白質。大豆蛋白可以降低血漿膽固醇濃度，防止高血壓的發生、發展。每週進食 2 ～ 3 次魚類、雞類蛋白質，可改善血管彈性和通透性，增加尿鈉的排出，從而發揮降壓作用。此外，脫脂牛奶、優格、海魚等，對於降壓也有一定的效用。

4 增加鈣和鎂的攝取量。鈣的攝取量每天應為 800 ～ 1,500 毫克。使用利尿劑治療時需補充鎂，每天每公斤體重應達到 8 毫克。此外，還需補充鋅，每天可口服 50 ～ 200 毫克。

5 多吃含鉀高的食物。鉀與鈉的攝取量保持在 2 ： 1 的比例。含鉀量高的食物有深色蔬菜、豆類、穀類、堅果類等。

6 限制鈉鹽的攝取量，採用低鹽飲食。每天食鹽量限制在 2 ～ 2.5 克（鈉攝取量 1,000 毫克左右）。

7 兒童高血壓患者在治療時，如果需要服用單胺氧化酶抑制劑，用藥期間就要避免食用高酪胺食物，如扁豆、蘑菇、醃魚肉、優格、乾酪、葡萄乾、香蕉等。

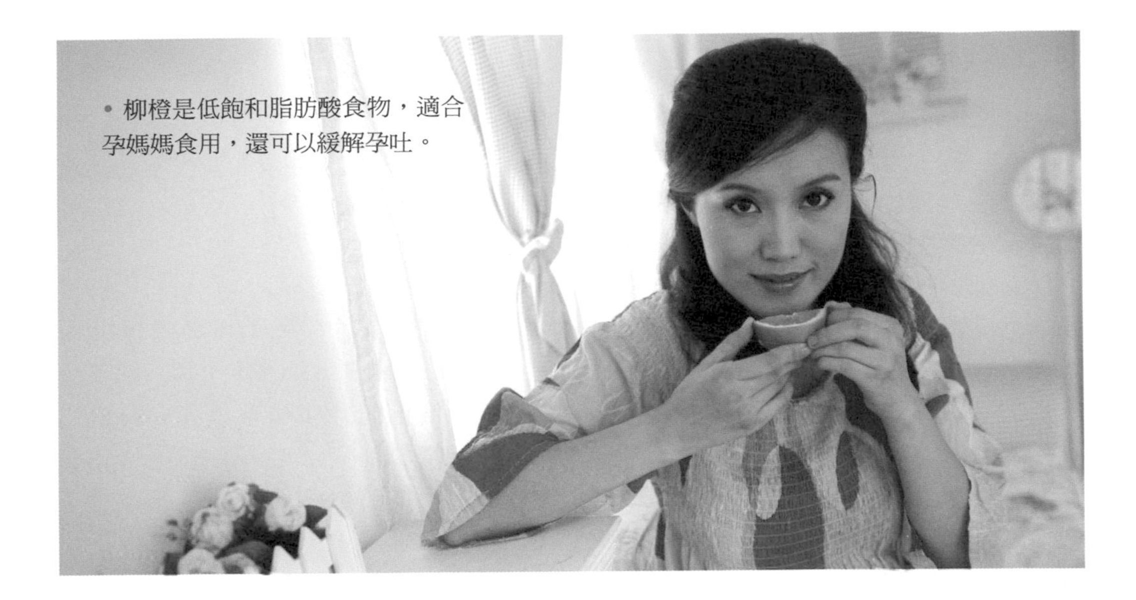

• 柳橙是低飽和脂肪酸食物，適合孕媽媽食用，還可以緩解孕吐。

妊娠高血壓患者

1 控制熱量和體重。妊娠高血壓患者要適當控制每日的進食量，不是「能吃就好」無節制進食，應以孕期正常體重的增加為標準，調整進食量。

2 減少食鹽的攝取量。鈉鹽攝取過多會導致水鈉滯留，使血壓進一步升高。一般建議每天食鹽的攝取量應少於4克，醬油應少用，少吃鹽醃漬食品如鹹菜、臘肉、鹹魚、鹹蛋等。

3 減少飽和脂肪的攝取量。食物脂肪的熱能比應控制在25%左右，最高不應超過30%，而且飽和脂肪要減少，對應增加不飽和脂肪的攝取。即少吃動物性脂肪，烹調用油宜選用植物油。其他食物也宜選用低飽和脂肪酸、低膽固醇的食物，如全穀食物、蔬菜、水果、魚、禽、瘦肉及低脂乳等。

4 飲食適當增加優質蛋白質。因妊娠高血壓患者尿中會排出大量蛋白質，容易導致血清蛋白偏低，久之會影響胎兒發育，造成胎兒宮內發育遲緩。去皮的禽類、魚類、豆製品、低脂奶類等均富含優質蛋白質。

5 補充足夠的鈣、鋅和鎂。牛奶與奶製品含有豐富且容易吸收的鈣質，是補鈣的良好食物，以脫脂或低脂的奶或奶製品為宜。海鮮類如魚、牡蠣等貝殼類及動物內臟含鋅豐富。綠色蔬菜、豆類則富含豐富的鎂。

6 控制水分的攝取量。每天飲水量不要超過1,000克，這其中包括茶水、湯汁等。

老年高血壓患者

1 控制脂肪攝取。食物脂肪的熱量比應控制在 25% 左右，最高不應超過 30%。食用油宜多選用植物油，如：橄欖油、葵花籽油、花生油、大豆油、茶花籽油等。其他食物也宜選用低飽和脂肪酸、低膽固醇的食物，如蔬菜、水果、全穀食物、魚、禽、瘦肉及低脂乳等。少吃肥肉及各種動物性油脂，動物的腦、魚卵等高膽固醇食物。

2 控制熱量和體重。肥胖是高血壓病的危險因素之一。超過正常體重 25 公斤的肥胖者，其收縮壓可高於正常人 1.33 千帕（10 毫米汞柱），舒張壓高 0.93 千帕（7 毫米汞柱）。因此，控制熱量攝取，保持理想體重是防治高血壓的重要措施之一。

3 限鹽。凡有輕度高血壓或有高血壓病家族史的人，其食鹽攝取量最好控制在每日 5 克以下，對血壓較高或合併心衰者攝鹽量更應嚴格限制，每日用鹽量以 1 ～ 2 克為宜。儘量少吃或不吃鹹菜、豆腐乳、醬菜等含鹽量高的醃製食品。

4 確保鈣的攝取充足。每日膳食中鈣攝取 800 ～ 1,000 毫克，可防止血壓升高。

5 多吃一些富含維生素 C 的食物，如蔬菜、水果。在老年高血壓病患者中，血液中維生素 C 含量最高者，其血壓較低。

6 忌吃得過飽。老年人消化機能減退，過飽易引起消化不良。同時，吃得過飽可使膈肌位置上移，影響心肺的正常功能和活動。另外，消化食物需要大量的血液集中到消化道，心腦供血相對減少，極易引發腦中風。每餐以八分飽為宜。

7 忌飲酒過量。過量飲酒可使老年高血壓患者的胃黏膜萎縮，容易引起炎症和出血，還容易引起肝硬化。如要飲酒，建議選擇飲用適量葡萄酒。

8 少赴宴。老年高血壓患者如果頻繁外出訪友赴宴，面對滿桌的美味佳餚容易飽餐，加上長時間交談，精神容易興奮，情緒容易激動，易誘發心絞痛、心肌梗塞或腦中風等意外。所以老年高血壓患者應少赴或不赴盛宴，如果必須參加，應節制飲食，少量飲酒，控制情緒，避免飽食。

青春期高血壓患者

1 適量控制熱能，降低脂肪和膽固醇的攝取，控制體重。

2 少吃含膽固醇高的食物如動物內臟、魚卵等。

3 適當限制糖類，多吃些蔬菜、水果以及蘑菇、豆類、牛奶等食品，防止身體過胖過重。

4 飯菜宜清淡一點。要限制鈉鹽的攝取量，每日用鹽應控制在 5 克以下。

5 不酗酒，因為過量飲酒能引起血管收縮，增加外周血管阻力，使血壓升高。

青春期高血壓患者的日常保健。

情緒穩定，樂觀向上
生活規律
確保睡眠
禁
酒
合理飲食
拒絕菸酒
持續鍛鍊

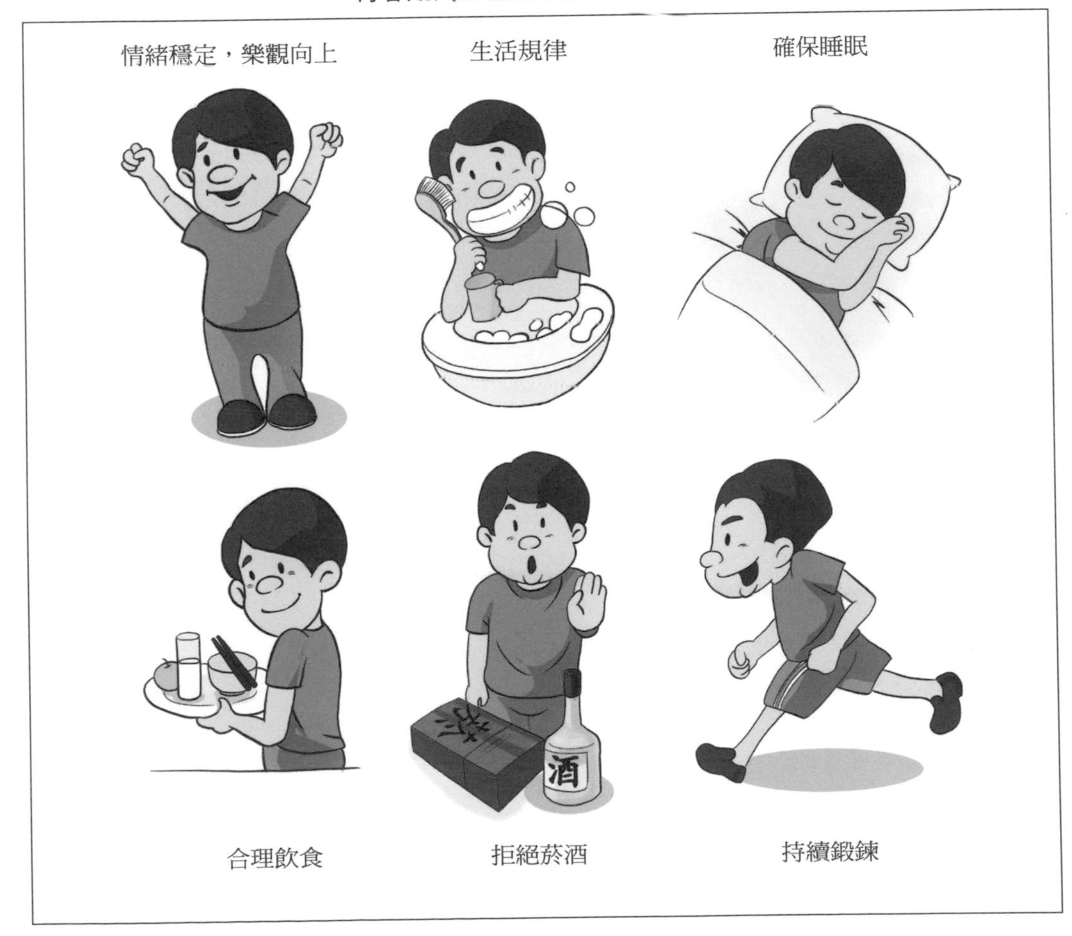

高血壓患者的四季飲食調養

中醫學認為，飲食應根據氣候變化的特點進食，才有利於身體的強健，達到人體的陰陽平衡。高血壓患者也應結合自身疾病的特點，在四季進行科學的飲食，對穩定病情有幫助。

春季飲食調養

高血壓患者春季飲食宜「省酸增甘，以養脾氣」。多食銀耳、牛乳、山藥、木耳、薏仁，以清肝養脾；少食或不食生冷食物。春季乾燥，更需補充維生素，如春季以菠菜最佳，其中含有大量的抗氧化劑，可抗衰老，防止記憶力減退。春季老年高血壓患者還可喝一些保健花粥，如桃花粥、槐花粥，經常飲用，能軟化血管，防治動脈硬化，是難得的綠色保健食品。

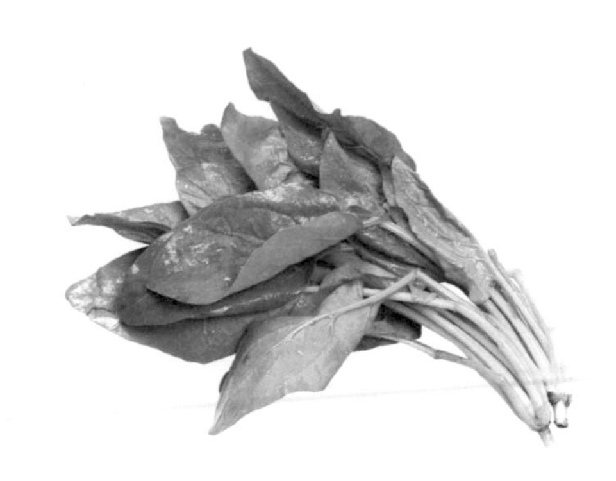

夏季飲食調養

1. 控制膳食中的脂肪及過多的穀類主食。

2. 將膳食中的鹽，包括所有食物中的鈉折合成鹽，減少到每日平均 4 克左右。

3. 增加含鉀、鈣豐富的新鮮蔬菜、水果及豆製品。

4. 增加魚類、禽類等富含優質蛋白質且脂肪含量較低的動物性食物。

5. 每天飲 250 毫升牛奶，每週不吃超過 4 顆雞蛋。

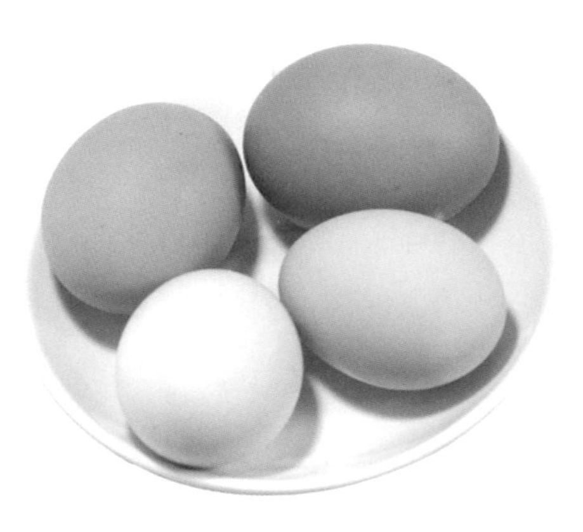

秋季飲食調養

1. 切忌盲目進補。高血壓患者要結合自身特點，以清補平補為主，選擇一些既有降壓功效，又含豐富營養的食物，如銀耳、山藥、蓮子、燕麥、百合、芹菜等，有助於增強體質。

2. 忌過量進食。秋季天氣宜人，高血壓患者往往胃口大開。所以，在秋季飲食中，要注意適量，包括主食、葷食、水果等，不能因為好吃、或愛吃而放縱食慾，大吃大喝。

3. 避免過食油膩。飲食中可以適當多選用高蛋白、低脂肪的禽類、魚蝦類和大豆類製品，其中的不飽和脂肪酸和大豆磷脂既可養生又可降壓。

4. 吃水果、蔬菜也有講究。宜常吃山楂、柚子、蘋果、香蕉、奇異果、梨、柑橘、柿子、甘蔗、鳳梨及櫛瓜、紅蘿蔔、番茄、茄子、冬瓜、蘿蔔、馬鈴薯、蓮藕、荸薺、洋蔥、綠色蔬菜等，這些水果和蔬菜中含有豐富的鉀離子，可以對抗鈉離子升高血壓的作用，同時還能生津潤燥、益中補氣。

秋季高血壓患者容易血黏度高，日常飲食中最好常吃些黑木耳。黑木耳具有降低血黏度、降低血脂的功效，常吃黑木耳血液不黏稠，降低腦血栓和冠狀動脈疾病的發生。

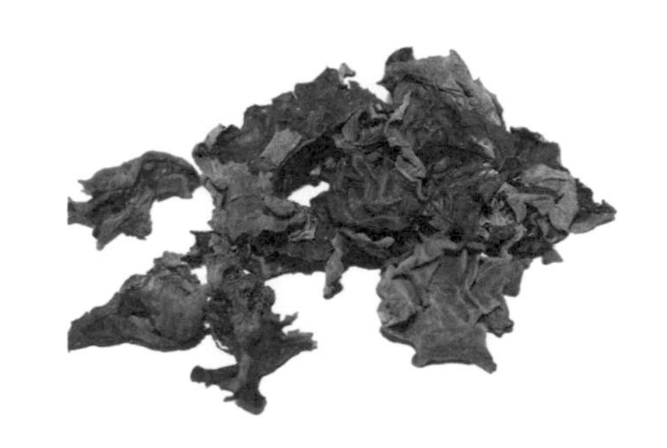

冬季飲食調養

1. 有頭昏頭暈、口乾心煩、面紅升火、耳鳴、腰酸、舌紅等症狀的高血壓患者，應屬虛熱體質，宜選用鱉甲、冬蟲夏草、龜板、西洋參、枸杞子、牛膝等補陰藥，既有益於降低血壓，緩解頭暈、目眩、耳鳴等症狀，又能增強體質，促進康復。

2. 高血壓患者隨意服用人參、鹿茸等具有濕熱、升散特性的補氣壯陽藥，不僅對降血壓無益，反而會加重病情。

3. 常感胸悶的高血壓患者，應慎用補藥。最好在醫生指導下，先服用具有健脾化濕及祛痰等功效的中藥調理，待上述症狀緩解或消失後，再酌情選服補藥。

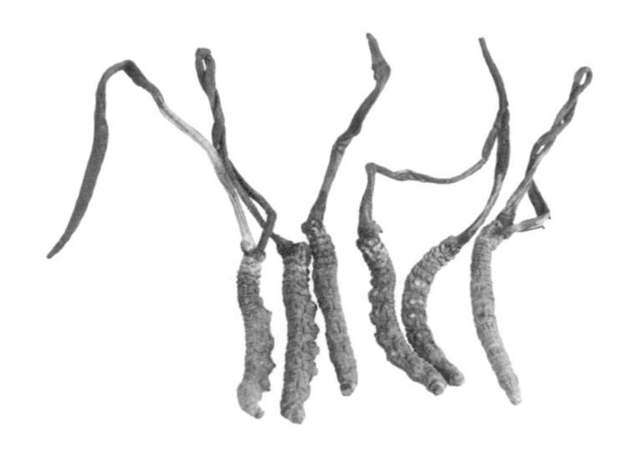

不可忽視的飲食細節

早餐進食流質

高血壓患者早餐空腹時，宜先喝點流質食物。因為經過一夜的時間，人體消耗不少體液，血容量也相對減少，早晨適當補充一些液體，可稀釋血液，增加血容量，改善血液循環，有利於心血管的自穩態調節。

上班族的午餐很重要

需要上班的高血壓患者也要好好吃午餐，因為上午體內熱能消耗較大，午後還要繼續工作。午餐的主食宜在 150 ～ 200 克左右，可在米飯、麵食（麵條、餅）中任意選擇。輔食宜在 240 ～ 360 克左右，以滿足身體對維生素和礦物質的需要，輔食可以選用肉、蛋、奶、禽肉、豆製品、海鮮類、蔬菜等，可從中挑選幾種，相互搭配食用。一般宜選擇 200 ～ 250 克蔬菜，50 ～ 100 克的肉禽蛋，50 克豆製品。

晚餐講究

高血壓患者的晚餐需講究。首先，時間最好安排在晚上 6 點左右，儘量不要超過晚上 8 點。一般而言，8 點之後最好不要再吃東西了，可以適量飲水。晚餐吃得太晚，不久之後就要上床睡覺，無形中增加了罹患尿道結石的風險。其次，晚餐不宜過飽，以七八分飽為宜，自我感覺不餓即可。晚餐吃得太飽容易變胖，還會造成胃腸負擔加重，影響睡眠，長期下去容易引起神經衰弱等疾病。最後，高血壓患者晚餐宜少吃雞、鴨、魚、肉、蛋等葷食，以免增加體內膽固醇含量，誘發動脈硬化和冠狀動脈疾病。

外出用餐要控制

1. 儘量吃以清蒸、水煮、汆燙等方法烹調的食物，避免吃以油炸、燒烤、煙燻等方法烹調的食物。如果非常想吃油炸食物，應先去掉外面的酥皮後再食用。
2. 不要吃動物內臟等膽固醇高的食物，肉類可以選擇瘦肉，避免食用肥肉。
3. 少吃加工食品，多選擇新鮮的食材，因為加工食品一般含鈉量較高。例如儘量不要點火腿、培根等加工肉食，點一些用鮮瘦肉烹調的菜餚。
4. 告訴餐館的負責人，菜餚少加鹽調味，不要不好意思。
5. 儘量只吃盤中最上面的菜，因為在盤子底層的菜餚含油脂較多。
6. 少喝碳酸飲料，其含鈉量較高，可以選擇喝茶水或白開水。

 節日飲食不可放肆

1. 遵守低脂、低能量的原則。儘量不吃肝、腦、心等動物內臟，不飲酒或少飲酒。
2. 飲食清淡，少吃鹹食，少食用蛋糕、甜飲料等甜食。
3. 吃飯速度不宜過快，以免吃進過多食物。
4. 節日中的飲食要做到有粗有細、不甜不鹹、葷素搭配、三四五頓（指在每日總熱量一定的情況下少食多餐）、七八分飽。
5. 每天攝取 250 ～ 350 克主食。
6. 每天進食 3 ～ 4 份含蛋白質的食物，每份指豆腐 100 克，或魚蝦 100 克，或雞鴨 100 克，或瘦肉 50 克，或雞蛋 1 顆，其中以豆類和魚蝦的蛋白質最好。
7. 每天應該吃 500 克新鮮蔬菜及水果。適量多吃些富含鉀的綠色蔬菜及橘子、蘋果、香蕉、梨、奇異果、柿子、鳳梨、西瓜等水果。
8. 每天喝 250 毫升的牛奶，可有效彌補節日膳食中鈣攝取普遍偏低的不足。

 注意限制含「隱形鈉」的食物

雖然人們注意控制菜餚等副食的用鹽量，但是卻容易忽略一些「隱形」含鈉的食物。事實上，除鹽之外，高血壓病人還要注意限制以下含「隱形鈉」食物的攝取：

1. 每湯匙（15 克）的醬油含有 700 ～ 800 毫克的鈉，最好選用低鈉或少鈉的醬油。
2. 高血壓患者忌用發酵法製作的麵食作主食。因為發酵麵食裡都放鹼，食用鹼的主要成分是碳酸氫鈉或碳酸鈉，會增加身體對鈉鹽的攝取。需要嚴格忌鹽的高血壓病人，最好以米為主食，或者吃用酵母發酵的麵食。
3. 含「隱形鈉」較高的食物有皮蛋、板鴨、鯡魚、香腸、火腿、豆花、豆腐乾、蜜餞、橄欖、泡菜等食物。高麗菜做成泡菜之後，其中的鈉就可從十幾毫克變成一千多毫克，增加近 100 倍之多。

高血壓患者的飲食小竅門

飲食控制是防治高血壓病的基礎，合理有效的飲食控制能改善高血壓患者的臨床症狀，學會一些不易引起血壓升高的飲食小竅門，能幫助高血壓患者科學、合理地減輕高血壓症狀。

鹽的使用與控制

1 做菜時，使用醬油、豆醬、芝麻醬調味，或用蔥、薑、蒜等調料提味。

2 用醋拌涼菜，或加醋和糖把菜餚調成糖醋風味，既能彌補鹹味的不足，還可增進食慾。

3 建議家中備一把「小鹽匙」，能夠幫助高血壓患者有效限鹽。有一種小鹽匙，平平的一勺就是 2 克，高血壓患者放鹽時心裡就有數了。

4 可利用食物本身的強烈味道來擺脫對鹹味的依賴，如用番茄、洋蔥等味道濃烈的食物，和味道清淡的食物一起烹煮，以提高食物的口感。

5 炒菜時，等菜起鍋時放鹽，這樣鹽分不會滲入菜中，而是均勻散布在表面，能減少攝鹽量。

6 海鮮類清蒸，可以減少放鹽的量。

7 煮湯時儘量少放鹽，或完全不放鹽，用蘑菇、木耳、海帶等提色提鮮就足夠了。

8 湯類食物和煮製的食物，在烹調時使用的鹽溶入了湯中，最好只吃其中的食物，盤子底部剩下的湯中含有較多的鹽，應避免食用。

9 香腸、燒雞、燻肉、皮蛋、鹹鴨蛋等熟食中的含鹽量比一般菜餚高 1 ～ 2 倍，在吃這些食物的時候，用餐時就要少放些鹽。

合理補水的方法

1 高血壓患者體內水分不足時，血液循環容易受阻，誘發心腦血管疾病的機率會上升，所以要養成在口渴之前就補充水分的習慣，因為口渴的時候血液黏度已經升高了，如果血壓沒有上升，容易形成血栓。另外睡前也應喝一杯水，這樣夜裡身體流失水分也沒關係。

2 對高血壓患者來說，早晨是比較危險的時段，因為血壓一般較高，如果這時候水分補充不足的話，會增加心腦血管疾病的發病風險。高血壓患者應養成在早晨起床後馬上喝一杯水的習慣，這樣就能減少心血管病的發病機率。

3 真正有效的飲水方法是每次喝200～250毫升，如果只隨便喝一兩口，對身體不會發揮任何作用。但不宜一次性大量飲水，會加重腸胃負擔。

有些高血壓患者認為，紅酒能活血降壓，多喝一些沒關係。其實，這種觀點完全錯誤。紅酒雖然有擴張血管、活血通脈等輔助降血壓的功效，但它使血壓升高的作用基本上和啤酒相同，高血壓患者不應該用紅酒代替其他酒類。

如何飲酒

1. 當高血壓病人出現頭暈頭脹、性情急躁、面紅目赤之時，切勿過量飲酒。

2. 一般來說，凡高血壓患者，兼有氣虛體弱之狀，皆不宜食。另外冠狀動脈疾病、動脈硬化症、高血脂病人都應當忌酒，特別是烈性白酒。

3. 一定要在飲酒之前先吃一些食物，不然血壓容易升高。

4. 下酒菜要少吃油炸食物，儘量搭配蔬菜、魚類、大豆和低脂肪的肉類。

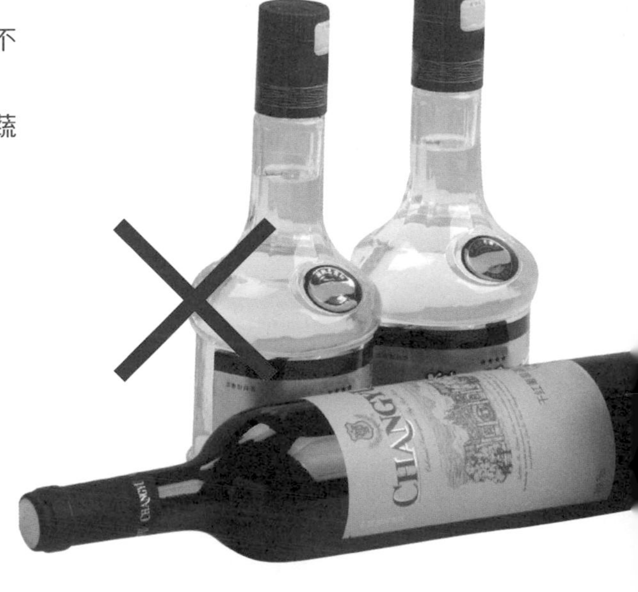

高血壓的飲食誤解

植物油多吃沒關係

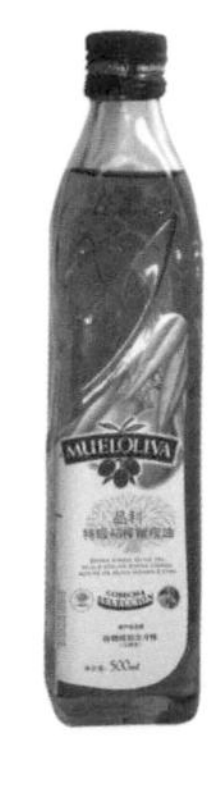

•雖然橄欖油含有豐富的營養成分，但每日食用量也不宜超過25克。

很多高血壓患者都知道控制血壓要減少脂肪，少吃動物油，但沒有控制植物油的攝取量。這種是錯誤的觀念。植物油對人體雖然有益，但是吃過多並無好處。因為食入過多，產生熱量也多，每 1 克脂肪可產生 9 千卡熱量。熱量多了，體內脂肪分解就少了，體重會逐漸增加。高血壓患者每天烹調所用的植物油不宜超過 25 克。

高血壓患者可以多吃糖

患有高血脂和高血壓的病人嗜糖會使血脂增高，誘發高血壓和冠狀動脈疾病。高血壓病人吃下的糖吸收到血液裡之後，血糖就會突然升高，從而刺激血壓也升高。血糖升高還能刺激胰島細胞大量分泌出胰島素，使血糖降低，使病人的血壓忽高忽低，上下波動，對病人很不利。所以，高血壓病人一定要限制糖的攝取量，每天單純攝取的糖最好能控制在 20 克以下。一塊奶油糖的含糖量是 20 克左右，兩三塊甜味餅乾的含糖量也很容易就突破 20 克了。

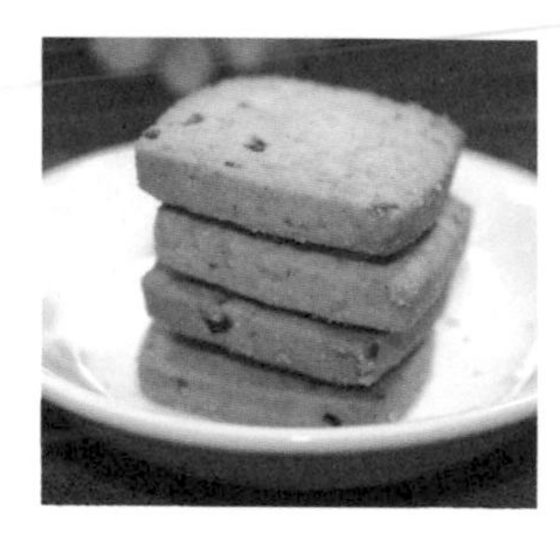

•餅乾中含有大量的碳水化合物、鹽分，易升高血糖，從而影響血壓。

綠茶能降壓，多多益善

一項醫學研究發現，喝綠茶可以減少高血壓發生的機會。每天喝綠茶 1 杯，持續超過 1 年，發生高血壓的機率比不喝茶的人減少四成以上。但這樣並不代表綠茶可多多益善，高血壓患者飲茶必須適量，而且忌飲濃茶，因為濃茶中的茶鹼可能引起高血壓患者大腦興奮、不安、失眠、心悸等不適。

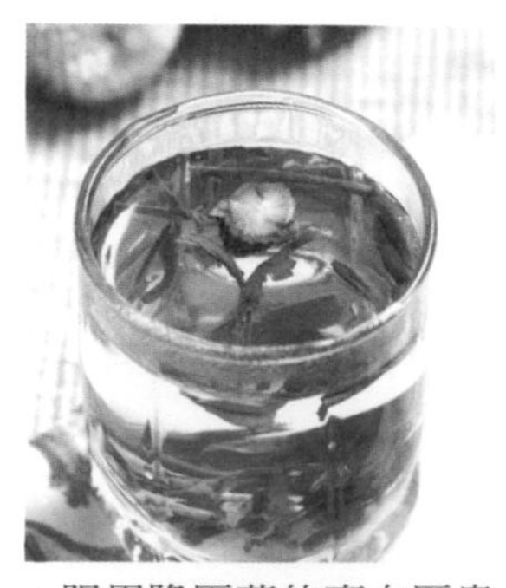

•服用降壓藥的高血壓患者，最好在服藥兩三個小時後再喝茶。

專/家/連/線

高血壓患者最關心的飲食問題

Q1. 為什麼高血壓患者要減少糖的攝取？

高血壓患者如果攝取過多的糖分，會在體內產生大量熱量，當其超過生理需要時，剩餘部分就會轉化為脂肪而貯存在體內。然而體內過多的脂肪堆積，會使身體發胖，體重增加，為滿足超重的血液供應，身體就會經由提高血壓來完成。

另外，過多的脂肪堆積會使體內膽固醇水平增加，過多的膽固醇很容易在血管壁上沉積，從而促進動脈硬化的形成，加重高血壓。其次，攝取過多的糖分，會引起血液的酸鹼失衡，破壞血液的正常偏鹼狀態，這對高血壓患者極為不利。

Q2. 含鈉較多的食物有哪些？

各式各樣的醃漬食品如話梅等乾果，都含有較高的鈉鹽。麵包、餅乾、碳酸性飲料中的「蘇打」也是鈉鹽，往往被人忽視，這些食品應當計入每日鈉鹽的攝取量中，儘量少吃。同時，醬油中也含有鹽，3 毫升醬油就相當於 1 克鹽。此外，皮蛋、板鴨、香腸、火腿、豆花、豆干、橄欖、罐裝的番茄汁、罐裝的玉米、罐裝的泡菜等食物含鈉均較高。為了減少含鈉較高的食物所造成的不利影響，高血壓患者可以多攝取一些含鉀高的食物，將體內多餘的鈉置換出去，以達到降血壓的作用。含鉀高的食物有：馬鈴薯、香蕉、橘子、海帶等。

Q3. 高血壓患者可以吃蜂蜜嗎？

蜂蜜屬溫性食品，其主要成分是葡萄糖和果糖，還含有少量的麥芽糖、蔗糖、糊精、樹膠、含氮化合物、有機酸及鐵、錳等礦物質。蜂蜜不但營養素豐富，還是潤腸、通便的佳品。高血壓患者常吃蜂蜜能治療便祕，使大便通暢，這樣能減少高血壓性心臟病突發事件的發生。喜愛甜食的高血壓患者可用蜂蜜代替精糖製品，但仍需注意每日糖分攝取總量，不宜過多。飲用蜂蜜時，應注意用溫水調服，因為熱水會破壞蜂蜜的營養成分。

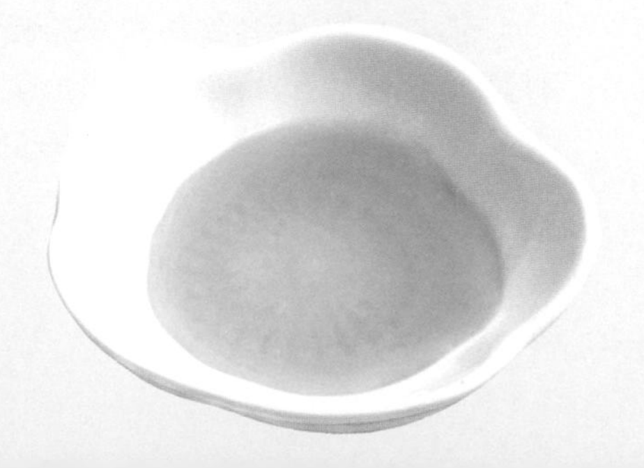

Q4. 什麼是中度以上飲酒？

由於釀酒的方法和原料不同，世界上酒類品種繁多。對於各種酒的酒精含量，目前還沒有一種通用的方法可進行精確的測定，所以對飲酒量的測定只是估測。各國的科學家是用「標準杯」對飲酒量進行標準化估測。所謂標準杯是指其酒精含量約為 12 克的酒量（約合 30 克白酒、103 克葡萄酒或 360 克啤酒）。一般我們所指的中度以上飲酒，是指每天飲酒量超過 2 個標準杯，即飲白酒超過 60 克、飲葡萄酒超過 206 克、飲啤酒超過 720 克。

中度以上飲酒是原發性高血壓發病的明確危險因素。同時，飲酒會降低降壓藥物的藥效，因此，提倡原發性高血壓患者戒酒。

Q5. 為什麼高血壓患者要少吃發酵麵食？

因為發酵麵食裡都有放鹼，食用鹼的主要成分是碳酸鈉或碳酸氫鈉。如果高血壓患者以發酵麵食作主食，就很難控制身體對鈉鹽的攝取。例如吃 1 個 250 克加鹼饅頭相當於增加了 2 克鹽，如果一個人每天吃 400 克（八兩）的饅頭，無形之中就增加了 3.2 克的鹽。所以，高血壓患者不宜常食發酵麵食。需要嚴格忌鹽的高血壓患者，最好以米為主食，或者改吃不發酵的麵食。

Q6. 高血壓患者能喝果汁嗎？

果汁中含有多種維生素和鉀、鈣、鎂等微量元素，這些營養素對高血壓患者來說非常有益。例如柳橙汁、草莓汁、奇異果汁均含有豐富的維生素 C。有人曾對 641 名成年人的血液進行化驗後發現，血液中維生素 C 含量越高的人，其動脈的血壓越低。研究人員認為，維生素 C 有助於血管擴張。

然而，果汁中含有大量的糖分，尤其是用一些配料製成的果汁。肥胖超重、血糖不正常的高血壓患者，喝果汁應當有所限制，不宜長期、大量飲用。

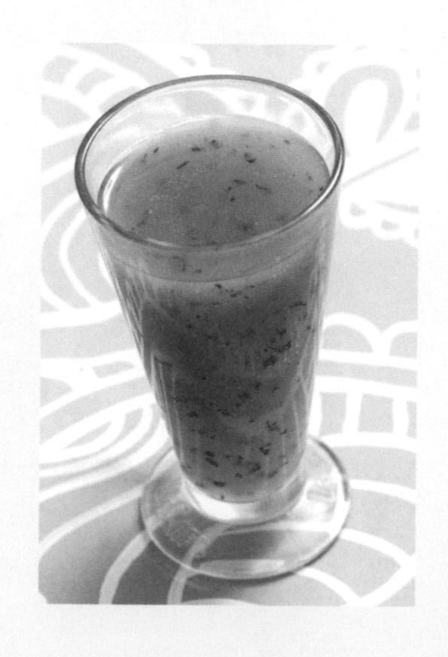

Q7. 高血壓患者為什麼不宜喝咖啡？

因為咖啡中的咖啡因能使血壓上升 5 至 15 毫米汞柱，如原來血壓為 120/60 毫米汞柱，喝完咖啡後，可能上升至 135/75 毫米汞柱，血壓如果超過 140/90 毫米汞柱，對健康就有不利影響。所以高血壓患者應遠離咖啡，尤其是在情緒緊張時，更不能用咖啡緩解情緒，這樣做會使血壓升高得更多。有家族高血壓病史的人，也就是所謂的高危險人群，在攝取咖啡因後，血壓上升最多。所以高血壓患者不宜喝咖啡，更不宜在情緒緊張時喝咖啡。高血壓的高危險群尤其應避免在工作壓力大的時候喝含咖啡因的飲料。

Q8. 怎麼看待脂肪類食物？

對於病情較輕、年齡在 40 歲以下、且體型均勻的高血壓患者，血膽固醇值正常時，不主張嚴格限制脂肪的攝取量。而且動物脂肪中也含有較多不飽和脂肪酸的油類，如魚（特別是海魚）其含有 EPA、DHA 等成分，是軟化血管的有益因子。

有一些小祕方可以幫助控制脂肪的攝取量。例如烹調時僅放少量的植物油；不用油煎或油炸的方法烹調食物，多用燉、煮、汆、拌、蒸、滷等少油的方法烹調；多吃瘦肉；最好食用低脂或脫脂的奶製品；肉類烹調前用水焯等。

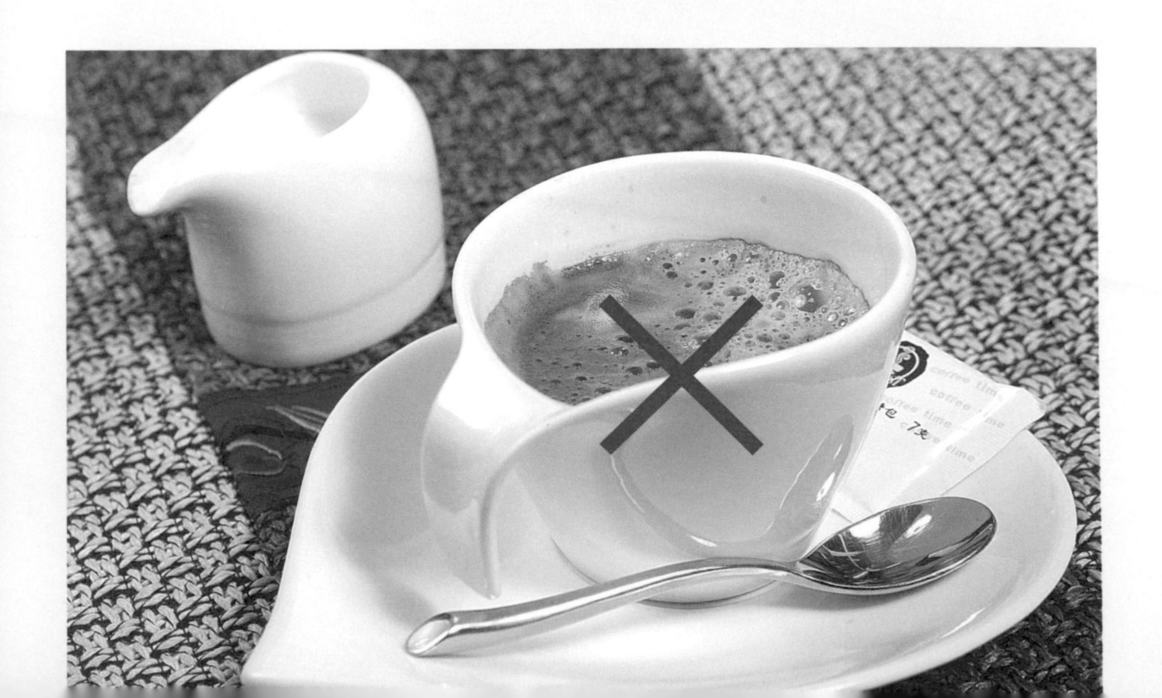

Q9. 吃利尿劑時，應該多吃哪些食物以減少不良反應？

利尿劑是較為常用的降血壓藥，但是利尿劑在排出鈉與水分的同時，也把體內的鉀排掉了。高血壓患者體內長期缺鉀，會增加中風的機會。所以在服用利尿劑降壓時，應多吃些富含鉀的食物，以補充隨尿液流失的鉀。

Q10. 哪些食物不能與單胺氧化酶抑制劑同食？

在高血壓的治療過程中，還必須注意某些食物與藥物之間的相互作用。如服用單胺氧化酶抑制劑治療時（如優降寧），不宜食（飲）用香蕉、葡萄乾、扁豆、鹹肉、鹹魚、啤酒、紅葡萄酒等含酪胺酸高的食物。這是因為酪胺酸能與單胺氧化酶抑制劑發生反應，引起血壓急劇上升，導致患者發生高血壓危險的嚴重後果。

Q11. 高血壓患者可以吃雞蛋嗎？

由於雞蛋中的膽固醇含量高，一些高血壓患者因此不敢吃雞蛋。每 100 克雞蛋中含膽固醇 680 毫克，1 顆重 50 克的雞蛋中含膽固醇 340 毫克。按吸收率為 50% ～ 70% 計算，只有 170 ～ 238 毫克的膽固醇進入血液。一個體重為 50 公斤的人約有 2,500 毫升血液，因此，吃 1 顆雞蛋可使每 100 毫升血液中的膽固醇含量增加 7 ～ 9 毫克，影響不大。

因為雞蛋的營養價值較高，又含有較多的卵磷脂，對血膽固醇水平正常的高血壓患者來說，每週吃 3 ～ 4 顆雞蛋不會有不良影響。但對血膽固醇高，尤其是高血壓合併冠狀動脈疾病的患者來說，還是應少吃雞蛋，有鑑於膽固醇主要存在於蛋黃中，所以吃雞蛋時最好不吃蛋黃，但吃蛋白無妨。

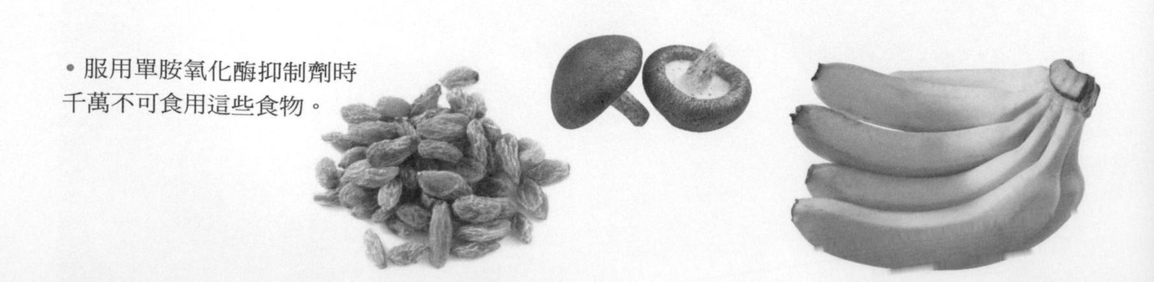

• 服用單胺氧化酶抑制劑時千萬不可食用這些食物。

降壓明星營養素 有力對抗高血壓

營養素對人體的健康十分重要，它們不僅有保健作用，還可以對抗疾病。補對營養素，也是降血壓的主要方式之一。

營養素

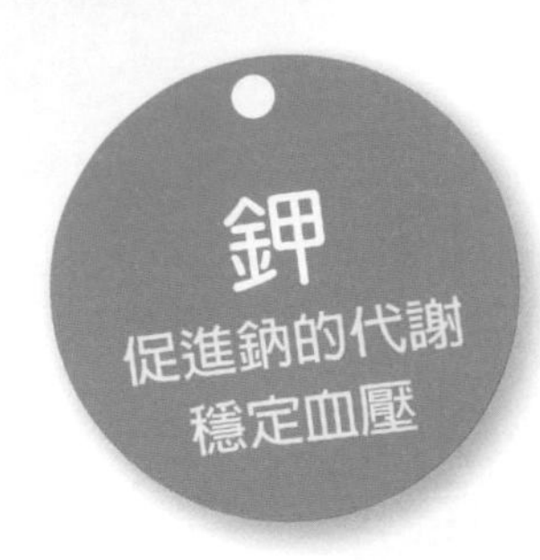

鉀
促進鈉的代謝
穩定血壓

最大食用量：
每天 2,000 毫克左右。

桂圓蓮子八寶粥可以擴張血管、降低血壓。

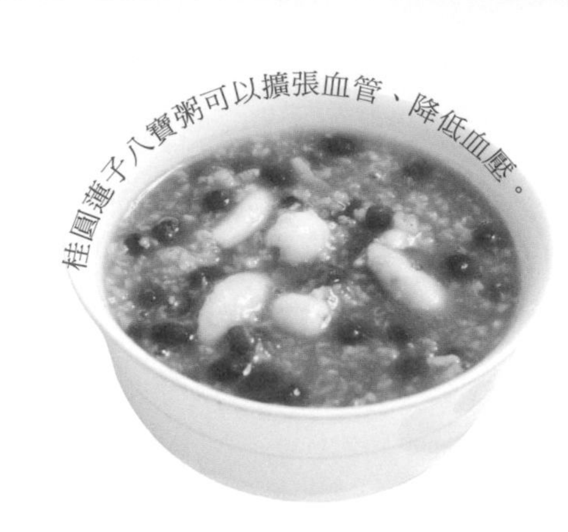

保健功效

維持心肌功能
參與新陳代謝
降低血壓
維持神經肌肉正常功能

細說降壓功效

鉀可抑制鈉從腎小管的吸收，促進鈉從尿液中排出，同時鉀還可以對抗鈉升高血壓的不利影響，對血管的損傷有防護作用，有助於減少降壓藥的用量；還能預防血管硬化，維持良好的血管環境，減少脂質附著。

怎樣補最健康

日常飲食中，鉀和鈉的攝取量以 2：1為宜，如果鈉的攝取量過高，會導致體內缺鉀。夏天天氣炎熱，出汗多，鉀會隨汗液排出，體內容易缺鉀，應適量多吃些富含鉀的食物。

最佳食物來源排行榜

食材	每100克可食部分
口蘑	3,106 毫克
紫菜	2,083 毫克
黃花菜	1,363 毫克
乾桂圓	1,348 毫克
銀耳	1,254 毫克
香菇	1,228 毫克
木耳	875 毫克
冬菇	599 毫克
乾紅棗	514 毫克
榨菜	490 毫克
香蕉	256 毫克

有時原材料相同的食物，鉀的含量並不相同。例如一瓶橘子汁中含有大量的鉀，但橘子罐頭中卻不含鉀。所以，食用的時候一定要注意。

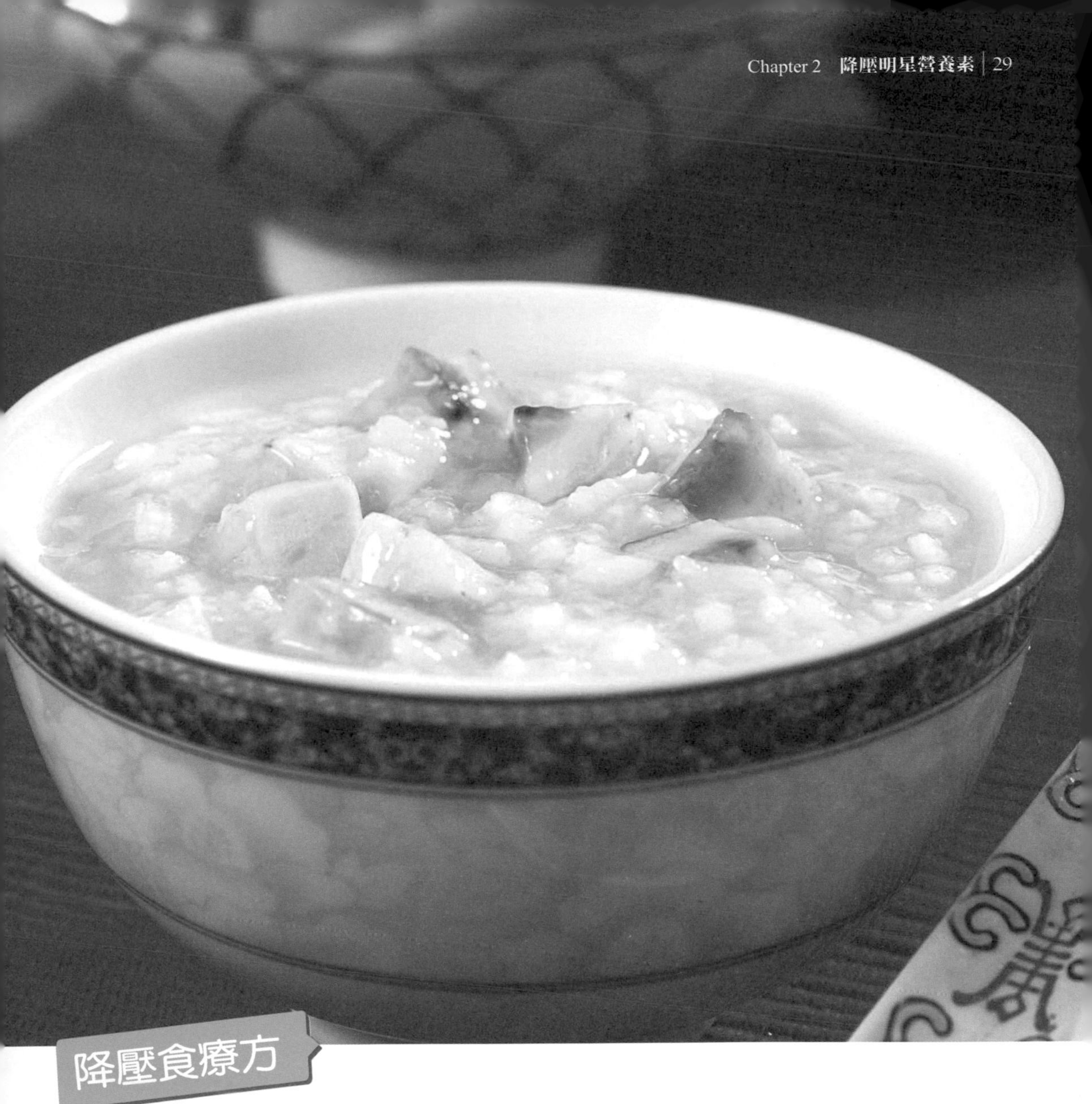

降壓食療方

香蕉粥

食材 香蕉、糯米各 100 克。

做法

❶ 香蕉去皮，切丁；糯米淘洗乾淨。

❷ 糯米放入鍋中加適量水熬煮成粥，放入香蕉丁拌勻即可。

功效作用

香蕉含有膳食纖維、胡蘿蔔素、果膠等成分，尤其是鉀和維生素 A 的良好來源，不僅可以有效降壓，還可以潤腸通便。

營養素

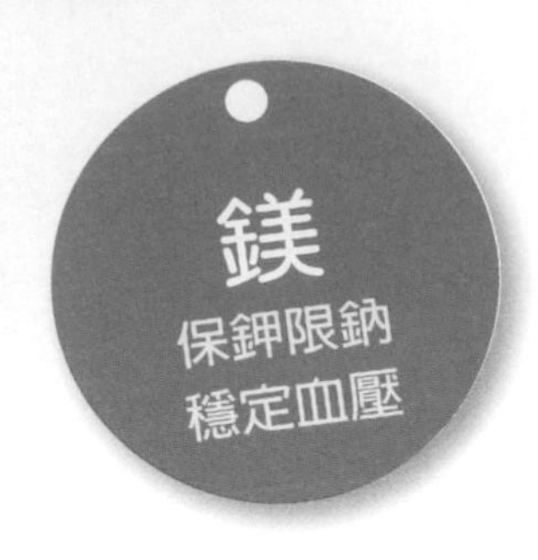

鎂
保鉀限鈉
穩定血壓

最大食用量：
每天 350 毫克左右。

一般而言，乾品食物中的鎂含量比鮮品高。

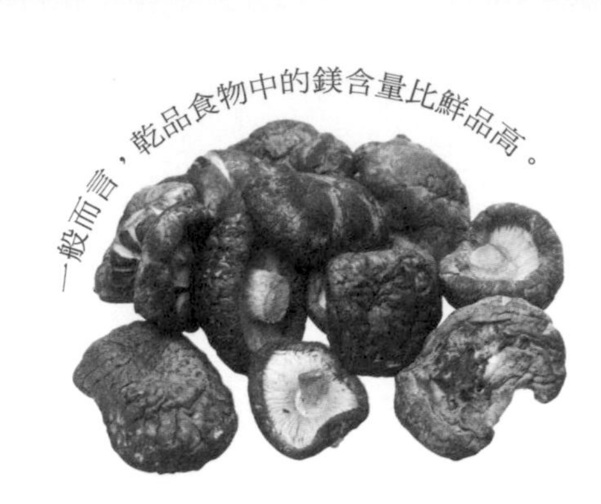

保健功效

保護骨骼健康
保持細胞內鉀的穩定
有利於心臟的舒張與收縮
防止產生腎結石、膽結石
改善消化不良
天然的鎮靜劑

細說降壓功效

飲食中缺少鎂的人血壓易偏高，對輕、中度高血壓者補充鎂能使血壓下降。鎂能降低血壓，可能是由於鎂能穩定血管平滑肌細胞膜的鈣通道，活化鈣泵，排出鈣離子，泵入鉀離子，限制鈉內流，以及鎂能減少應激誘導的去甲腎上腺素的釋放，從而發揮降壓的作用。

怎樣補最健康

在吃富含鎂的食物時，要避免同時吃富含脂肪的食物，否則會干擾人體對鎂的吸收。

最佳食物來源排行榜

食材	每100克可食部分
松子（生）	567 毫克
桑葚（乾）	332 毫克
山核桃	306 毫克
黑芝麻	290 毫克
蓮子	242 毫克
花生	178 毫克
木耳	152 毫克
黑米	147 毫克
香菇	147 毫克
菠菜	58 毫克

南瓜粥是降壓的不錯選擇。

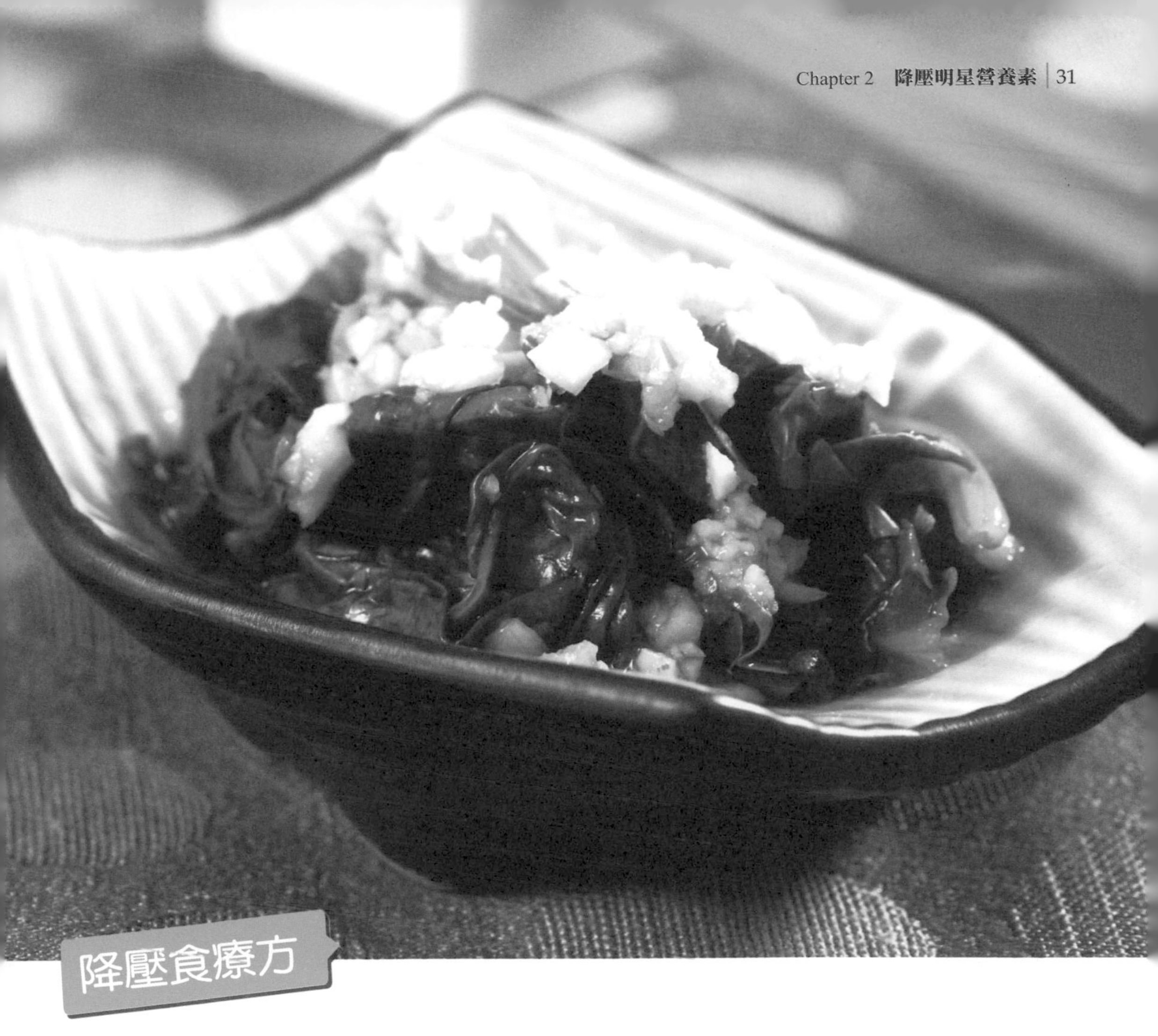

降壓食療方

蒜泥菠菜

食材 菠菜 250 克，大蒜 20 克，醋、鹽、白糖、香油各適量。

做法

❶ 菠菜去根、老葉，洗淨，放沸水中燙熟，撈出，開水中過涼，撈出瀝乾，切段，放入盤中，撒鹽拌勻，備用。

❷ 大蒜去皮，搗碎，放碗中，加白糖調成蒜泥。

❸ 將蒜泥澆在菠菜上，淋上醋、香油即可。

功效作用

菠菜中的鎂含量很高，可以幫助降血壓。此外，菠菜中還含有鈣，能夠促進鈉的代謝，發揮穩定血壓的作用。

營養素

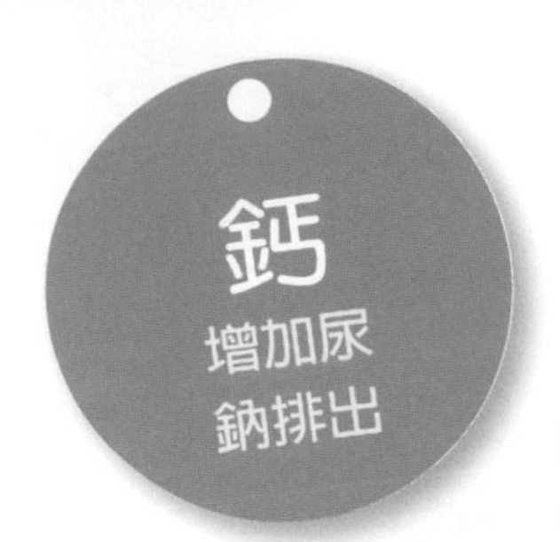

黑木耳可吸附腸道內的雜質和廢物，並將其排出體外，發揮排毒作用。

最大食用量：
每天 800 ～ 1,000 毫克。

保健功效

維持神經正常興奮性
強壯骨骼
調節心跳節律
控制炎症和水腫
促進鐵的代謝

最佳食物來源排行榜

食材	每100克可食部分
蝦皮	991 毫克
紫菜	264 毫克
黑木耳	247 毫克
海帶（水發）	241 毫克
黑豆	224 毫克
黃豆	191 毫克
豆腐	164 毫克
青江菜	148 毫克
雞蛋黃	112 毫克
牛奶	104 毫克

細說降壓功效

血液中的鈣可以強化、擴張動脈血管，有助於降低血壓。而且，增加尿鈉排泄，減輕鈉對血壓的不利影響，有利於降低血壓。

怎樣補最健康

食用含鈣豐富的食物時，不宜同時食用含草酸較多的菠菜、莧菜等蔬菜，以免影響鈣的吸收，若同時食用，要將菠菜、莧菜等先焯水，再進一步烹製。鈣的吸收需要磷的參與，在吃富含鈣的食物時，宜同時吃些富含磷的水產品等食物。

補鈣的同時食用含磷豐富的五穀雜糧粥可以促進鈣的吸收。

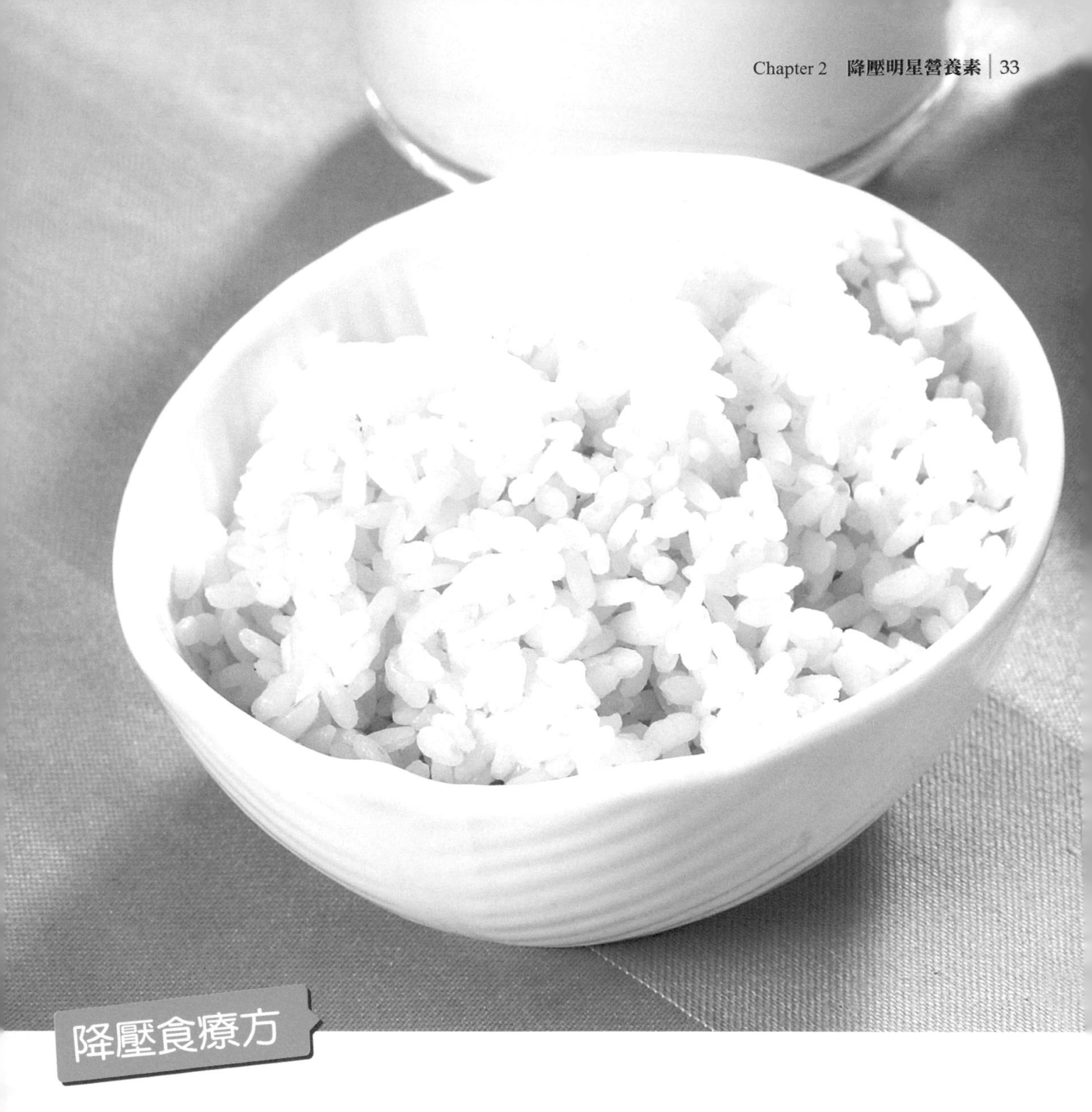

降壓食療方

牛奶燜飯

食材 牛奶 250 毫升，白米 100 克，燕麥片 50 克。

做法

❶ 白米和燕麥片淘洗乾淨。

❷ 白米和燕麥片放入電鍋內，加適量清水和牛奶燜熟即可。

功效作用

牛奶中鈣含量十分豐富，可以有效補充鈣質。使用牛奶燜飯，可以提升飯的口感，從而促進食慾。

營養素

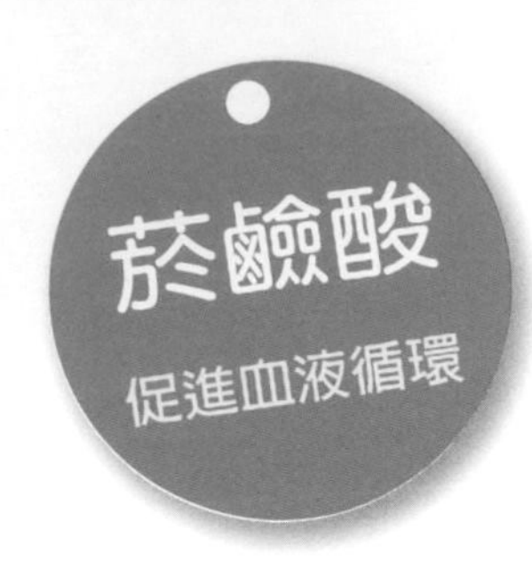

菸鹼酸
促進血液循環

最大食用量：
每天 15 毫克左右。

番茄枸杞玉米羹美容護膚、明眸。

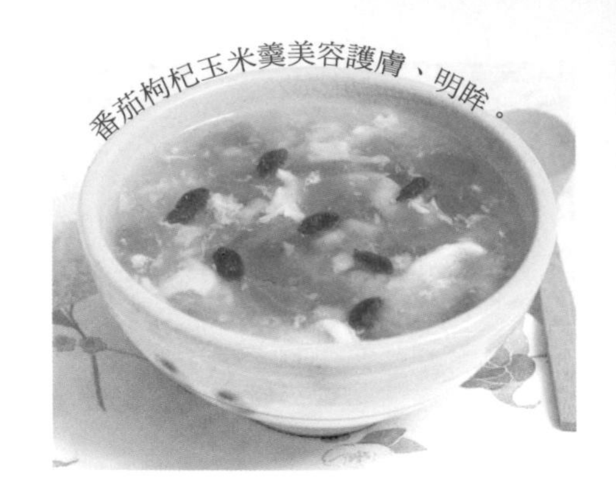

保健功效

加速血液循環
減少低密度脂蛋白
增加高密度脂蛋白
促進消化
維護神經健康
保持皮膚健康

細說降壓功效

菸鹼酸能擴張血管，降低體內膽固醇和三酸甘油酯含量，促進血液循環，從而發揮降低血壓的作用。

怎樣補最健康

菸鹼酸是少數存在於食物中相對穩定的維生素，可利用色氨酸自行合成，但體內如缺乏維生素 B_1、維生素 B_2 和維生素 B_6，則不能合成菸鹼酸。所以，要確保維生素 B 群的供給。

最佳食物來源排行榜

食材	每100克可食部分
大白菜	13 毫克
花生仁	9.5 毫克
鴨肝	9.1 毫克
牛肉	5.4 毫克
豬肉	4.2 毫克
鯉魚	2.8 毫克
黃豆	2.1 毫克
帶魚	1.9 毫克
玉米	1.6 毫克
雞蛋	0.1 毫克

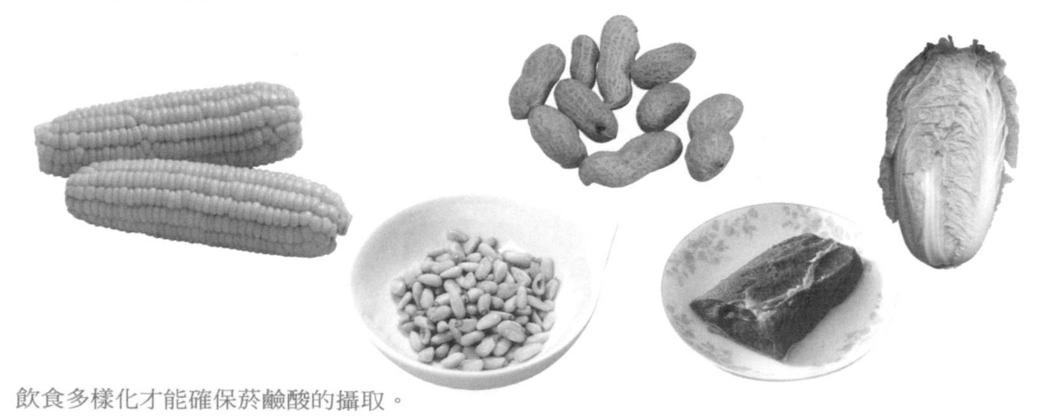

飲食多樣化才能確保菸鹼酸的攝取。

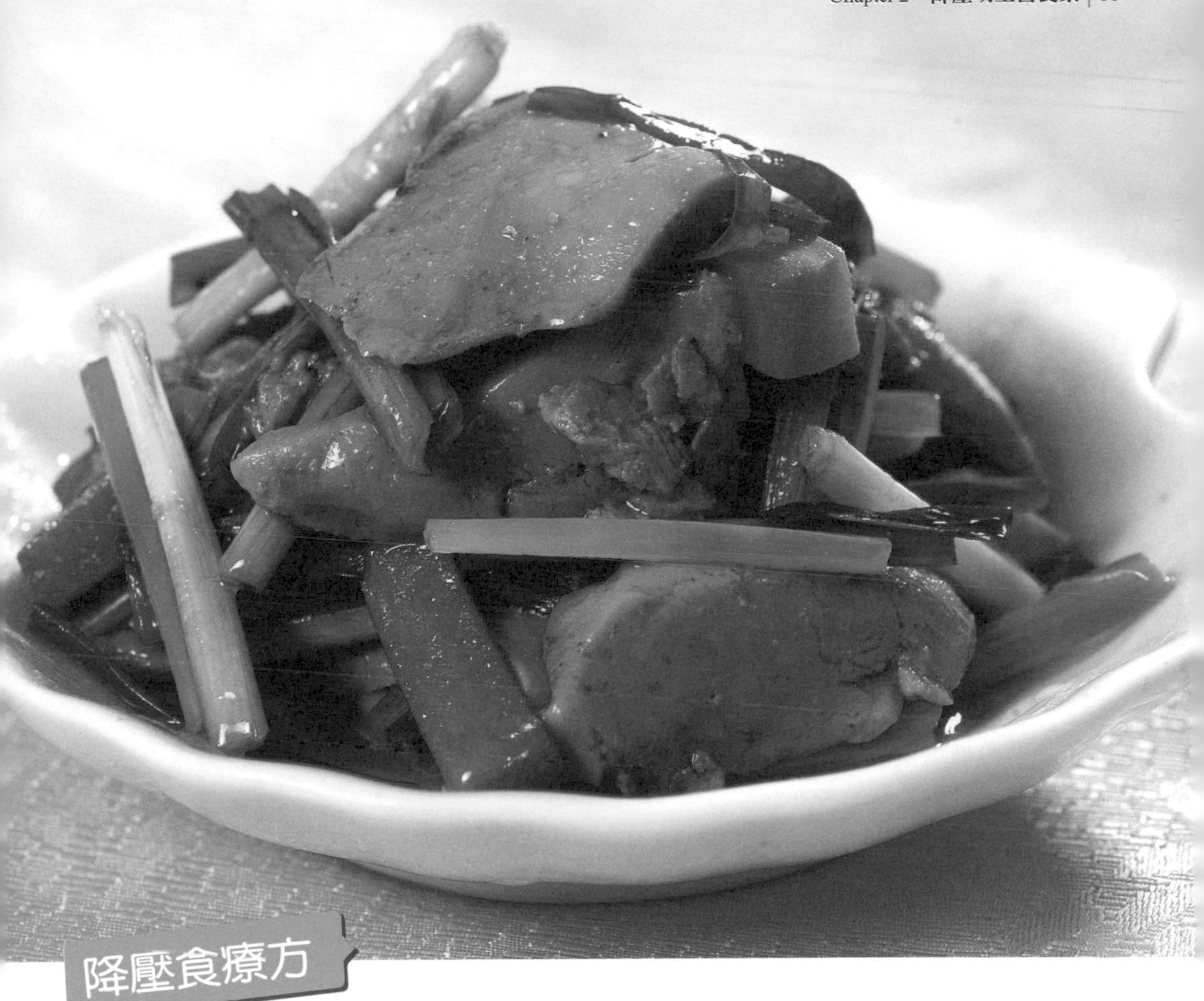

降壓食療方

韭菜炒鴨肝

食材 鴨肝 400 克，韭菜 200 克，紅蘿蔔 75 克，醬油、料酒、鹽、植物油各適量。

做法

❶ 紅蘿蔔洗淨，切長條；韭菜洗淨，切段；鴨肝洗淨，切片，沸水焯燙，瀝乾，用醬油、料酒醃漬。

❷ 炒鍋置火上，倒植物油燒熱，放入鴨肝煸熟，盛出待用。

❸ 鍋留底油燒熱，倒入紅蘿蔔和鴨肝翻炒，加入韭菜段翻炒片刻放鹽調味即可。

功效作用

鴨肝是菸鹼酸的良好來源，能夠擴張血管、降低血壓。此外，這道菜還能補充鐵等營養素，在降壓的同時補充氣血。

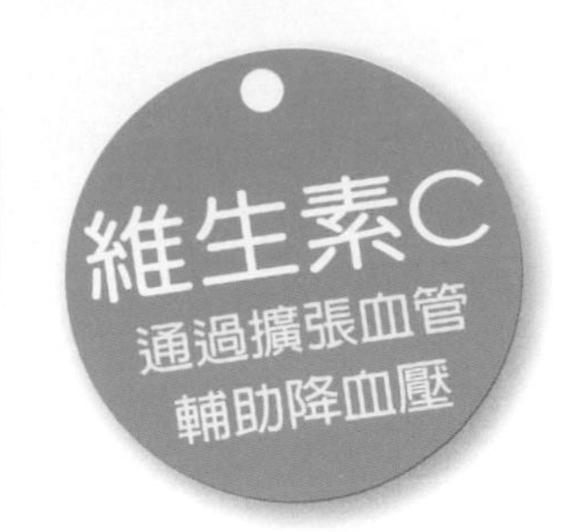

最大食用量：
每天 100 毫克左右。

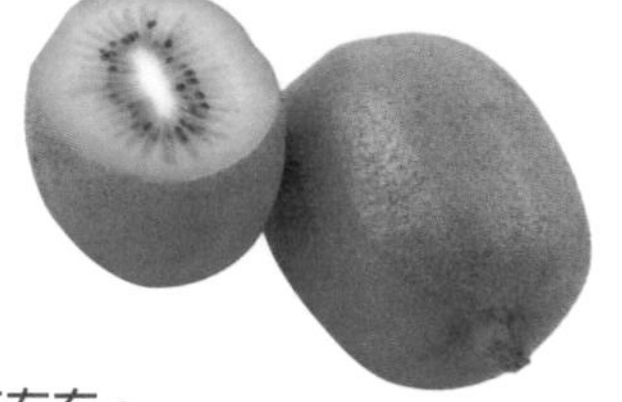
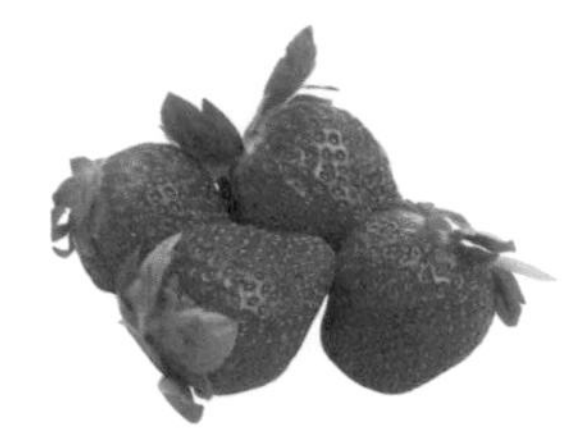

吃燒烤等易致癌食物之後，不妨吃點奇異果、草莓，補充維生素C。

保健功效

- 增強免疫力
- 加快傷口癒合
- 對抗壞血病
- 緩解感冒
- 促進鈣、鐵的吸收

細說降壓功效

維生素 C 能夠促進人體合成氮氧化物，而氮氧化物具有擴張血管的作用，所以有助於降低血壓。

怎樣補最健康

維生素 C 在酸性環境中較穩定，如能和酸性食物同吃，或炒菜時放些醋，可提高其使用率。

最佳食物來源排行榜

食材	每100克可食部分
刺梨	2,585 毫克
棗	243 毫克
白菜（脫水）	187 毫克
奇異果	62 毫克
綠花椰菜	51 毫克
薺菜	43 毫克
草莓	47 毫克
蘆筍	45 毫克
柳橙	33 毫克
番茄	19 毫克

在食用草莓蛋糕卷時，注意不要過量。

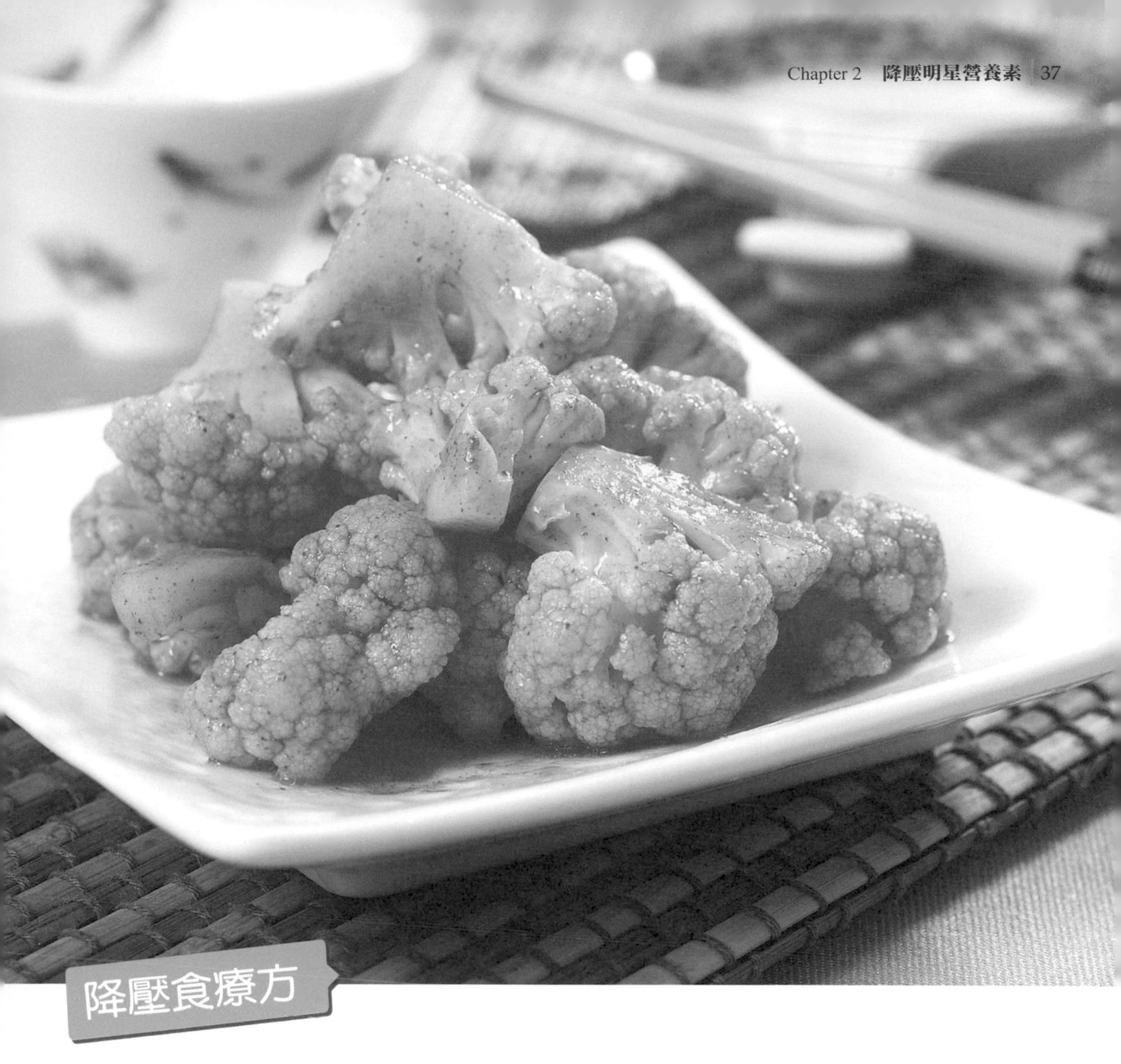

降壓食療方

番茄花椰菜

食材 花椰菜 500 克，番茄醬、鹽、植物油各適量。

做法

❶ 將花椰菜掰朵，洗淨，放沸水中焯一下，撈出瀝乾。

❷ 炒鍋置火上，倒植物油燒熱，放入菜花，加適量清水翻炒幾分鐘。

❸ 菜花將熟時，加入番茄醬、鹽炒勻即可。

功效作用

用花椰菜與番茄醬炒製而成，甜酸脆嫩，具有豐富的維生素 C、胡蘿蔔素、硒、維生素 K 等物質，這些營養素對高血壓患者來說都非常重要。

維生素E
穩定血壓

最大食用量：
每天 14 毫克左右。

維生素E易被鹼破壞，所以做粥時不宜放鹼。

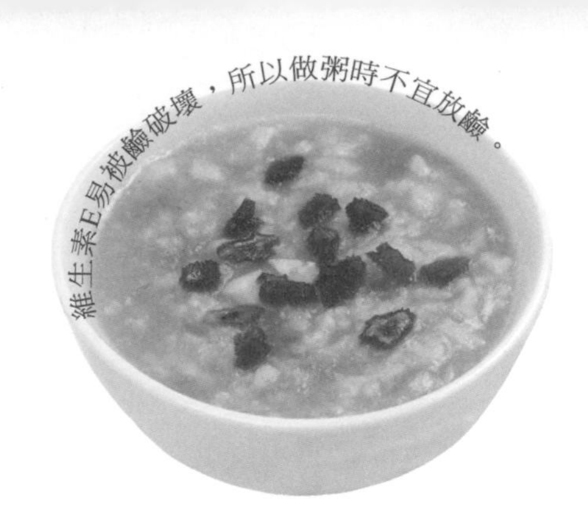

保健功效

- 促進性激素分泌
- 美容養顏
- 提高磷與鈣的吸收
- 抗氧化
- 預防缺血性心臟病

細說降壓功效

維生素 E 是抗氧化劑，其降壓原理是通過保障體內能舒張血管的一氧化氮的供應（一氧化氮能強而有力地調節血壓），使血壓穩定。

怎樣補最健康

宜將富含維生素 E 的食物和富含硒的食物搭配在一起食用，因為硒能促進維生素 E 的吸收，增強維生素 E 的抗氧化作用。

最佳食物來源排行榜

食材	每100克可食部分
葵花籽仁	79.09 毫克
香油	68.53 毫克
玉米油	50.94 毫克
核桃	43.21 毫克
松子	34.48 毫克
桑葚（乾）	32.68 毫克
黃豆	18.90 毫克
紅豆	14.36 毫克
木耳	11.34 毫克
綠豆	10.95 毫克

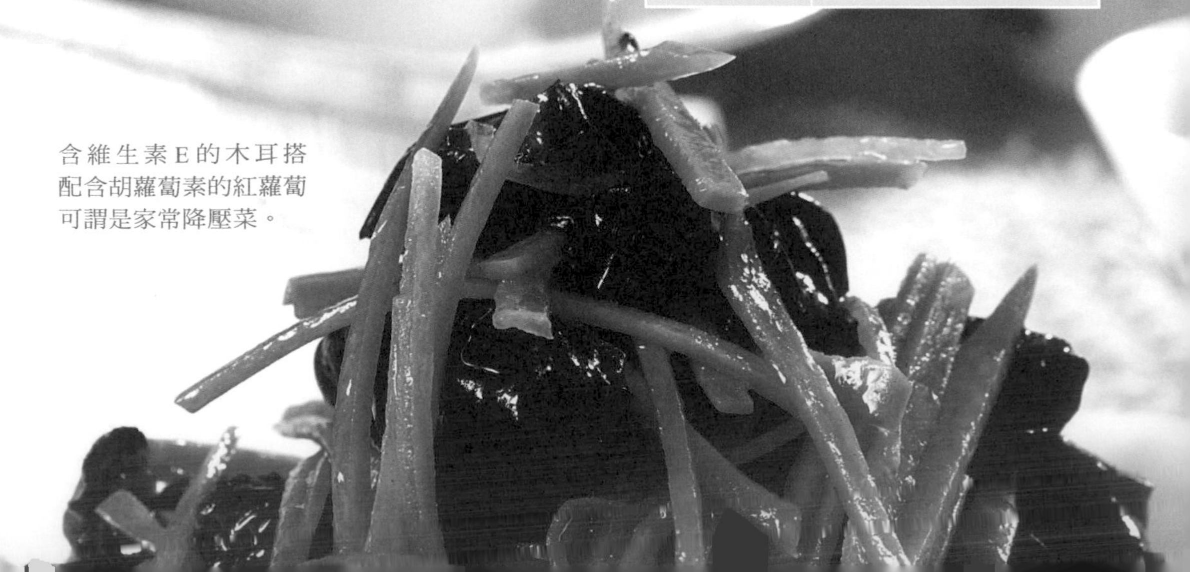

含維生素 E 的木耳搭配含胡蘿蔔素的紅蘿蔔可謂是家常降壓菜。

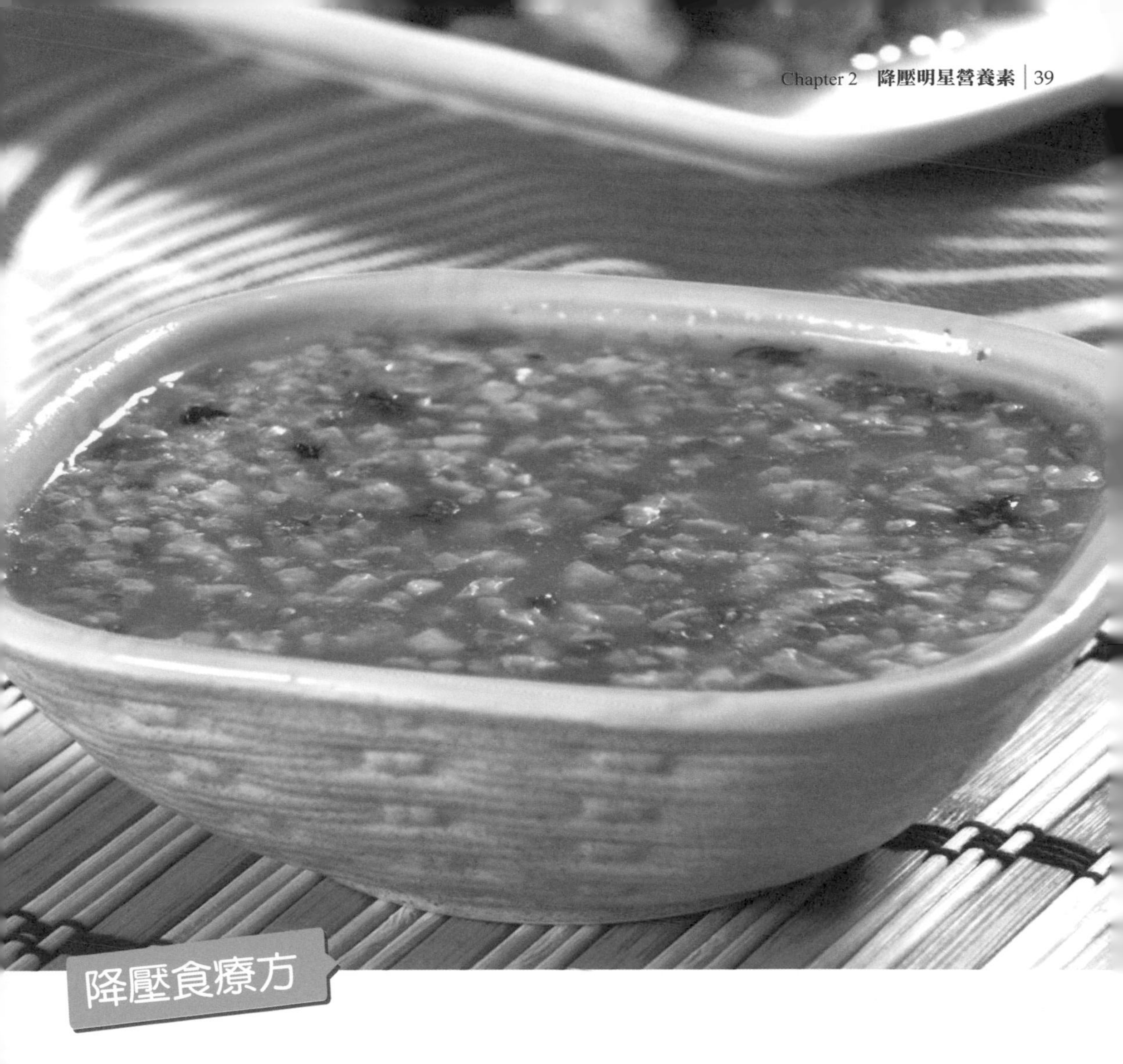

降壓食療方

芝麻核桃露

食材 去皮核桃仁 200 克，白芝麻、糯米粉各 50 克，白糖適量。

做法

1. 核桃仁炒熟，碾碎；白芝麻挑去雜質，炒熟，碾碎；糯米粉加適量清水調成糯米糊。
2. 將碾碎的芝麻和核桃仁倒入湯鍋內，加適量水燒開，改為小火，用白糖調味。
3. 把糯米糊慢慢淋入鍋內，勾芡成濃稠狀即可。

功效作用

芝麻和核桃都含有豐富的維生素 E，既可以幫助降壓，還可以發揮健腦益智的作用。

營養素

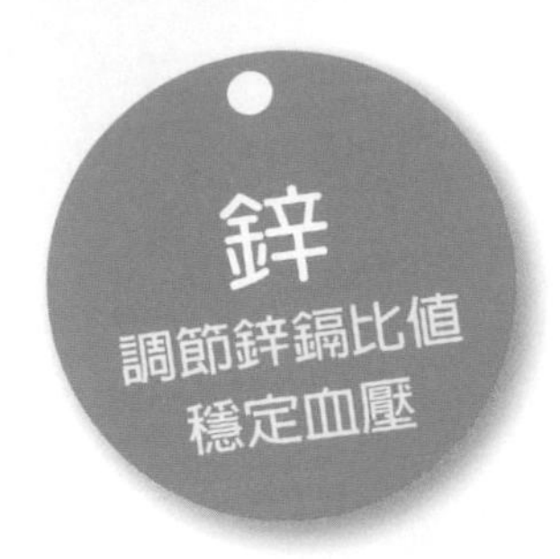

最大食用量：
每天 15 毫克左右。

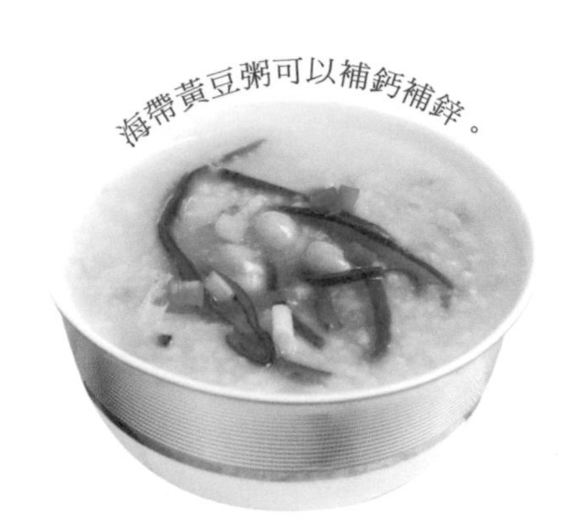
海帶黃豆粥可以補鈣補鋅。

保健功效

- 促進傷口癒合
- 提高免疫活性細胞的增殖能力
- 提高免疫功能
- 有助於預防前列腺疾病
- 促進思維敏捷

細說降壓功效

鋅元素可抑制有毒有害元素升高血壓的作用，藉由調節免疫功能調節血壓，並可透過腎素中血管緊張素參與血壓的調節。此外，人體內鋅鎘的比值降低時血壓會上升，增加鋅的攝取量能防止鎘增高而誘發的高血壓。

怎樣補最健康

在吃含鋅的食物時，應同時吃些富含維生素 A 的食物，如紅蘿蔔等，以促進鋅的吸收。

最佳食物來源排行榜

食材	每100克可食部分
魷魚	11.24 毫克
牡蠣	9.39 毫克
松子	9.02 毫克
香菇	8.57 毫克
牛肉	4.73 毫克
白菜（脫水）	4.68 毫克
黃豆	3.34 毫克
木耳	3.18 毫克
豬肉	2.06 毫克
花生	1.79 毫克

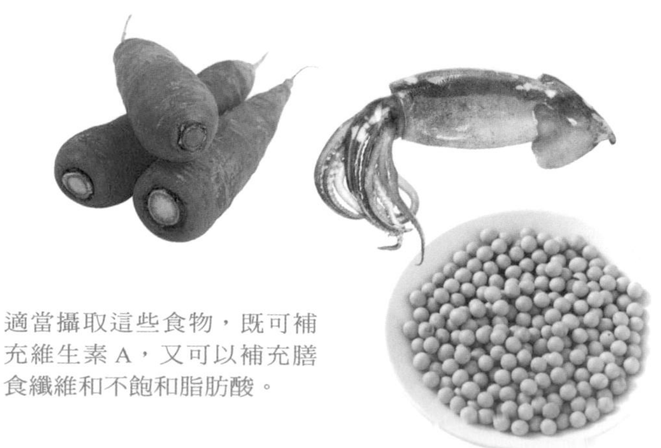
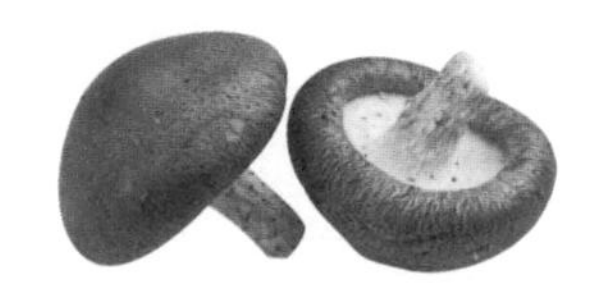
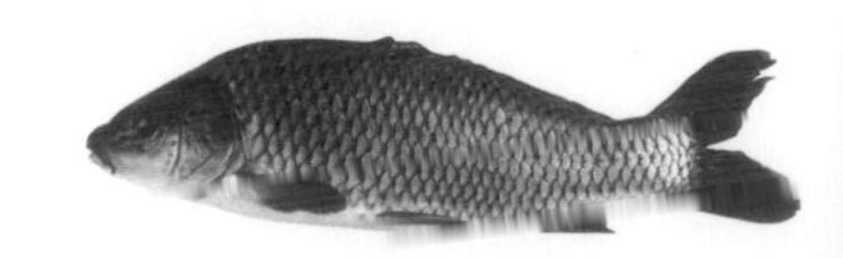

適當攝取這些食物，既可補充維生素 A，又可以補充膳食纖維和不飽和脂肪酸。

降壓食療方

薄荷蜂蜜豆漿

食材 黃豆 80 克，黃瓜 100 克，薄荷 5 克，蜂蜜適量。

做法

❶ 黃豆用清水浸泡 10 ～ 12 小時，洗淨；黃瓜洗淨，切小丁；薄荷洗淨，切碎。

❷ 將上述材料倒入全自動豆漿機中，加水至上、下水位線之間，煮至豆漿機提示豆漿做好，過濾後，在豆漿溫熱時加蜂蜜調味即可。

功效作用

薄荷能夠有效疏風散熱、降火清暑，降低血壓升高的危險。而且，此豆漿還有提神醒腦、抗疲勞的作用。

營養素

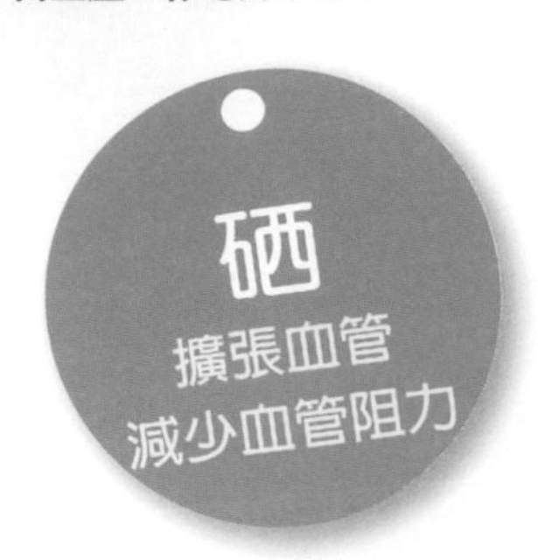

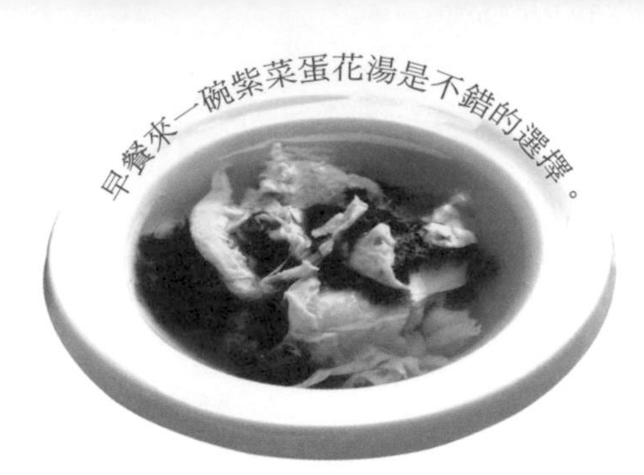
早餐來一碗紫菜蛋花湯是不錯的選擇。

最大食用量：
每天 40 微克左右。

保健功效

保持臟器正常功能
可抗氧化
抗衰老
抗癌

細說降壓功效

硒可使血管擴張，減少血管阻力，降低血液黏度，從而使血壓有所下降。

怎樣補最健康

吃富含硒的食物時，要同時吃些芝麻、核桃等富含維生素 E 的食物，有助於硒的吸收。

最佳食物來源排行榜

食材	每100克可食部分
牡蠣	86.64 微克
蝦皮	74.43 微克
帶魚	36.57 微克
雞蛋	14.34 微克
豬肉	11.97 微克
海帶	9.54 微克
紫菜	7.22 微克
黃豆	6.16 微克
綠豆	4.28 微克
茄子	0.48 微克

食用紫菜包飯時可以搭配核桃露，可以促進營養吸收。

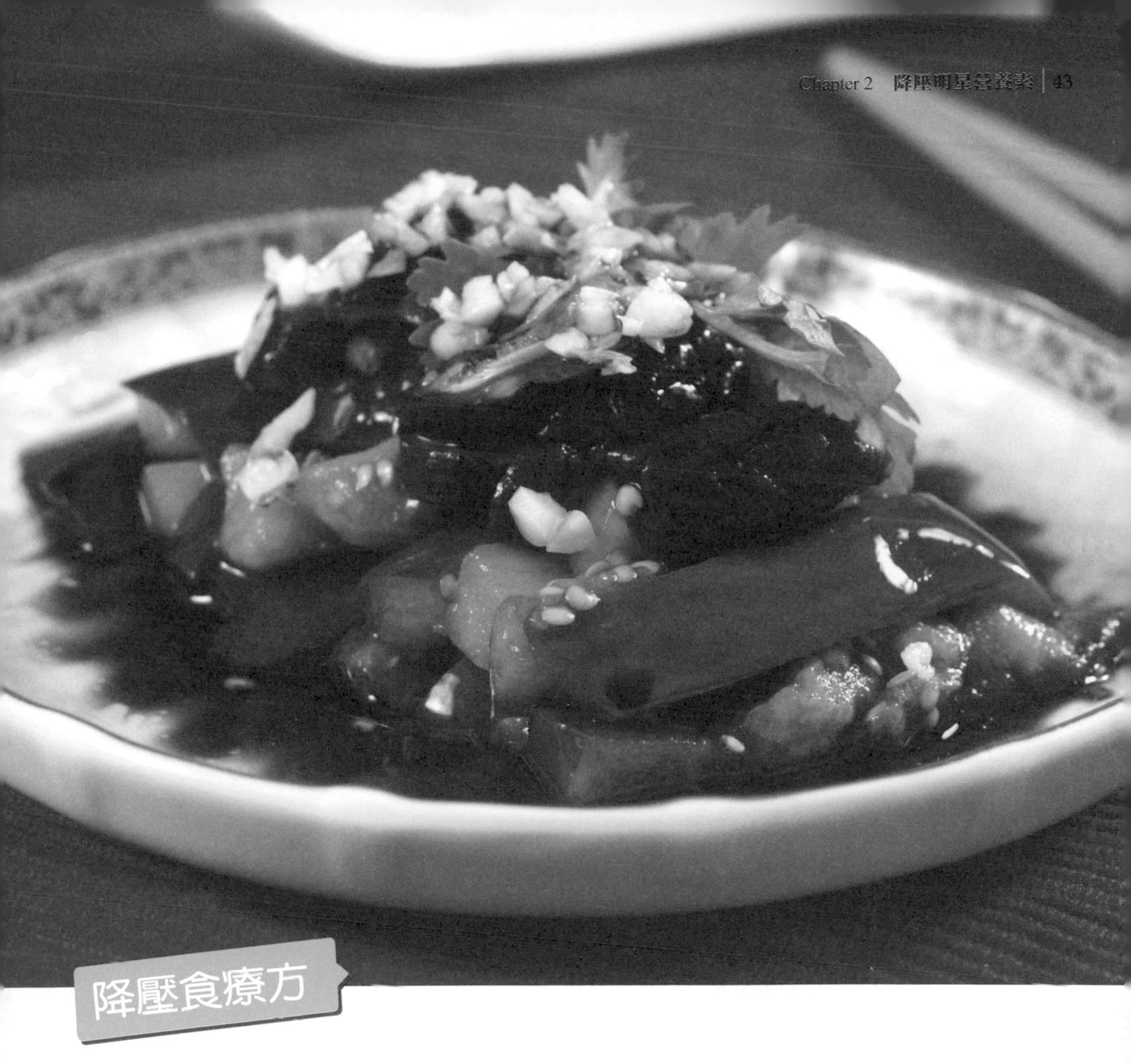

降壓食療方

蒜泥茄子

食材 茄子 400 克，大蒜 6 瓣，香菜 2 株，鹽、白糖、香油各適量。

做法

1. 茄子去柄，切條，放入蒸鍋中蒸熟，取出，晾涼；香菜洗淨，切末。
2. 大蒜去皮，拍碎，加少許鹽，搗成蒜泥，放入碗內，加入白糖、鹽、香油拌勻製成調味汁。
3. 將調味汁澆在放涼的茄子上，撒上香菜末拌勻即可。

功效作用

這道蒜泥茄子可以提供豐富的硒、鉀以及維生素 P，可以增強微血管的彈性，平衡血壓。

營養素

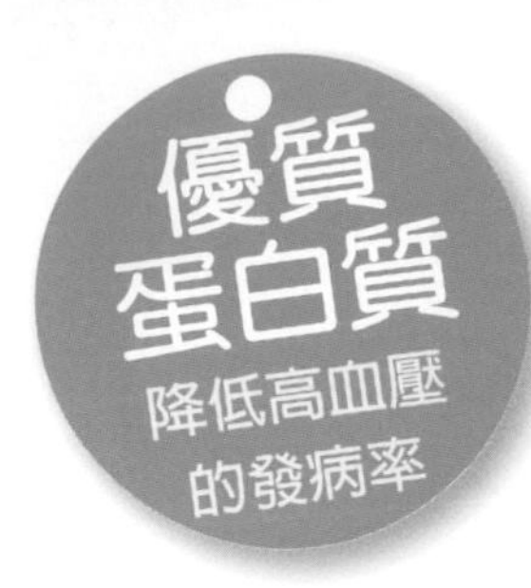

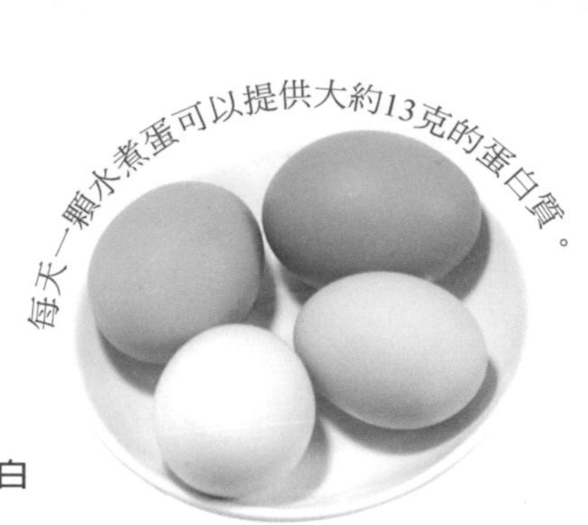
每天一顆水煮蛋可以提供大約13克的蛋白質。

最大食用量：

每天每公斤體重攝取 1 克蛋白質為宜。

保健功效

促進造血功能

增強免疫力

更新和修補人體組織

細説降壓功效

最新的醫學研究發現，適量攝取優質蛋白質，就會降低高血壓的發病率。即使高鈉飲食，只要攝取適量的高質量動物蛋白，血壓也不容易升高。

怎樣補最健康

蛋白質的攝取量不宜過剩，不然會造成腸胃、肝臟、胰臟和腎臟的負擔，進而使胃腸功能紊亂和並損害肝臟、腎臟。

最佳食物來源排行榜

食材	每100克可食部分
魷魚	60.0 克
黃豆	35 克
蝦皮	30.7 克
花生	24.8 克
牛肉	19.9 克
鯉魚	17.6 克
雞肉	19.3 克
鴨肉	15.5 克
核桃	14.9 克
雞蛋	13.3 克

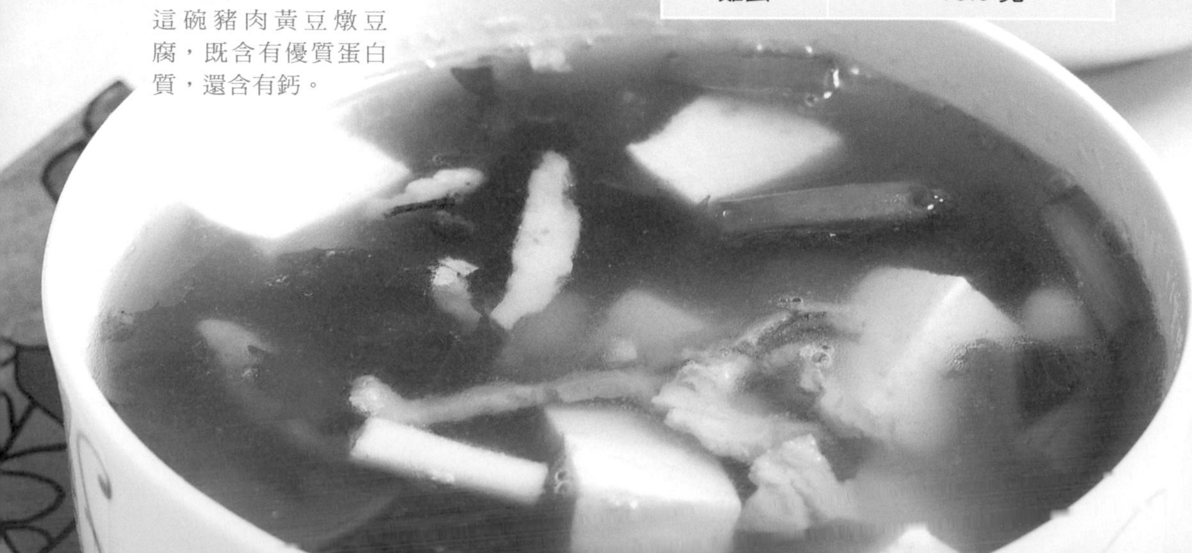
這碗豬肉黃豆燉豆腐，既含有優質蛋白質，還含有鈣。

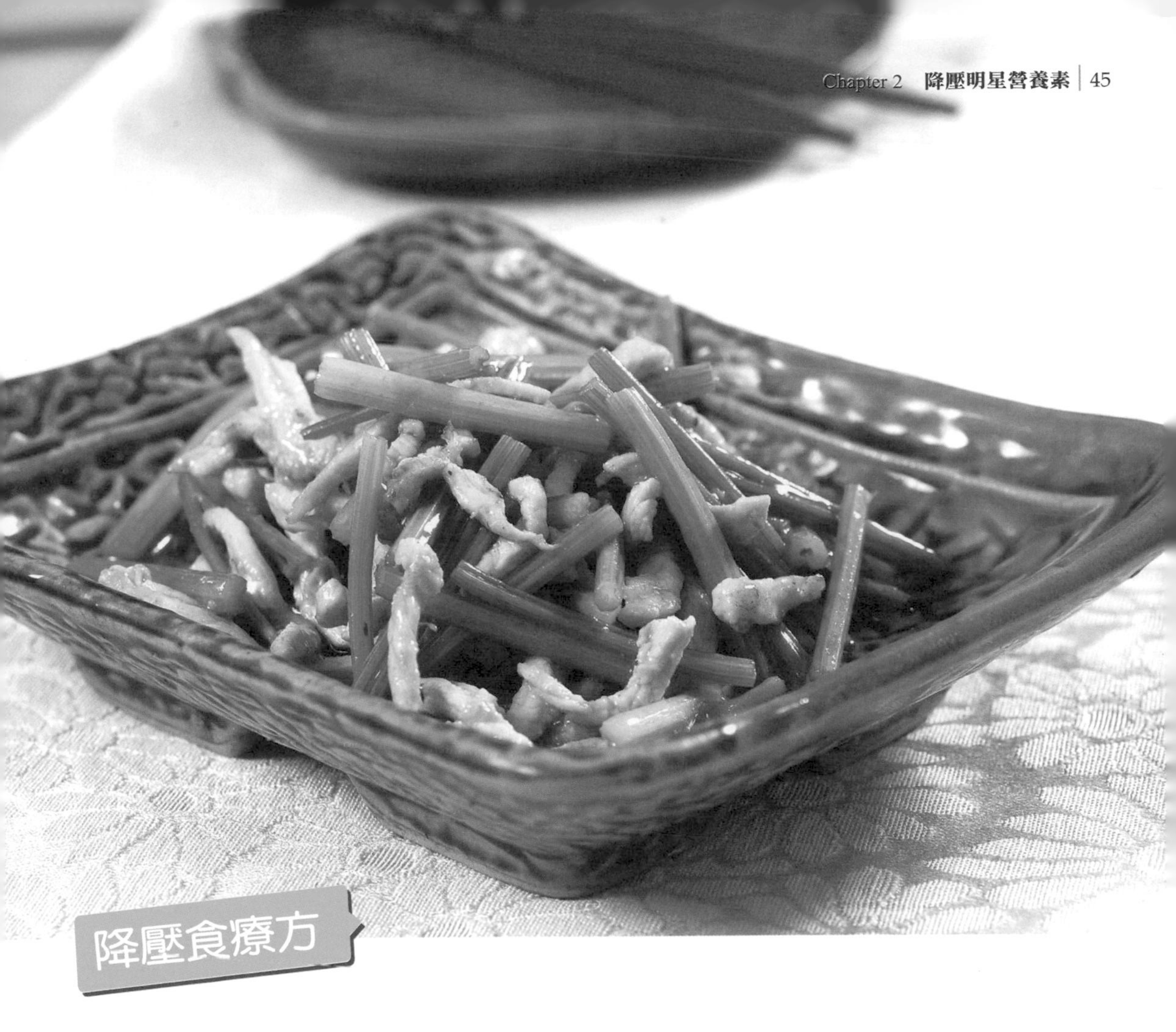

降壓食療方

芹菜炒牛肉絲

食材 嫩牛肉300克，芹菜200克，料酒、醬油、白糖、小蘇打、太白粉水、蔥末、薑絲、植物油各適量。

做法

❶ 將芹菜擇葉，去根，洗淨，切段；牛肉洗淨，切絲，用小蘇打、醬油、太白粉水、料酒、薑絲醃漬1小時。

❷ 炒鍋置火上，倒植物油燒至六成熱，倒入牛肉絲煸熟，撈出，瀝油。

❸ 鍋內留少許油燒熱，倒入蔥末、薑絲、白糖、醬油及少量清水煮沸，放入牛肉絲、芹菜段，用太白粉水勾芡即可。

功效作用

芹菜是眾所周知的降壓食物，與優質蛋白質含量豐富的牛肉搭配，可以發揮雙重降壓功效。而且，選用牛肉還不會增加膽固醇。

營養素

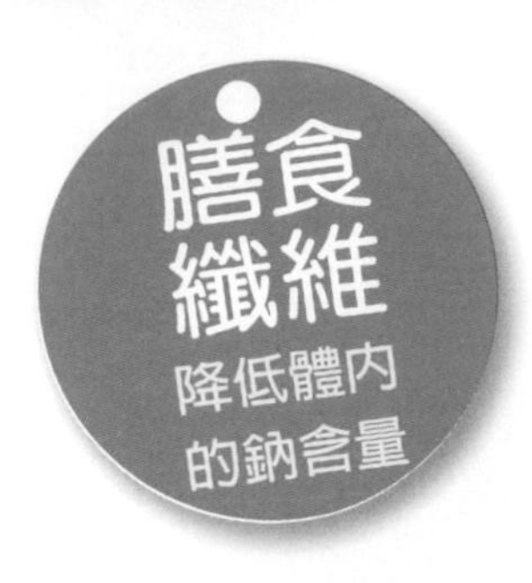

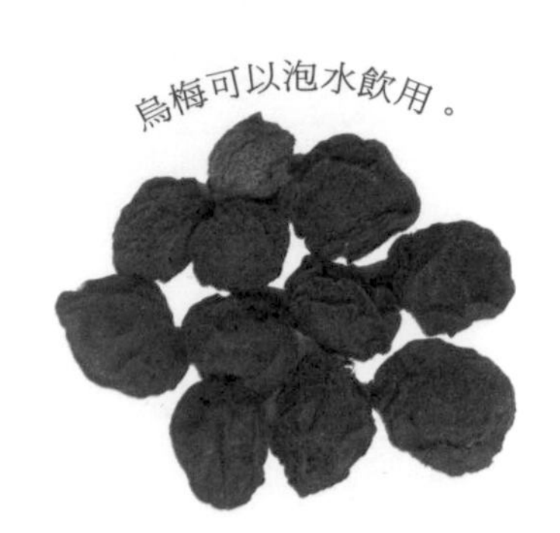
烏梅可以泡水飲用。

最大食用量：
每天 25 ～ 30 克為宜。

保健功效

促進胃腸蠕動
預防便祕
減少膽結石的發生防治糖尿病

細說降壓功效

膳食纖維具有吸附鈉的作用，並且能隨糞便排出體外，使體內鈉的含量降低，從而達到降血壓的目的。

怎樣補最健康

膳食纖維不宜攝取過多，否則會引起腹痛、腹瀉等不適，還可能會造成鈣、鐵、鋅等重要礦物質和一些維生素的流失。

最佳食物來源排行榜

食材	每100克可食部分
烏梅	33.9 克
香菇	31.6 克
黃豆	15.5 克
松子	12.4 克
綠豆	6.4 克
燕麥	5.3 克
菠菜	4.5 克
紅薯	1.6 克
小米	1.6 克
蘋果	1.2 克

西芹菠菜汁有降壓、降糖、減肥、美容的作用。

降壓食療方

紅薯燒南瓜

食材 紅薯、南瓜各150克，蔥花、鹽、雞精、植物油各適量。

做法

❶ 紅薯去皮，洗淨，切塊南瓜去皮除籽，洗淨，切塊。

❷ 炒鍋置火上，倒入適量植物油，待油溫燒至七成熱，炒香蔥花，放入紅薯塊和南瓜塊翻炒均勻。

❸ 加適量清水燒至紅薯塊和南瓜塊熟透，用鹽和雞精調味即可。

功效作用

紅薯燒南瓜是一道富含膳食纖維的美食，降糖降壓的同時，還能促進排便。而且本菜色澤溫暖，讓人看了能增進食慾。

營養素

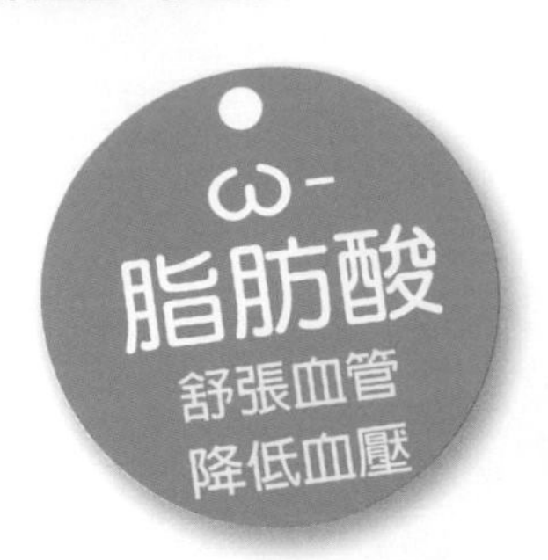

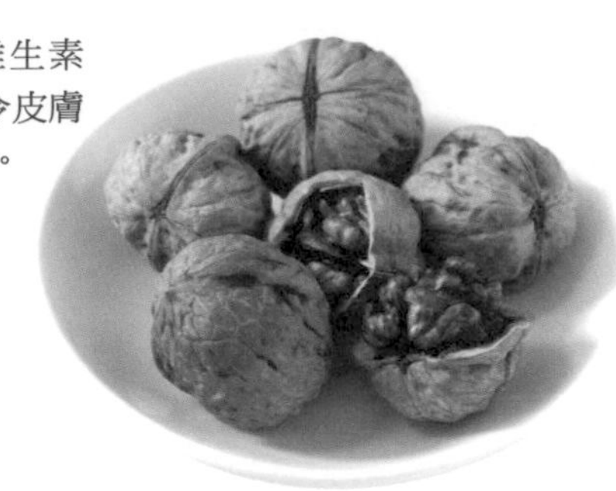
核桃仁含有大量維生素E，經常食用可以令皮膚滋潤光滑、有彈性。

最大食用量：
每天 600 ～ 1,000 毫克為宜。

保健功效

- 降低膽固醇
- 保護心血管健康
- 防治抑鬱症
- 提高骨密度
- 防癌抗癌

最佳食物來源排行榜

食材
鱈魚
金槍魚
核桃
大豆油
橄欖油

細說降壓功效

ω-3 脂肪酸可以提升體內一氧化氮的水平，能更好地舒張血管平滑肌，使血液流通順暢，從而降低血壓。

怎樣補最健康

烹調含 ω-3 脂肪酸的食物時，不宜採用燒烤、油炸、紅燒等烹調方式，以免破壞 ω-3 脂肪酸，降低食物的營養價值，最好採用清蒸的方法烹飪。

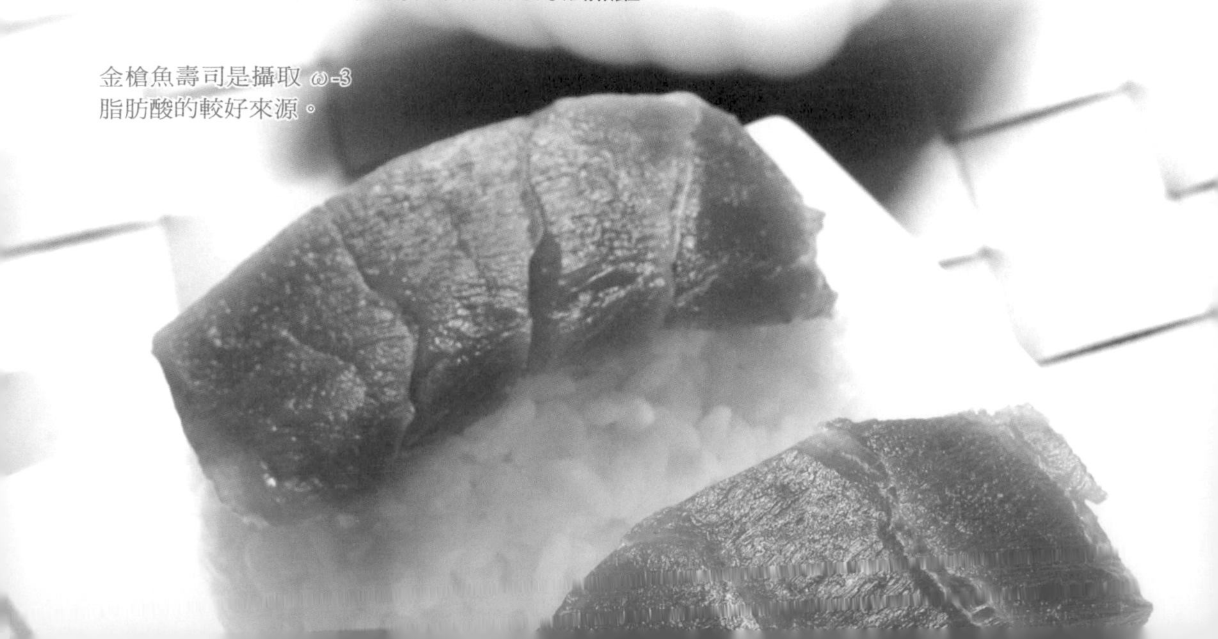
金槍魚壽司是攝取 ω-3 脂肪酸的較好來源。

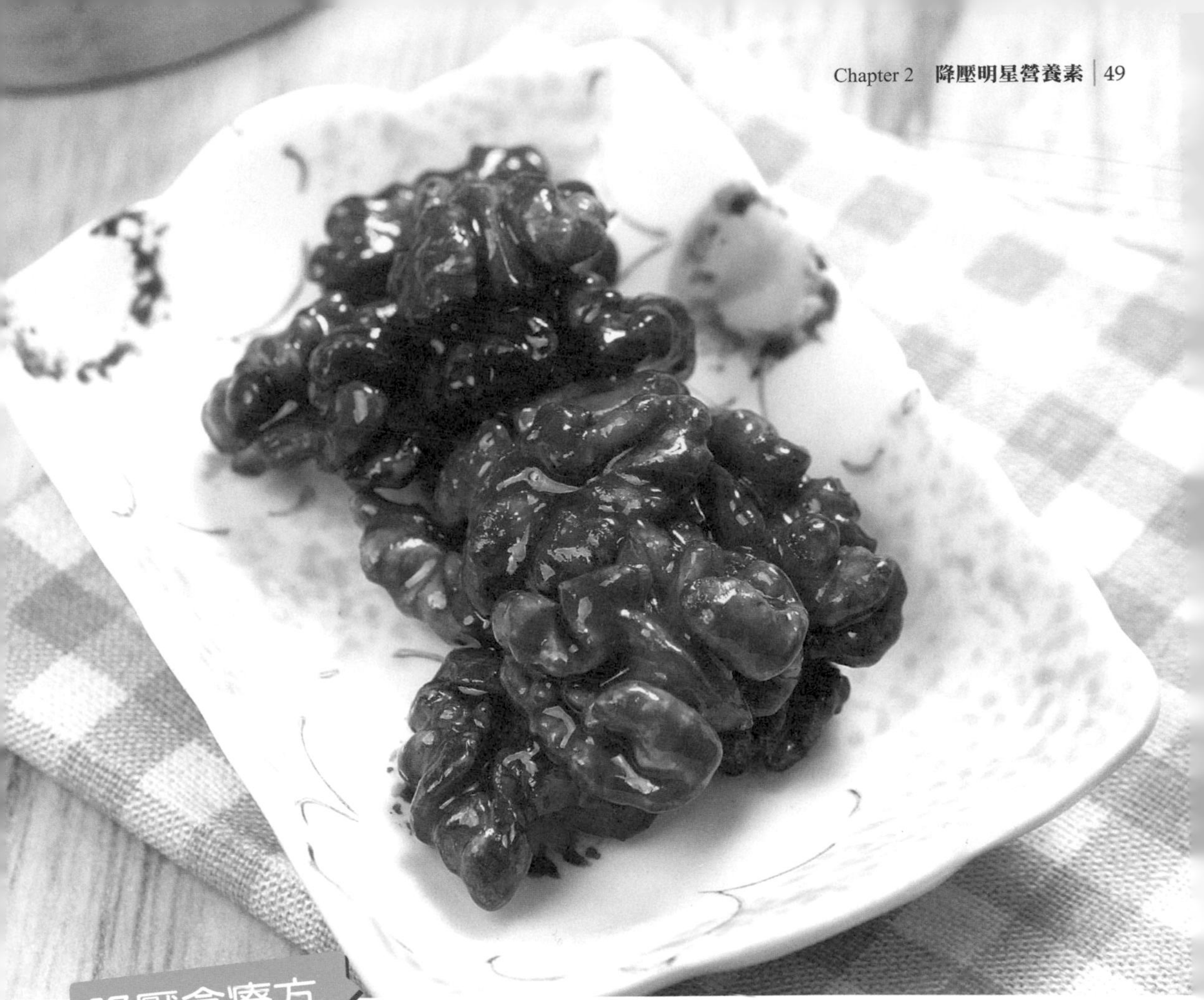

降壓食療方

琥珀核桃仁

食材 核桃仁 100 克，冰糖、蜂蜜、植物油各適量。

做法

1. 鍋裡置入少量水，放冰糖，小火慢熬，至冰糖快溶化的時候再放少許蜂蜜。
2. 待冰糖和蜂蜜水起泡的時候，放入核桃仁，不停地翻炒，直到炒鍋裡沒有糖漿、核桃仁快乾的時候關火盛盤。
3. 另起鍋，放少量油，待油溫不太熱的時候放入之前做好的核桃仁，不停地翻炒，至核桃仁變色變熟即可。

功效作用

核桃仁含有的大量維生素 E、ω-3 脂肪酸，還含有較多的蛋白質及人體必需的不飽和脂肪酸，有降血壓的功效，還可促進大腦組織細胞代謝，增強腦功能。本菜含糖較高，不宜多吃。

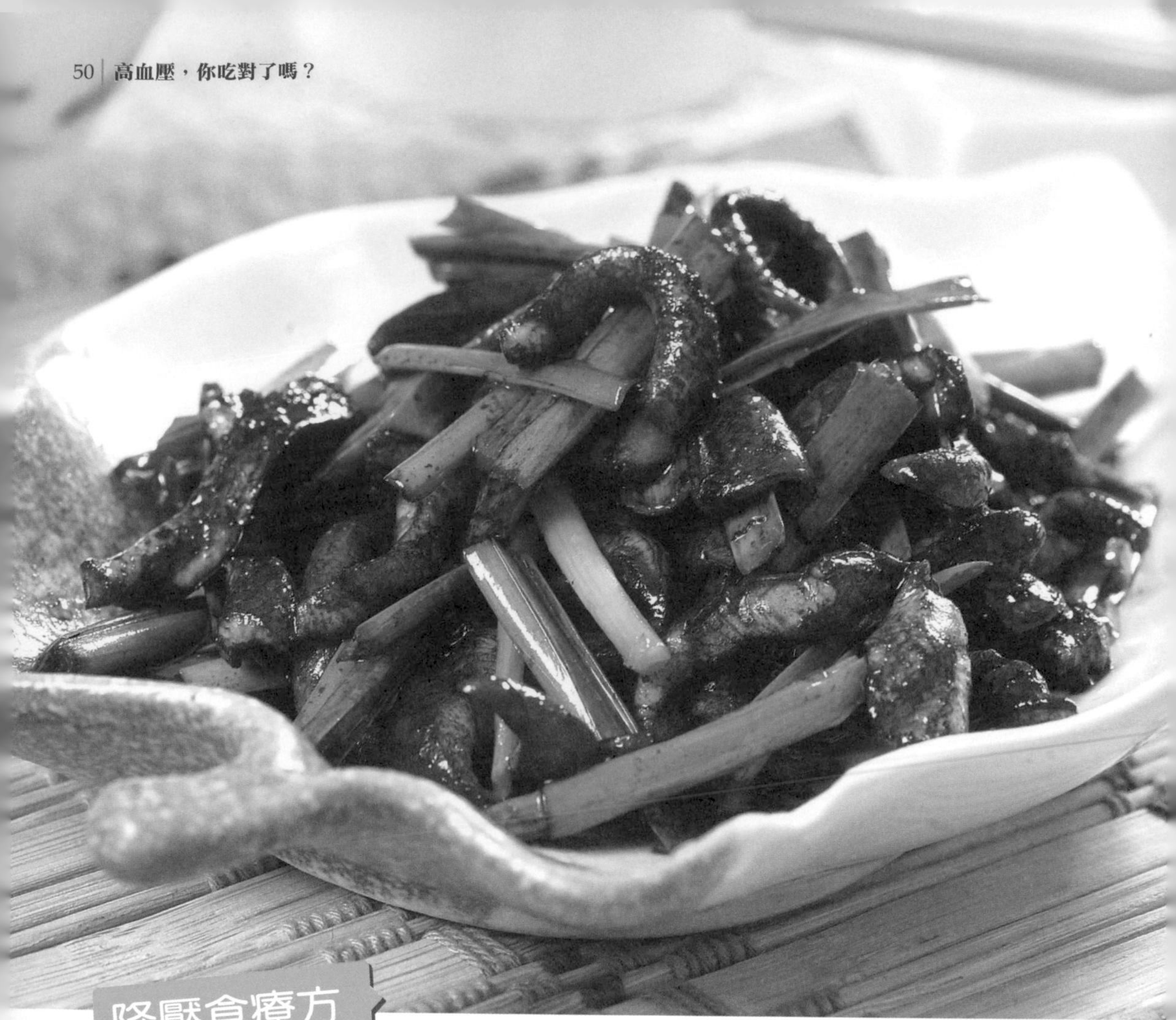

降壓食療方

韭菜炒鱔魚絲

食材 韭菜 300 克，活鱔魚 200 克，蒜末、薑絲、雞精、植物油、鹽各適量。

做法

1. 鱔魚宰殺好，去除內臟，沖洗乾淨，取肉，切絲；韭菜擇洗乾淨，切段。
2. 炒鍋置火上，倒入適量植物油，待油燒至五成熱，放入鱔魚絲煸熟，加蒜末、薑絲炒香。
3. 放入韭菜段炒 3 分鐘，用鹽和雞精調味即可。

功效作用

鱔魚等魚類中含有 ω-3 脂肪酸，可以幫助降低高血壓。而且，韭菜與鱔魚搭配還可以補充膳食纖維，從而也發揮降壓作用。

降壓食材食譜
輕鬆吃掉高血壓

食物是最好的降壓藥，正確選擇食物、合理使用食物可以達到降壓目的。選對、吃對了食物，高血壓患者們就不用再小心翼翼地對待自己的飲食。

穀類

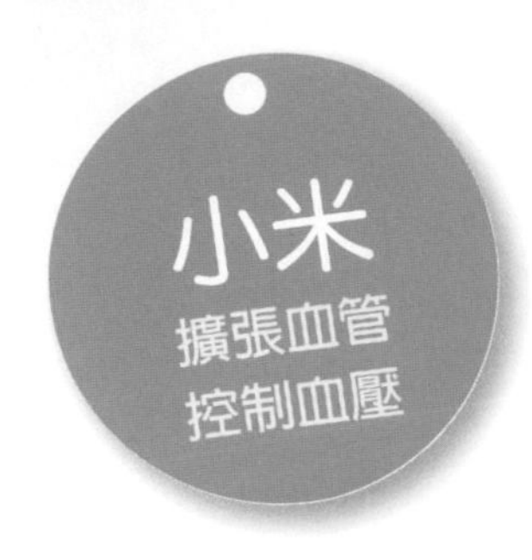

最大食用量：
每餐宜吃 60 克。

降壓主力軍

維生素 B 群、菸鹼酸、膳食纖維、鈣

主要保健作用

小米能清熱解渴、健胃除濕、和胃安眠、緩解嘔吐，有效預防血管硬化，還有利於恢復體力，調養產婦的虛寒體質。

降壓功效大解析

抑制血管收縮、降低血壓。小米所含有的維生素 B 群、菸鹼酸、膳食纖維及鈣等多種營養成分，能發揮抑制血管收縮、降低血壓的作用。此外，小米對脾胃虛弱、消化不良的高血壓患者可發揮調養身體的作用。

對併發症同樣有效

小米中所含的維生素 B_1 有維持正常糖代謝和神經傳導的功能，維持微血管健康，控制血糖的功能。

好食搭配更營養

小米＋肉類

小米宜與肉類搭配在一起食用，因為小米中的胺基酸缺乏離胺酸，而肉類的胺基酸中富含離胺酸，可彌補小米中缺乏離胺酸的不足。

吃對不吃錯

用小米煮粥時不宜加使用鹼，會破壞其所含有的維生素 B 群。另外，小米粥也不要熬得太稀，熬得稍微稠一些，更有利於營養吸收。

主要營養成分（每100公克可食部分）

熱量	361 千卡
蛋白質	9 克
脂肪	3.1 克
碳水化合物	75.1 克
維生素A	17 微克
維生素B_1	0.33 毫克
維生素B_2	0.1 毫克
維生素E	3.63 毫克
鈣	41 毫克
鉀	284 毫克
鈉	4.3 毫克
鎂	107 毫克
鋅	1.87 毫克

紅豆小米糊可以擴張血管，促進血液暢通。

◆降壓妙招

雞肉切好後加澱粉拌製，煮熟後口感鮮嫩不柴。

降壓食療方

雞蓉小米羹

食材 小米 50 克，雞胸肉 100 克，雞蛋清 1 顆，蔥末 10 克，雞湯 1,000 克，鹽、澱粉、胡椒粉、太白粉水各適量。

做法

1. 小米淘洗乾淨；雞胸肉洗淨，切小粒，加雞蛋清和太白粉水攪拌均勻，靜置 10 分鐘。
2. 鍋置火上，倒油燒至七成熱，炒香蔥末，倒入雞湯和小米大火燒開，轉小火煮至九成熟，下入雞肉煮熟，加鹽和胡椒粉調味，用太白粉水勾芡即可。

功效作用

這道菜富含膳食纖維和硒等營養素，可以降低血壓，預防動脈硬化，控制血糖，小米和雞肉搭配有助於蛋白質吸收。

穀類

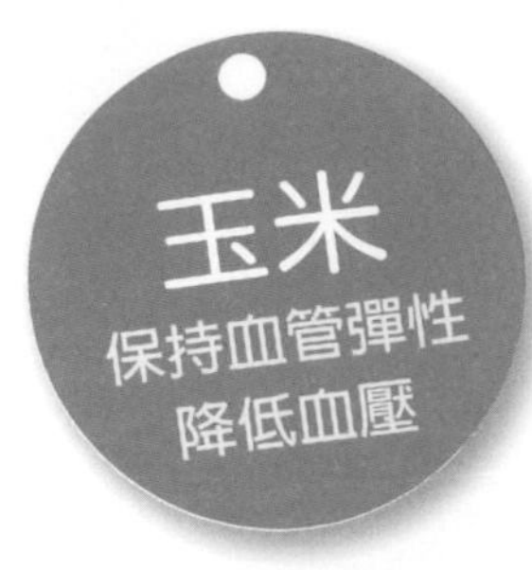

最大食用量：

鮮玉米每天不應超過 100 克，
玉米麵每天 70 克為宜。

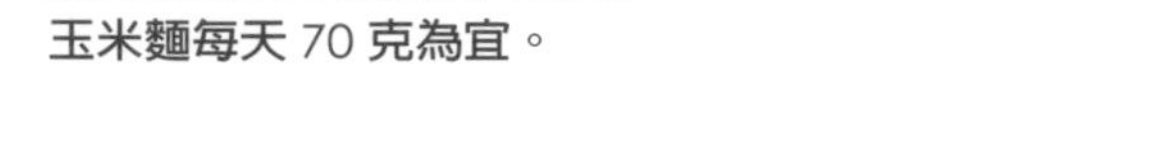

降壓主力軍

亞麻油酸、維生素 E、油酸

降壓功效大解析

玉米中所含的脂肪多為不飽和脂肪酸和亞麻油酸，其中亞麻油酸可抑制膽固醇的吸收，發揮降低高血壓的作用；油酸則具有降低血清中膽固醇、軟化血管的作用；亞麻油酸和玉米胚芽中的維生素有加乘作用，可降低血液中膽固醇的濃度，防止其在血管壁上沉積，有效預防和治療冠狀動脈疾病、動脈粥樣硬化、高脂血症及高血壓病。

對併發症同樣有效

玉米中的膳食纖維可以使食物中的糖分子在腸道內緩慢地被吸收，可顯著降低餐後血糖。而玉米中的油酸可降低高血壓患者發生心肌梗塞、腦中風等疾病的危險。

好食搭配更營養

玉米 + 橘子

橘子中富含維生素 C，但極易被氧化；玉米中所含的維生素 E 有較強的抗氧化作用，二者同食有利於人體對維生素的吸收。

吃對不吃錯

新鮮整支的玉米可直接煮食，玉米粒可煮粥，亦可炒菜等；玉米麵可直接煮成玉米麵糊或加工成窩窩頭、玉米麵餅等。

主要營養成分（每100公克可食部分）

熱量	106 千卡
蛋白質	4.0 克
脂肪	1.2 克
碳水化合物	22.8 克
維生素A	—
維生素B_1	0.16 毫克
維生素B_2	0.11 毫克
維生素C	16 毫克
維生素E	0.46 毫克
鈣	—
鉀	238 毫克
鈉	1.1 毫克
鎂	32 毫克
鋅	0.90 毫克

松仁玉米可降壓、延緩衰老。

◆降壓妙招

在做窩窩頭和玉米麵餅時需加少量鹼麵，因為玉米中多為結合型菸鹼酸，加鹼能使結合型菸鹼酸變成游離型菸鹼酸，為人體所吸收利用。在煮玉米麵粥時可加少量鹼。

降壓食療方

玉米窩窩頭

食材 細玉米麵 150 克，黃豆麵 100 克，泡打粉、白糖適量。

做法

1. 細玉米麵、黃豆麵和白糖倒入盛器中，攪勻，淋入適量清水揉成均勻、上勁的麵糰，麵糰搓長條，揪成大小均勻的小麵糰。
2. 逐一取麵糰揉成球狀，團成圓錐形，製成窩窩頭生坯，在底部中間位置戳一個洞，送入燒開的蒸鍋蒸 20 分鐘即可。

功效作用

玉米窩窩頭可以幫助高血壓患者吸收玉米中的營養物質，使營養素發揮最大作用，提高降壓功效。

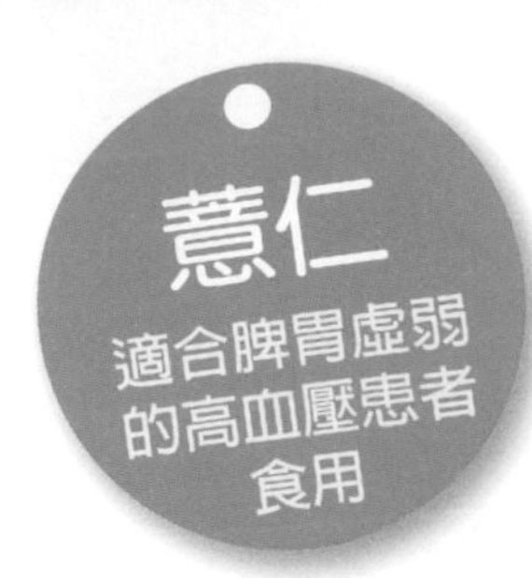

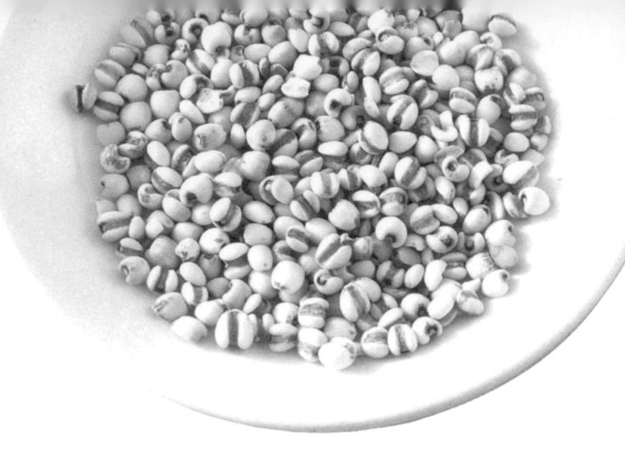

最大食用量：
每天宜吃 40 克。

降壓主力軍

維生素、膳食纖維

降壓功效大解析

薏仁富含維生素及膳食纖維等多種營養成分，具有較好的利水去濕、健脾養胃、清熱潤肺功效，尤其適合脾胃虛弱的高血壓患者食用。此外，科學研究和臨床實驗證明，薏仁能擴張血管，有助於降低血壓。

對併發症同樣有效

薏仁含有豐富的水溶性纖維，使腸道對脂肪的吸收率變差，進而降低血脂、血糖。此外，還可降低三酸甘油酯，預防高脂血症、高血壓及心臟病。

好食搭配更營養

薏仁＋紅豆

紅豆富含優質蛋白，兩者同食有益於高血壓患者。

吃對不吃錯

薏仁與穀物類和肉類等食材搭配煮粥、做湯均可。另外，浸泡薏仁的水要與米同煮，不能丟棄，以便最大限度保留其營養成分。

主要營養成分（每100公克可食部分）

熱量	357 千卡
蛋白質	12.8 克
脂肪	3.3 克
碳水化合物	71.1 克
維生素B_1	0.22 毫克
維生素B_2	0.15 毫克
維生素E	2.08 毫克
鈣	42 毫克
鉀	21 毫克
鈉	3.6 毫克
鎂	88 毫克
鋅	1.68 毫克

薏仁可搭配豆類打成豆漿飲用。

◆降壓妙招

煲湯時的水量可以根據自己的需要加入，但應該以完全沒過食材為佳。

降壓食療方

冬瓜薏仁瘦肉湯

食材 薏仁 30 克，冬瓜 150 克，豬瘦肉 100 克，蔥段、薑片各 10 克，鹽、香油各少許。

做法

1. 薏仁淘洗乾淨，用清水浸泡 1 小時；冬瓜去瓤和子，洗淨，帶皮切成塊；豬瘦肉洗淨，切塊。
2. 沙鍋置火上，放入蔥段、薑片、薏仁、瘦肉，倒入 2,000 克清水，大火燒開後轉小火煮 1 小時，加入冬瓜塊煮至透明，用鹽調味，淋上香油即可。

功效作用

冬瓜有利濕健脾的功效，與薏仁搭配適合脾胃虛弱的高血壓患者食用。在降血壓的同時，還能消除水腫。

穀類

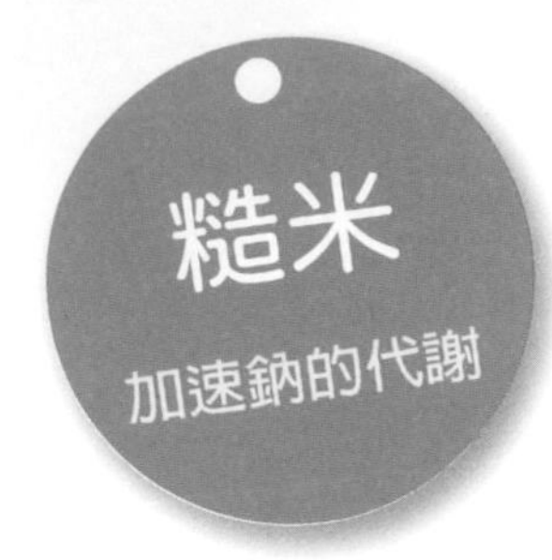

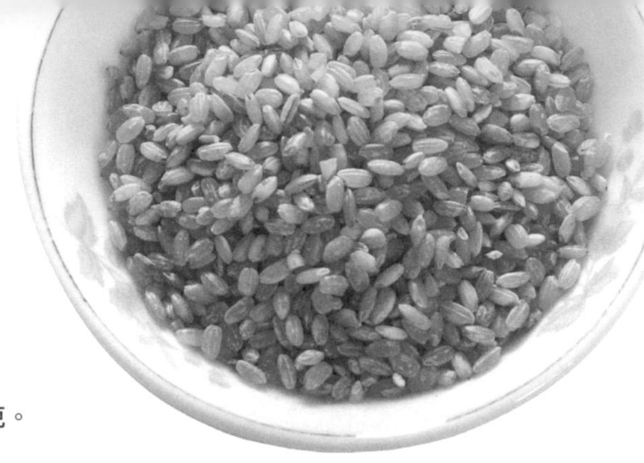

最大食用量：
每天宜吃 40 克。

降壓主力軍

γ-胺基酪酸、膳食纖維

降壓功效大解析

糙米中含有的 γ-胺基酪酸，可抑制交感神經活動，促進腎臟功能，加速鈉的代謝，從而降低血壓。其所含的鎂，能活化鈣泵，泵入鉀離子，限制鈉內流，還能減少應激誘導的去甲腎上腺素的釋放，而發揮降低血壓的作用。

對併發症同樣有效

糙米中含有的膳食纖維有促進腸胃蠕動，改善便祕，預防肥胖，加速新陳代謝與控制血糖等多重功效。此外，糙米中含有的鋅，可促進胰島素的分泌，改善糖耐量，穩定血糖水平。

好食搭配更營養

糙米＋南瓜

二者同食具有補中益氣的功效，適合糖尿病、高血壓患者食用。

吃對不吃錯

因糙米口感較粗、質地緊密，因此在煮前將糙米用冷水浸泡一夜，用高壓鍋煮半小時以上，更能促進人體吸收利用，減輕腸胃負擔。

主要營養成分（每100公克可食部分）

熱量	110 千卡
蛋白質	8.7 克
脂肪	3.8 克
碳水化合物	73 克
維生素B_1	0.21 毫克
維生素B_2	0.13 毫克
維生素E	3.89 毫克
鈣	14 毫克
鉀	218 毫克
鈉	3.3 毫克
鎂	0.48 毫克
鋅	1.7 毫克

什錦糙米粥雖也能降壓，但不適合有糖尿病併發症的人食用。

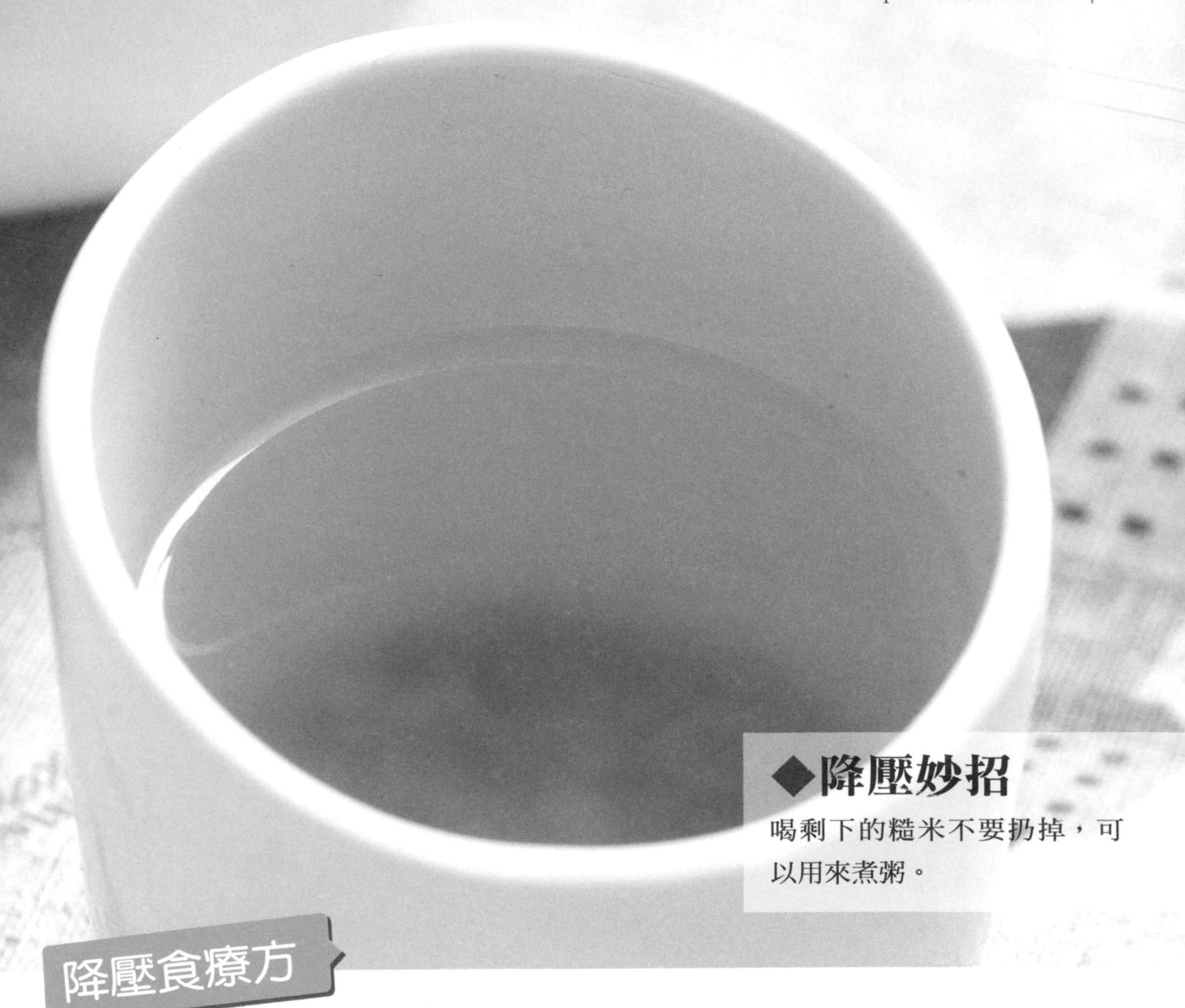

◆降壓妙招

喝剩下的糙米不要扔掉，可以用來煮粥。

降壓食療方

糙米茶

食材 糙米 30 克，清水 250 克。

做法

❶ 糙米洗乾淨晾乾後，入無油鍋中翻炒至黃褐色。

❷ 另取煮鍋，倒入水，加入炒好的糙米，蓋蓋，煮開關火。五分鐘後，將糙米過濾留水作茶喝。

❸ 喝完第一道茶後，可將糙米再次煮開後飲用。

功效作用

糙米茶可以保護血管，防止動脈粥樣硬化、高血壓等心血管疾病的發生，同時還可以促進胃腸蠕動、緩解便祕。

穀類

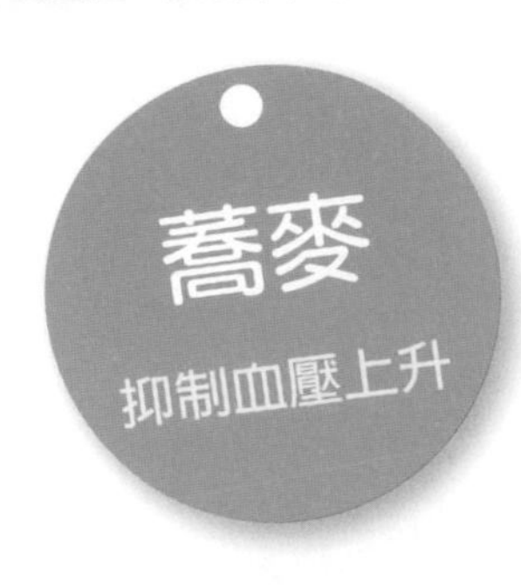

最大食用量：
每天宜吃 60 克。

降壓主力軍

芸香苷、鉀

降壓功效大解析

蕎麥中含大量的黃酮類化合物，尤其富含芸香苷，能維持微血管的抵抗力，抑制血壓上升，具有抗氧化作用。其含有的鉀有助於鈉的代謝和排出，具有調節血壓的作用。

對併發症同樣有效

蕎麥含有的芸香苷，能促進細胞增生和防止血細胞的凝聚，具有降血脂、擴張冠狀動脈、增強冠狀動脈血流量等作用。蕎麥中所含的膳食纖維具有預防便祕的作用，經常食用對預防大腸癌和肥胖症有益。

好食搭配更營養

蕎麥 + 牛奶

蕎麥的蛋白質中缺少精胺酸、酪胺酸，與牛奶搭配食用可使營養互補。

吃對不吃錯

蕎麥米質較硬，不易煮熟，烹調前宜先用清水浸泡數小時，但泡蕎麥米的水不要倒掉，以免造成營養成分流失。

主要營養成分（每100公克可食部分）

熱量	324 千卡
蛋白質	9.3 克
脂肪	2.3 克
碳水化合物	73 克
維生素B_1	0.28 毫克
維生素B_2	0.16 毫克
維生素E	4.40 毫克
鈣	47 毫克
鉀	297 毫克
鈉	4.7 毫克
鎂	258 毫克
鋅	3.62 毫克

蕎麥菜卷含有芸香苷與胡蘿蔔素。

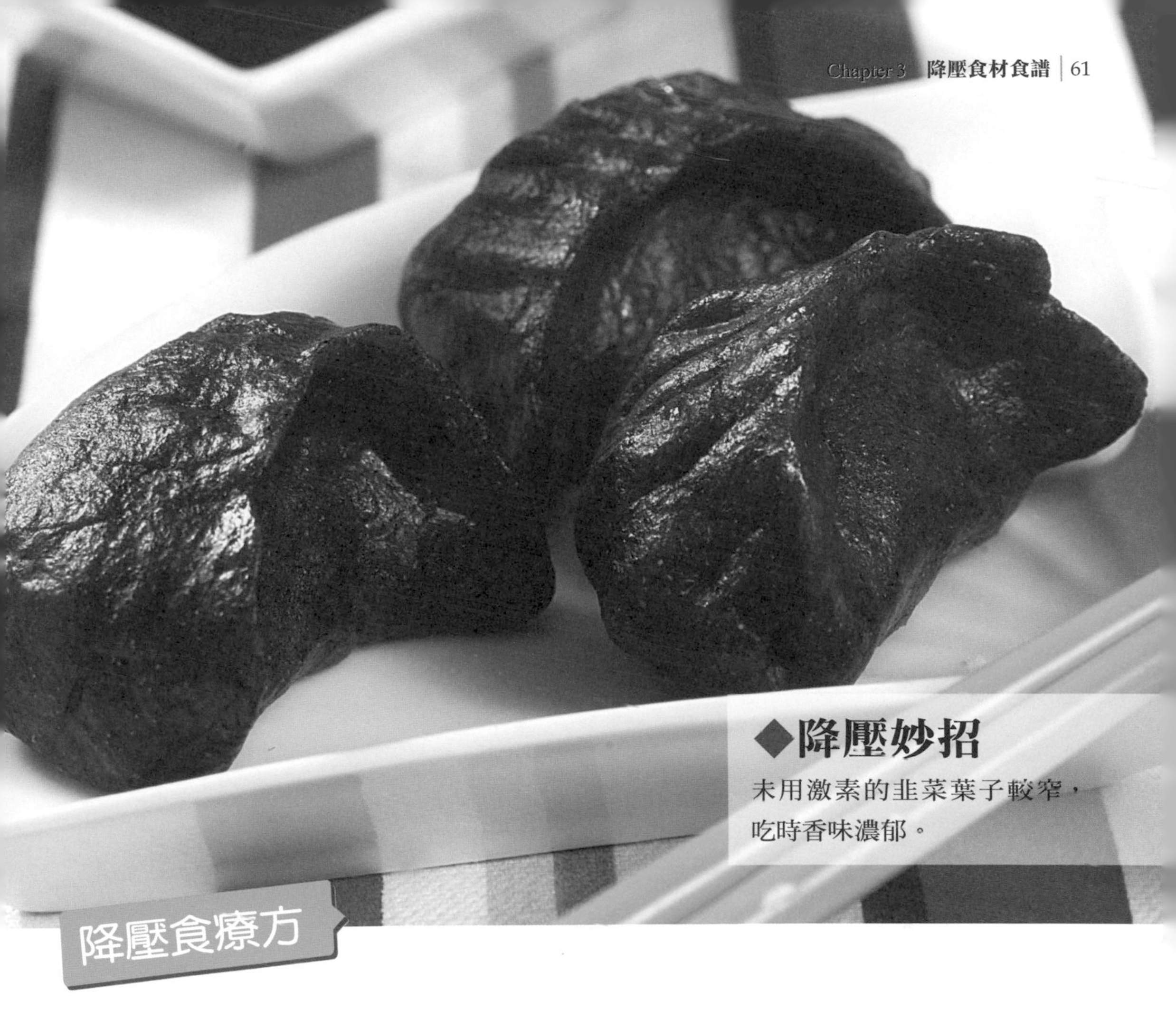

◆降壓妙招

未用激素的韭菜葉子較窄，吃時香味濃郁。

降壓食療方

素餡蕎麥蒸餃

食材 蕎麥粉 200 克，韭菜 100 克，雞蛋 1 顆（約 60 克），乾蝦仁 10 克，薑末、鹽、香油、植物油各適量。

做法

1. 雞蛋打入碗內，打散，用植物油煎成蛋餅，鏟碎；韭菜擇洗乾淨，切末；乾蝦仁用清水泡發，洗淨，切末。
2. 將雞蛋、蝦仁、韭菜、薑末放入盆中，加鹽、香油拌勻，調成餡。
3. 蕎麥粉放入盆內，用溫水和成軟硬適中的麵糰，擀成餃子皮，包入餡，收邊捏緊，做成餃子生坯，送入燒沸的蒸鍋中火蒸 20 分鐘即可。

功效作用

素餡蕎麥蒸餃是典型葷素搭配的菜，既可以提供膳食纖維、又可以提供蛋白質，大大提升降壓功效。

穀類

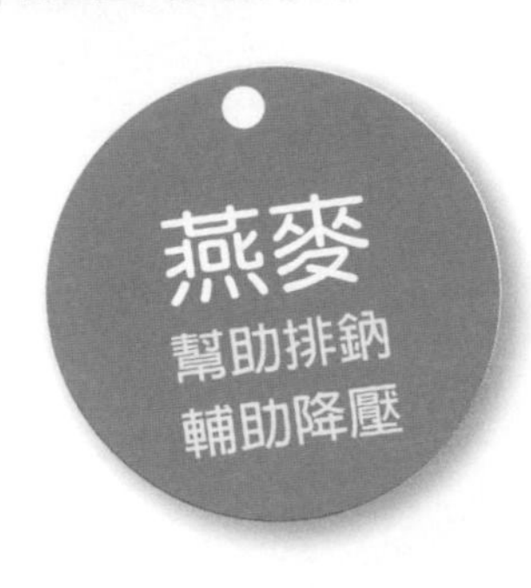

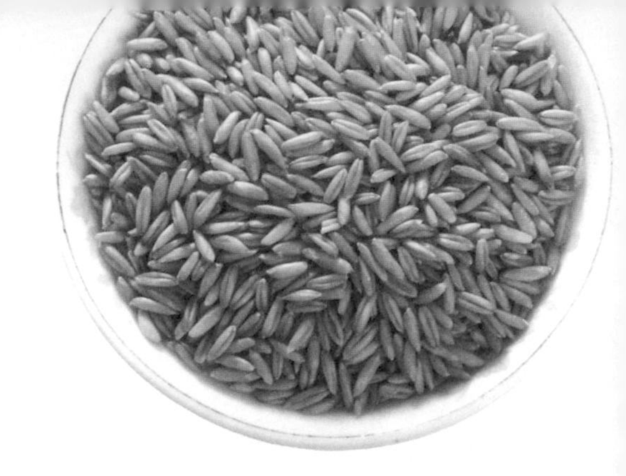

最大食用量：
每天宜吃 40 克。

降壓主力軍

膳食纖維、亞麻油酸

降壓功效大解析

燕麥富含的膳食纖維具有吸附鈉的作用，可以幫助人體將多餘的鈉排出體外，從而降低血壓。燕麥含有的亞麻油酸可維持血液流通順暢，降低動脈壓。

對併發症同樣有效

燕麥能吸收人體內的膽固醇並將其排出體外，可以預防高脂血症及冠狀動脈疾病的發生。此外，燕麥還有促進血液循環的作用。

好食搭配更營養

白米＋燕麥

燕麥有抑制血糖值上升的作用，與含澱粉較多、容易升高血糖含量的白米一起食用，較能控制餐後血糖。

吃對不吃錯

燕麥宜選沒有加工過的，因為燕麥中的水溶性膳食纖維只有經過長時間熬煮，才能被身體吸收利用。

主要營養成分（每100公克可食部分）

熱量	392 千卡
蛋白質	15 克
脂肪	6.7 克
碳水化合物	66.9 毫克
維生素B_1	0.3 毫克
維生素B_2	0.13 毫克
維生素E	3.07 毫克
鈣	186 毫克
鉀	214 毫克
鈉	3.7 毫克
鎂	177 毫克
鋅	2.59 毫克

燕麥蒸飯可以降壓降糖，且更易消化吸收。

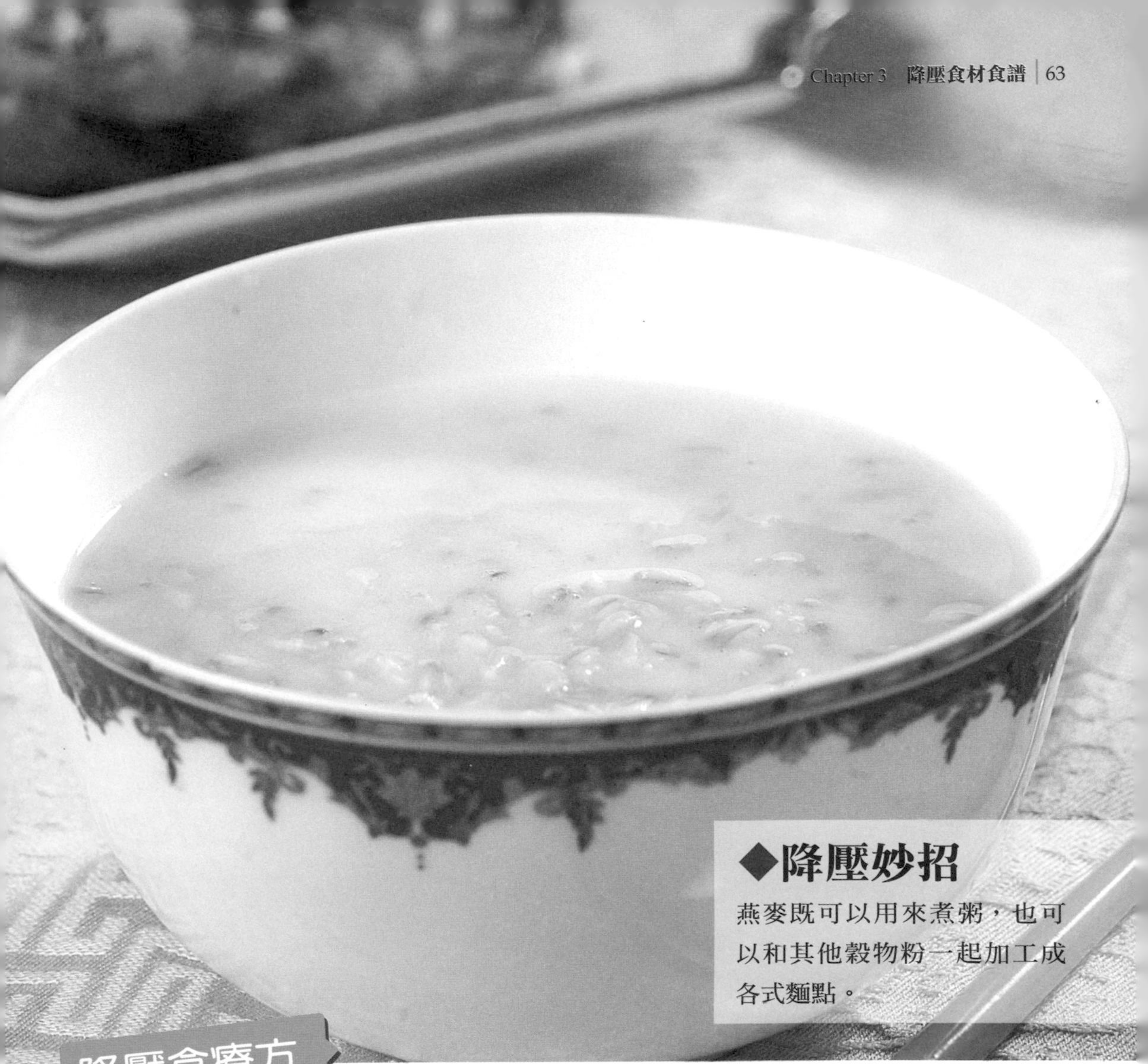

◆降壓妙招

燕麥既可以用來煮粥，也可以和其他穀物粉一起加工成各式麵點。

降壓食療方

牛奶麥片粥

食材 牛奶 150 克，白米 10 克，燕麥片 5 克。

做法

❶ 白米和燕麥片淘洗乾淨。

❷ 鍋置火上，放入白米和燕麥片，加適量清水大火煮沸，轉小火煮至米粒熟透的稠粥，將牛奶倒入煮好的粥中調勻即可。

功效作用

牛奶含有豐富的鈣、蛋白質，燕麥含有大量的膳食纖維，這道粥可以降血壓、防便祕。

穀類

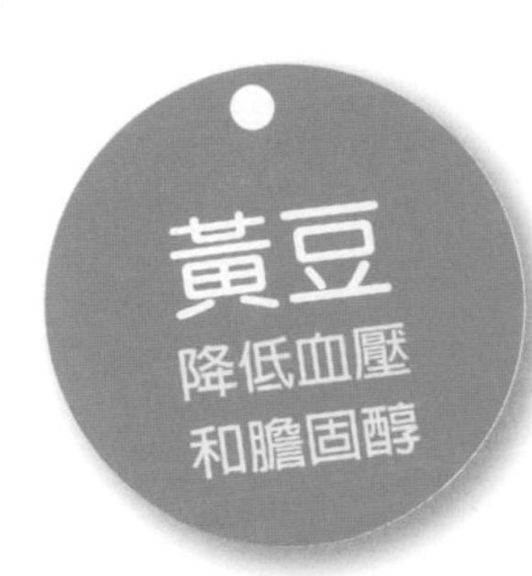

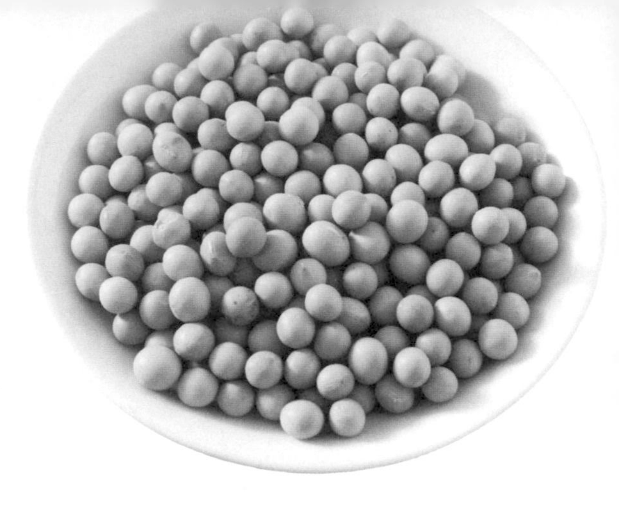

最大食用量：
每天宜吃 25 克。

降壓主力軍

亞麻油酸、鉀

降壓功效大解析

黃豆富含的鉀能促進鈉的排出，擴張血管，降低血壓。長期服用含有利尿成分降壓藥（有排鉀作用）的高血壓患者，若能經常吃點黃豆，對及時補充鉀元素很有幫助。

黃豆中含有豐富的亞麻油酸，具有抗血栓、抗血凝以及擴張血管的作用，還可使血液順暢流通，降低動脈壓。

對併發症同樣有效

黃豆中的植物固醇能降低血液中膽固醇，減少膽固醇吸收，預防心臟病。黃豆中還含有一種抑制胰蛋白酶的物質，對糖尿病有一定的療效。

好食搭配更營養

黃豆＋雞蛋

相當於肉類蛋白質，還可提高黃豆蛋白質的使用率。

吃對不吃錯

黃豆一定要整粒地吃，才能發揮好的降壓效果，平時可以用沸水煮熟做涼拌菜。

主要營養成分（每100公克可食部分）

熱量	324 千卡
蛋白質	35 克
脂肪	16 克
碳水化合物	34.2 克
維生素A	37 微克
維生素B_1	0.41 毫克
維生素B_2	0.20 毫克
維生素E	18.9 毫克
鈣	191 毫克
鉀	465 毫克
鈉	2.2 毫克
鎂	199 毫克
鋅	3.34 毫克

黃豆豆漿可以降低膽固醇，保護血管。

◆降壓妙招

黃豆生吃容易中毒，因此黃豆及豆漿一定要煮熟後再吃。

降壓食療方

滷黃豆

食材 黃豆 100 克，蔥花 10 克，八角 1 粒，花椒粒、乾辣椒段各 3 克，鹽、白糖各適量。

做法

1. 黃豆用清水浸泡 10 ～ 12 小時，洗淨。
2. 鍋置火上，放入黃豆、八角、鹽、白糖和清水，大火燒開後轉小火煮 30 分鐘，熄火，燜 2 小時，撈出。
3. 鍋置火上，倒油燒至七成熱，炒香花椒粒和乾辣椒段，放入煮好的黃豆翻炒均勻，撒上蔥花即可。

功效作用

黃豆中含有豐富的大豆異黃酮、蛋白質、鈣等營養素，可以抑制膽固醇的吸收、降低血壓，尤其適合兒童高血壓患者及更年期婦女食用。

穀類

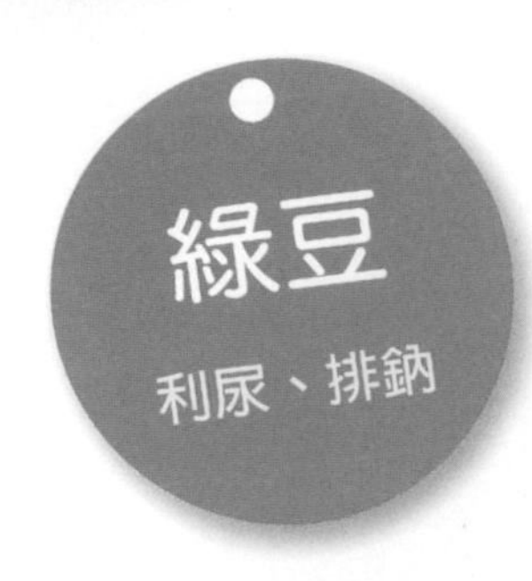

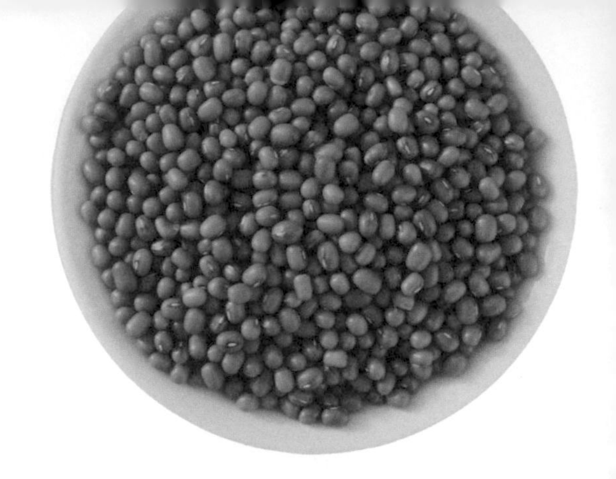

最大食用量：
每天宜吃 25 克。

降壓主力軍

菸鹼酸

降壓功效大解析

綠豆有利尿的功效，可幫助人體從尿液中排出體內多餘的鈉，使血管內血容量降低，減小血液對血管壁的壓力，發揮輔助降壓的作用。

對併發症同樣有效

綠豆中含有的植物固醇，可減少腸道對膽固醇的吸收，並可通過促進膽固醇異化在肝臟內阻止膽固醇的合成，使血清膽固醇含量降低。

好食搭配更營養

綠豆 + 南瓜

兩者同食可緩解夏季身熱口渴、赤尿或頭暈乏力等症狀。

吃對不吃錯

綠豆可用來做綠豆粥或綠豆湯。

主要營養成分（每100公克可食部分）

熱量	316 千卡
蛋白質	21.6 克
脂肪	0.8 克
碳水化合物	62.0 克
維生素A	22 微克
維生素B_1	0.25 毫克
維生素B_2	0.11 毫克
維生素E	10.95 毫克
鈣	81 毫克
鉀	337 毫克
鈉	3.2 毫克
鎂	125 毫克
鋅	2.18 毫克

綠豆不宜煮得過爛，以免使有機酸和維生素遭到破壞。

◆降壓妙招

南瓜最好選擇紅皮，肉質緊實，不易被煮散。

降壓食療方

綠豆南瓜湯

食材 綠豆 50 克，南瓜 150 克，冰糖適量。

做法

❶ 綠豆淘洗乾淨，用清水浸泡 3 ～ 4 小時；南瓜去皮，除瓤和子，切塊。

❷ 鍋置火上，放入綠豆及適量清水，大火燒沸後轉小火煮至綠豆八成熟，下入南瓜塊煮至熟軟，加冰糖煮至化開即可。

功效作用

南瓜和綠豆的綿軟，混合著冰糖的清新甘甜，使這道具有減壓功效的湯變得美味。

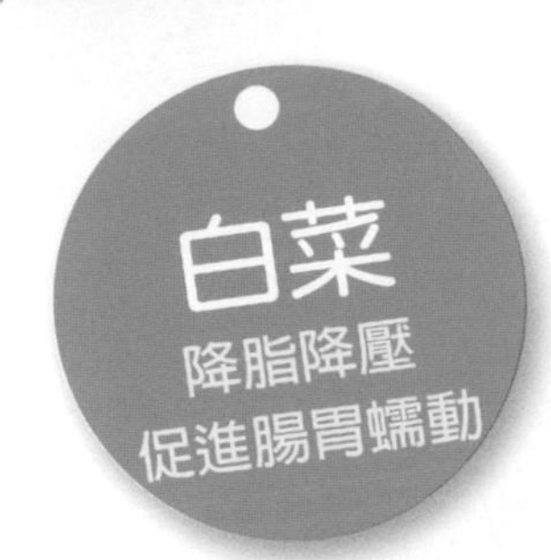

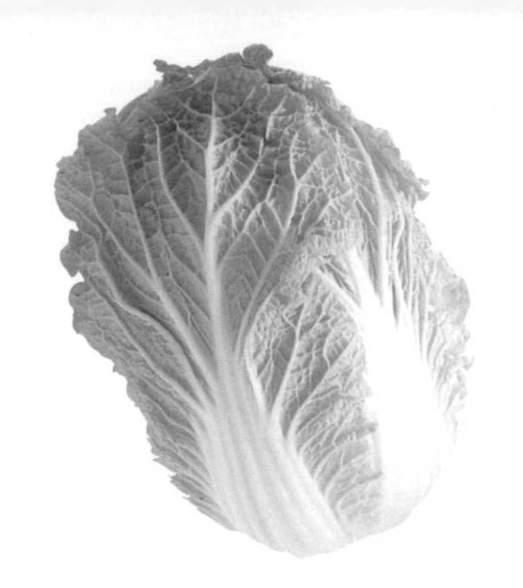

最大食用量：
每天宜吃 100 克。

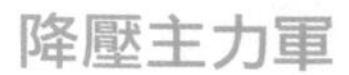

降壓主力軍

亞麻油酸、鉀

降壓功效大解析

白菜中含有豐富的維生素 C，可減少血液中膽固醇的含量，使血液流通順暢，讓血壓得到良好的控制。其所含有的鈣可以擴張動脈血管，降低血壓。

對併發症同樣有效

白菜中所含的果膠，可以幫助人體排除多餘的膽固醇，降低血脂。白菜中含鈉很少，不會使身體保存多餘水分，可以減輕心臟負擔。

好食搭配更營養

白菜 + 奶酪

二者都含有豐富的鈣和磷，有益於高血壓及糖尿病患者。

吃對不吃錯

在烹飪大白菜時，適當放點醋，可以使大白菜中的鈣、磷、鐵等元素分解出來，有利於人體吸收。

主要營養成分（每100公克可食部分）

營養成分	含量
熱量	17 千卡
蛋白質	1.5 克
脂肪	—
碳水化合物	3.2 克
維生素A	—
維生素B_1	0.04 毫克
維生素B_2	0.05 毫克
維生素C	31.0 毫克
維生素E	0.76 毫克
鈣	50 毫克
鉀	—
鈉	57.5 毫克
鎂	11 毫克
鋅	0.38 毫克

高血壓併發糖尿病的患者在食用糖醋白菜心時應少放糖。

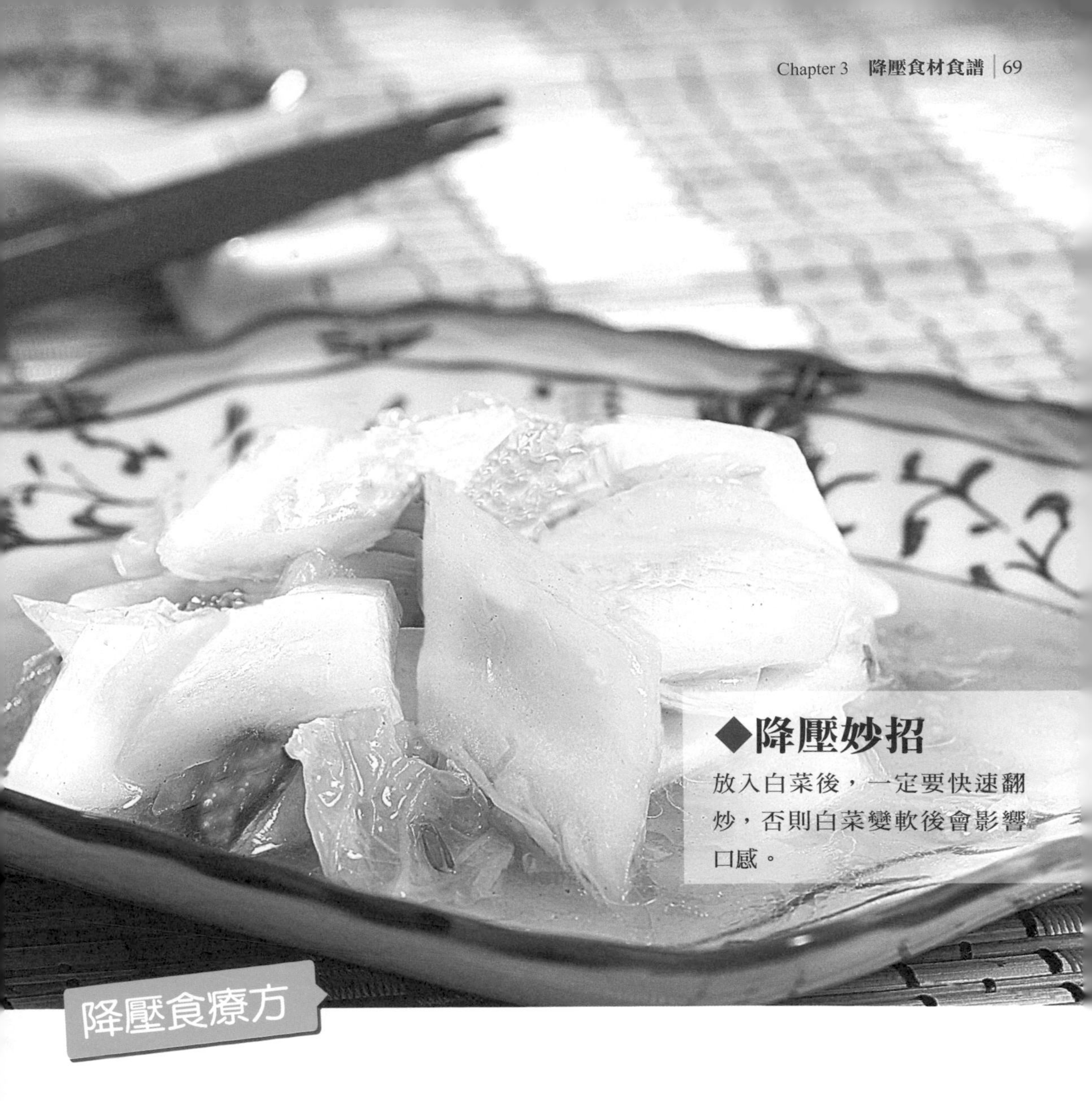

◆降壓妙招

放入白菜後，一定要快速翻炒，否則白菜變軟後會影響口感。

降壓食療方

醋溜白菜

食材 白菜 400 克，蔥絲、薑絲、蒜末各 5 克，醋 15 克，鹽適量。

做法

❶ 白菜洗淨切成片。

❷ 鍋內倒油燒熱，爆香蔥絲、薑絲、蒜末，倒入白菜翻炒至白菜變軟。

❸ 放鹽和醋翻炒均勻即可。

功效作用

醋與白菜組合可以軟化血管，使血壓得到良好控制。此外，這道菜還有助於控制體重，具有減肥的功效。

芹菜
降低微血管
的通透性

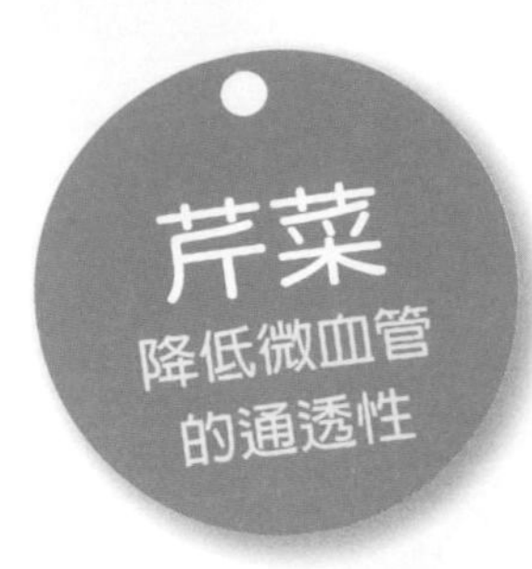

最大食用量：
每天宜吃 50 克。

降壓主力軍

維生素 P、芹菜素

降壓功效大解析

芹菜中的維生素 P 可降低微血管的通透性，增加血管彈性，具有降血壓、防止微血管破裂等功效。其所含的芹菜素有明顯的降壓作用。

對併發症同樣有效

芹菜中含有的豐富的膳食纖維，可以促使膽固醇轉化為膽酸，進而降低血脂，有效預防動脈硬化及心腦血管疾病。

好食搭配更營養

芹菜＋番茄

芹菜含有豐富的膳食纖維，有明顯的降壓作用；番茄可健胃消食，對高血壓、高脂血患者尤為適用。

吃對不吃錯

將芹菜先放沸水中焯燙，除了可以使成菜顏色翠綠，還可以減少炒菜的時間，降低油脂攝取量。

芹菜拌核桃仁是
不錯的開胃菜。

主要營養成分（每100公克可食部分）

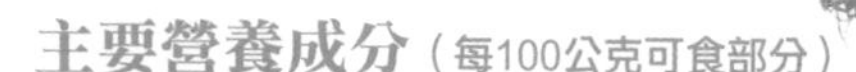

營養成分	含量
熱量	20 千卡
蛋白質	1.2 克
脂肪	0.2 克
碳水化合物	4.5 克
維生素A	57 微克
維生素B_1	0.02 毫克
維生素B_2	0.08 毫克
維生素C	8 毫克
維生素E	1.32 毫克
鈣	80 毫克
鉀	206 毫克
鈉	159 毫克
鎂	18 毫克
鋅	0.24 毫克

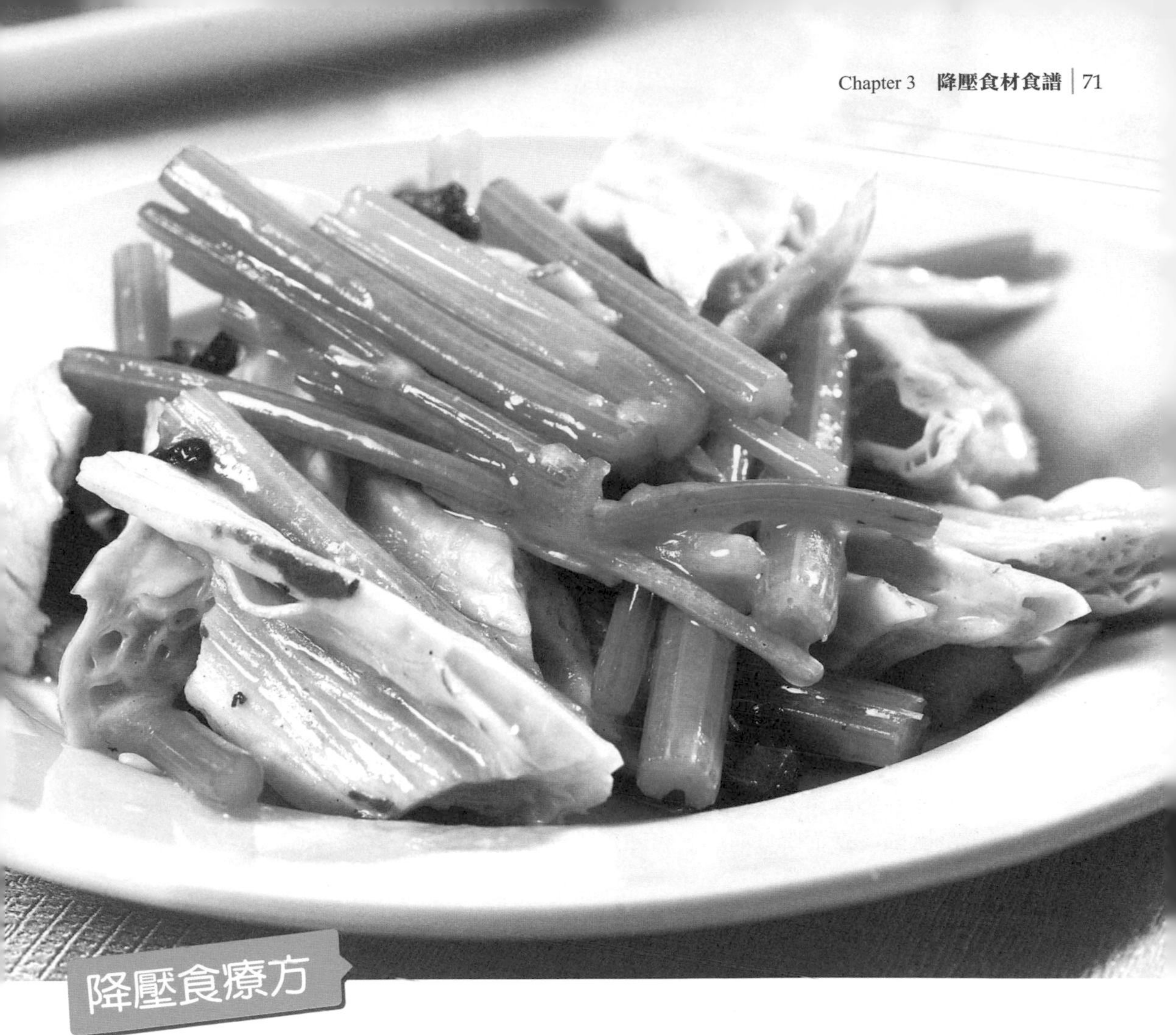

降壓食療方

熗拌芹菜豆腐皮

食材 芹菜 250 克，豆腐皮 50 克，蔥花、鹽、花椒、雞精、植物油各適量。

做法

❶ 豆腐皮洗淨，切菱形段，入沸水中焯 30 秒，撈出，晾涼，瀝乾水分；芹菜擇洗乾淨，切菱形段，入沸水中焯透，撈出，晾涼，瀝乾水分；取盤，放入豆腐皮段、芹菜段、鹽和雞精攪拌均勻。

❷ 炒鍋置火上，倒入適量植物油，待油溫燒至七成熱，加蔥花、花椒炒出香味，關火。

❸ 將炒鍋內的油連同蔥花一同淋在豆腐皮和芹菜段上拌勻即可。

功效作用

芹菜富含鐵和膳食纖維，豆腐皮富含蛋白質和鐵，二者一起食用不僅可以降壓，還能提高身體抵抗力。

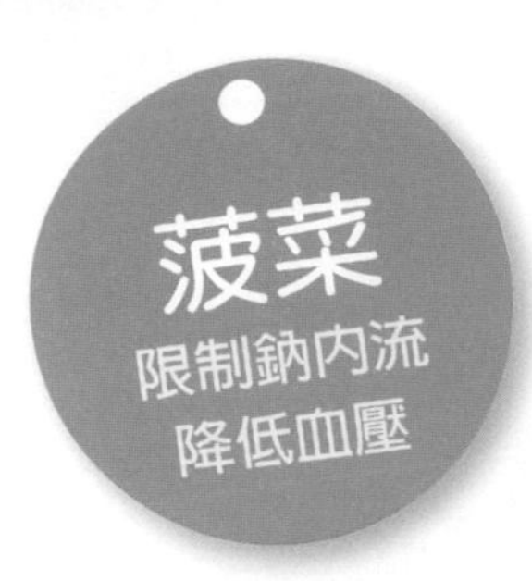

最大食用量：
每天宜吃 80 ～ 100 克

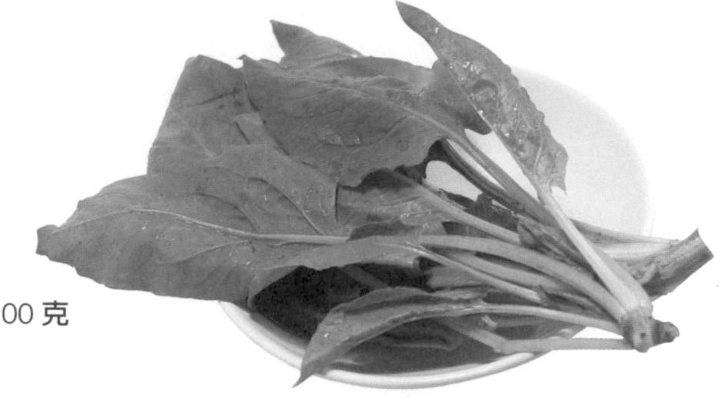

降壓主力軍

鈣、鎂

降壓功效大解析

菠菜中含有的鈣質，能夠增加尿鈉排泄，減輕鈉對血壓的不利影響，有利於降低血壓。其所含的鎂能泵入鉀離子，限制鈉內流，降低血壓。

對併發症同樣有效

菠菜含有大量的膳食纖維，具有促進腸道蠕動的作用，有利於排便，且能促進胰腺分泌、幫助消化。

好食搭配更營養

菠菜 + 雞蛋

促進鈣的吸收，輔助降壓。

吃對不吃錯

烹調菠菜時，可先將菠菜燙一下，能除去 80% 的草酸。

主要營養成分（每100公克可食部分）

熱量	283 千卡
蛋白質	2.6 克
脂肪	0.3 克
碳水化合物	4.5 克
維生素A	487 微克
維生素B_1	0.04 毫克
維生素B_2	0.11 毫克
維生素C	32 毫克
維生素E	1.74 毫克
鈣	66 毫克
鉀	311 毫克
鈉	85.2 毫克
鎂	58 毫克
鋅	0.85 毫克

花生拌菠菜可以防治缺鐵性貧血。

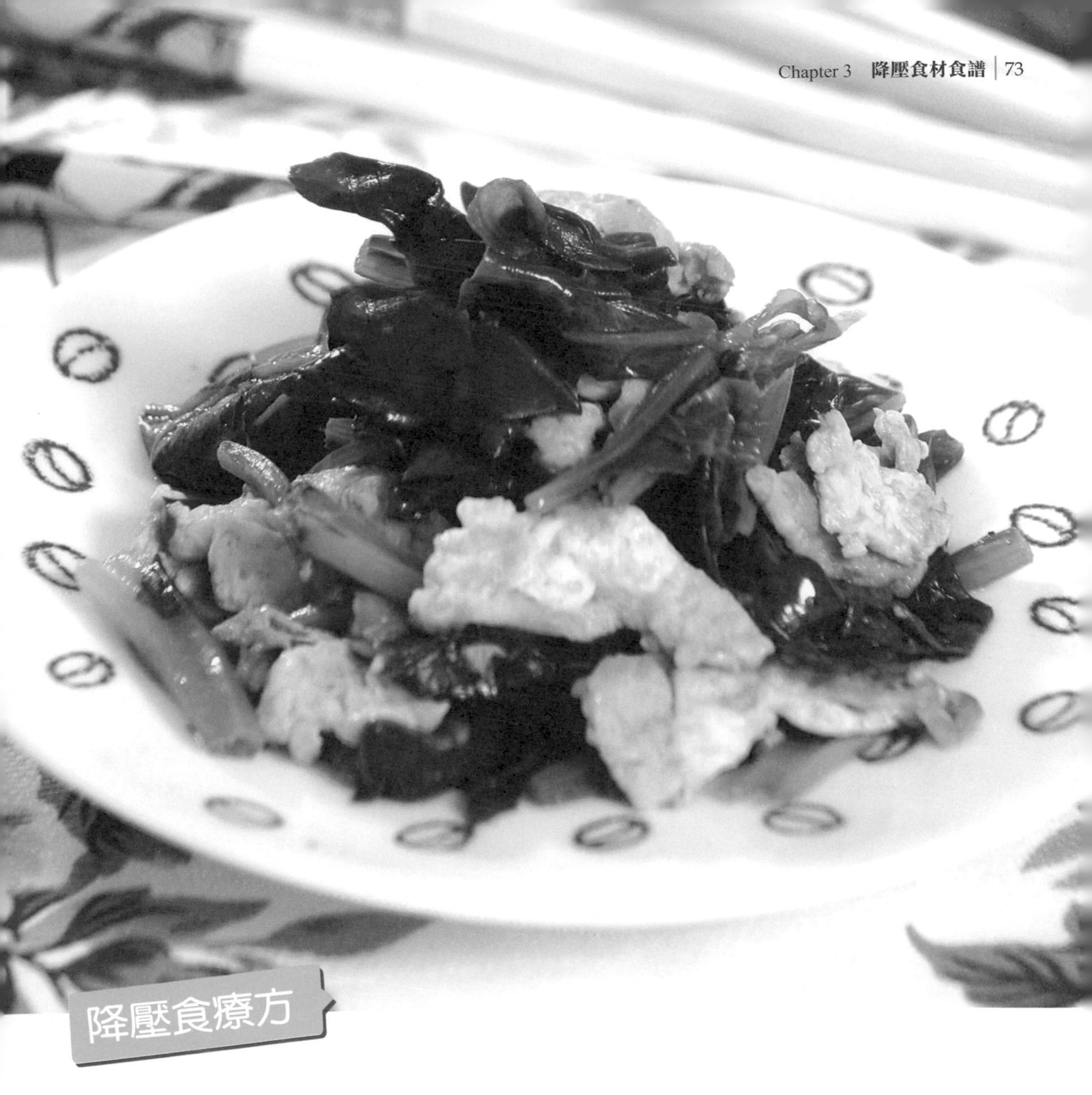

降壓食療方

雞蛋炒菠菜

食材 菠菜150克，雞蛋2顆，蔥末、薑末、鹽各適量。

做法

❶ 菠菜洗淨，焯水，盛出切段；雞蛋打成蛋液，炒成塊盛出。

❷ 油鍋燒熱，爆香蔥末、薑末，放菠菜炒至半熟，加鹽，倒入雞蛋翻勻即可。

功效作用

這道菜很適合兒童高血壓患者食用，既可以降壓，還具有健腦益智的功效。

蔬菜類

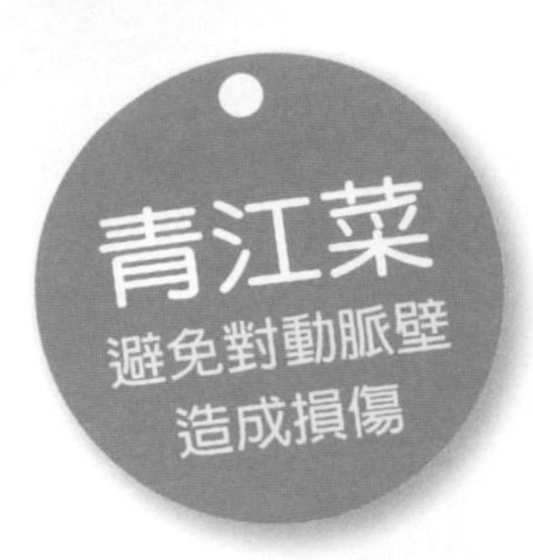

最大食用量：
每天宜吃 150 克。

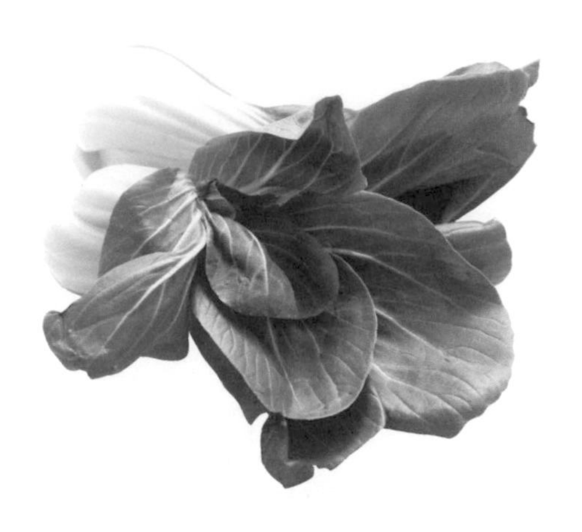

降壓主力軍

鈣、維生素 C

降壓功效大解析

青江菜中含有豐富的維生素 C，具有擴張血管的作用，輔助降低血壓。此外，青江菜中還含有豐富的鈣，能夠促使鈉透過尿液排出體外，有利於降低血壓。

對併發症同樣有效

青江菜含有的膳食纖維，能與膽酸鹽和食物中的膽固醇及三酸甘油酯結合，並從糞便中排出，減少脂類的吸收。此外，還能促進腸道蠕動，增加糞便的體積，防治便祕。

好食搭配更營養

青江菜 + 香菇

青江菜和香菇中都富含膳食纖維，搭配食用能縮短食物在胃腸中停留的時間，促進腸道代謝，減少脂肪在體內堆積，防治便祕。

吃對不吃錯

青江菜的烹飪方法較多，可炒、燒、熗、扒，青江菜心還可用做配料。

主要營養成分（每100公克可食部分）

營養成分	含量
熱量	23 千卡
蛋白質	1.8 克
脂肪	0.5 克
碳水化合物	3.8 克
維生素A	103 毫克
維生素B_1	0.04 毫克
維生素B_2	0.11 毫克
維生素C	36 毫克
維生素E	0.88 毫克
鈣	108 毫克
鉀	210 毫克
鈉	55.8 毫克
鎂	22 毫克
鋅	0.33 毫克

熗拌青江菜美味又健康。

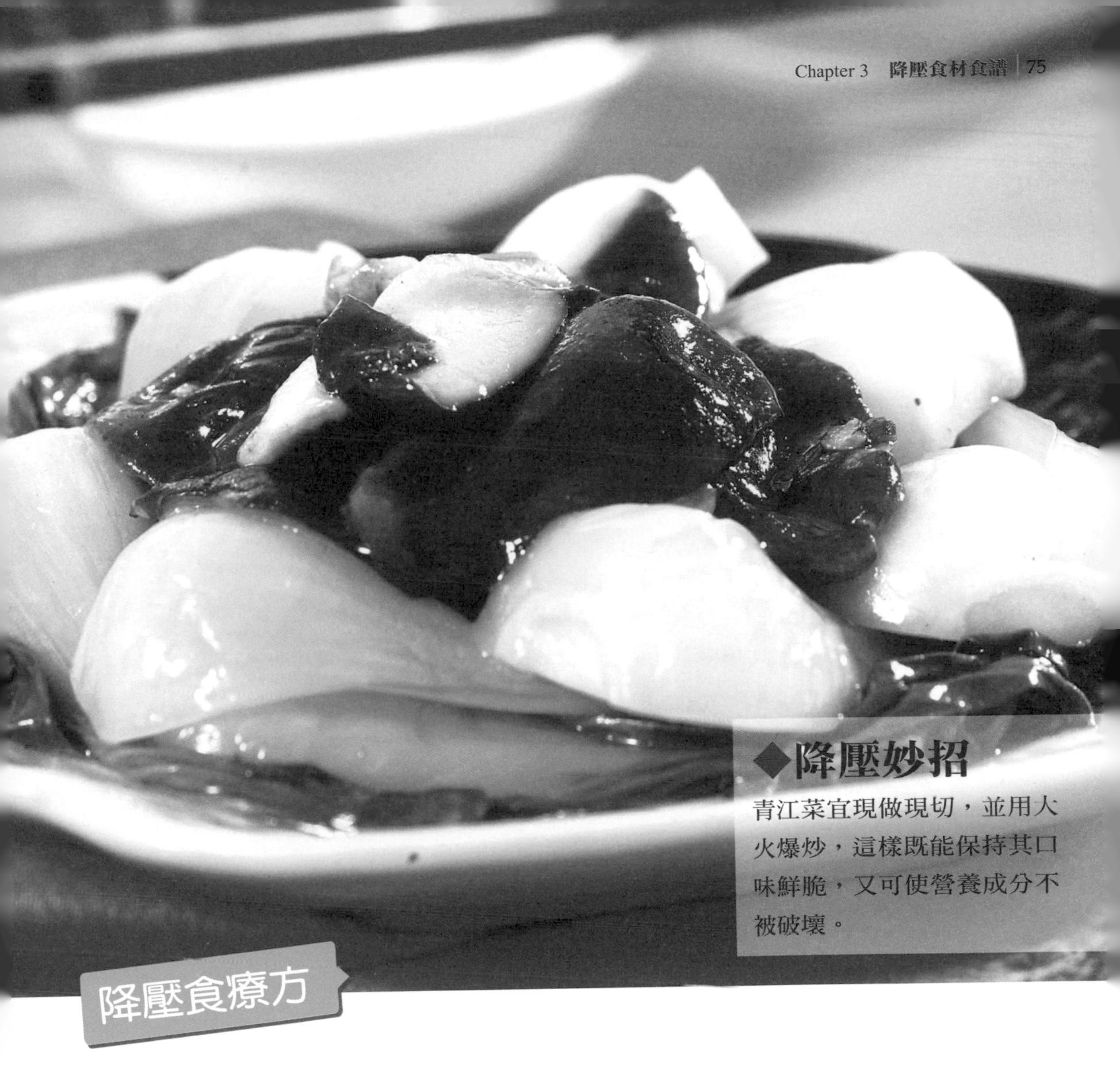

◆降壓妙招

青江菜宜現做現切，並用大火爆炒，這樣既能保持其口味鮮脆，又可使營養成分不被破壞。

降壓食療方

香菇青江菜

食材 青江菜 150 克，乾香菇 10 克，蔥花、太白粉水、鹽、雞精、植物油各適量。

做法

❶ 青江菜擇洗乾淨；乾香菇用清水泡發，洗淨，入沸水中焯透，撈出，切絲。

❷ 炒鍋置火上，倒入適量植物油，待油溫燒至七成熱，放蔥花炒香，放入青江菜和香菇絲翻炒 4 分鐘，用鹽和雞精調味，太白粉水勾芡即可。

功效作用

香菇青江菜能夠促進胃腸蠕動，減少膽固醇在血管壁上的堆積，擴張血管，促進鈉排出，發揮降壓作用。

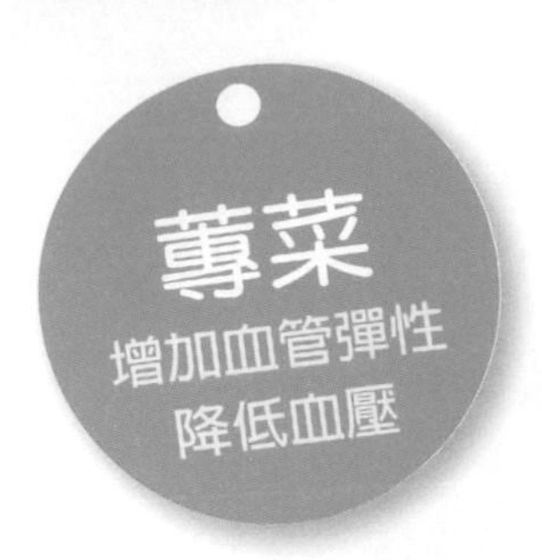

最大食用量：
每天宜吃 50 克。

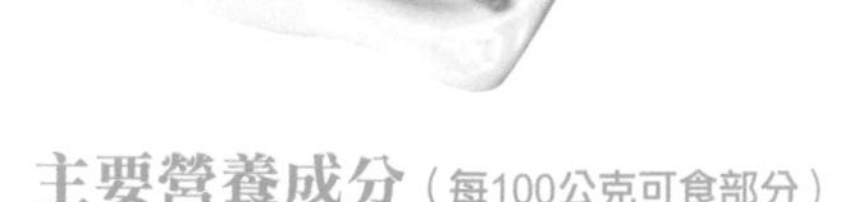

降壓主力軍

維生素 C、鋅

降壓功效大解析

蓴菜含有豐富的維生素 C，可使血液流通順暢，增加血管彈性，從而降低血壓。蓴菜中含有的鋅，可使體內鋅鎘的比值降低，防止鎘增高誘發血壓升高。

對併發症同樣有效

蓴菜中的維生素 B_1 有維持正常糖代謝和神經傳導的功能，維持微血管健康，預防因高血糖所致的腎細胞代謝紊亂，避免併發微血管病變和腎病。

好食搭配更營養

蓴菜＋冬筍：具有消腫解毒的功效，也有降脂、降壓的作用。

吃對不吃錯

蓴菜最常見的做法是煮湯、涼拌。

主要營養成分（每100公克可食部分）

熱量	20 千卡
蛋白質	1.4 克
脂肪	0.1 克
碳水化合物	3.8 克
維生素A	55 微克
維生素B_1	—
維生素B_2	0.01 毫克
維生素C	—
維生素E	0.09 毫克
鈣	42 毫克
鉀	2 毫克
鈉	7.9 毫克
鎂	3 毫克
鋅	0.67 毫克

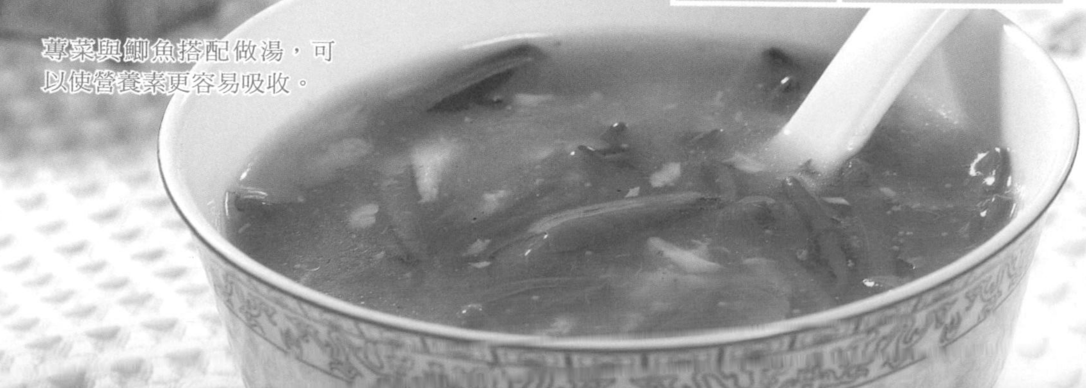

蓴菜與鯽魚搭配做湯，可以使營養素更容易吸收。

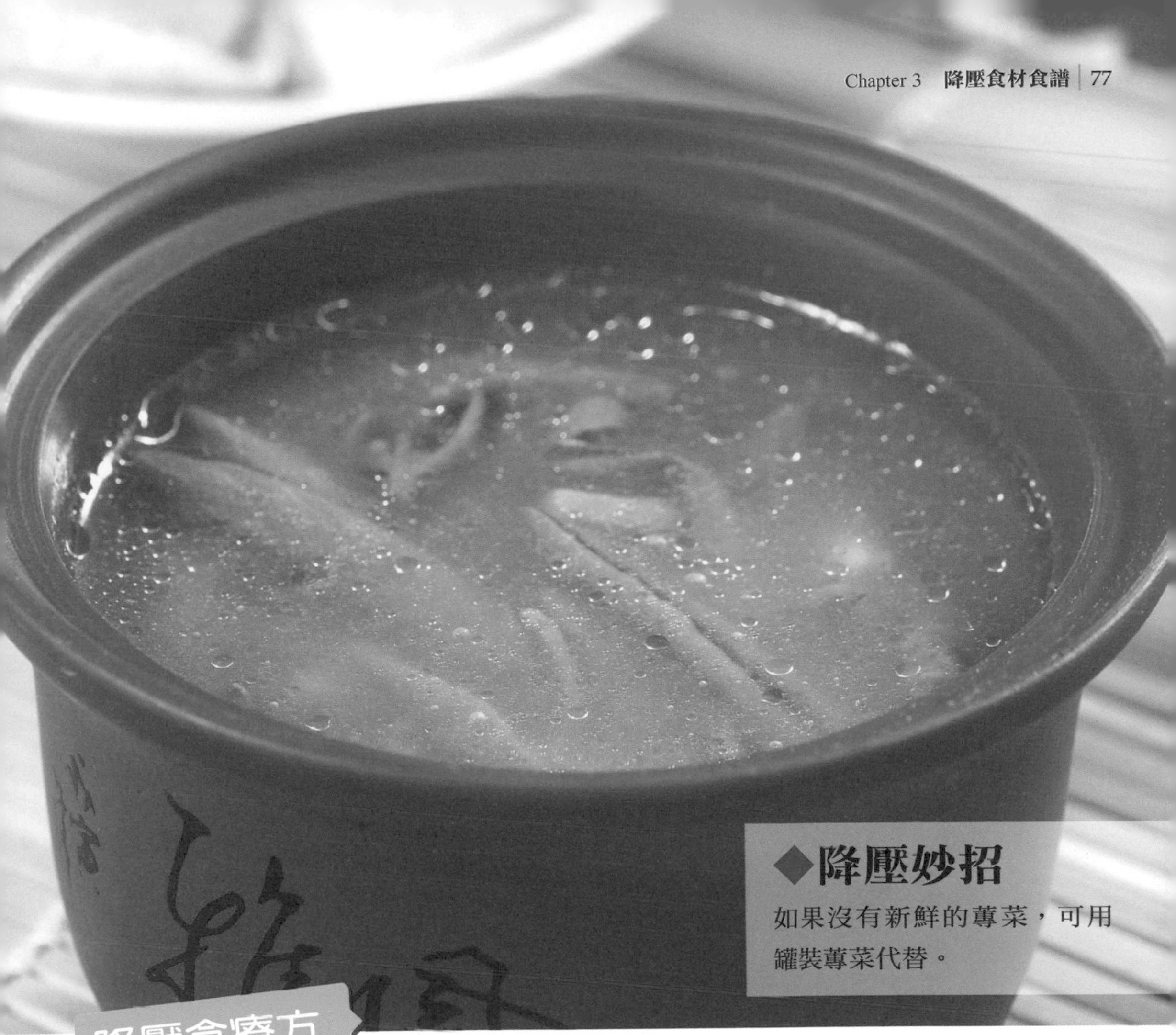

◆降壓妙招

如果沒有新鮮的蓴菜，可用罐裝蓴菜代替。

降壓食療方

西湖蓴菜湯

食材 新鮮蓴菜 200 克，熟雞胸肉 100 克，熟火腿 25 克，高湯、鹽、雞精、香油各適量。

做法

1. 蓴菜擇洗乾淨，入沸水中焯 1 分鐘，撈出，瀝乾水分，盛入湯碗中；熟雞胸肉切絲；熟火腿切絲。
2. 鍋置火上，倒入適量高湯燒沸，加鹽和雞精調味，離火，淋在焯好的蓴菜上，放入熟雞胸肉和熟火腿絲，淋上香油即可。

功效作用

這道湯中含有豐富的維生素 B 群，可以降血壓、維持糖的代謝。

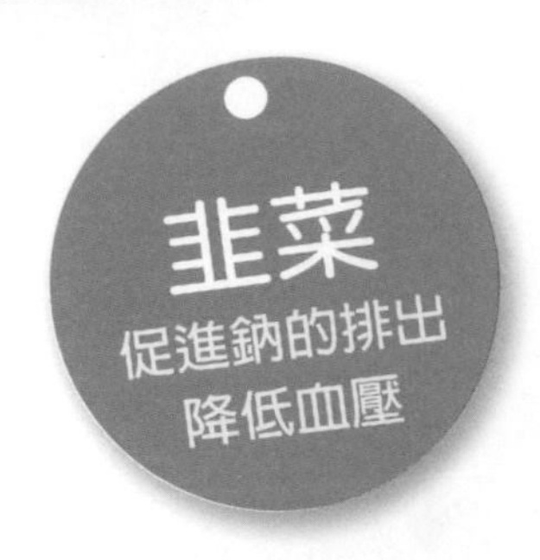

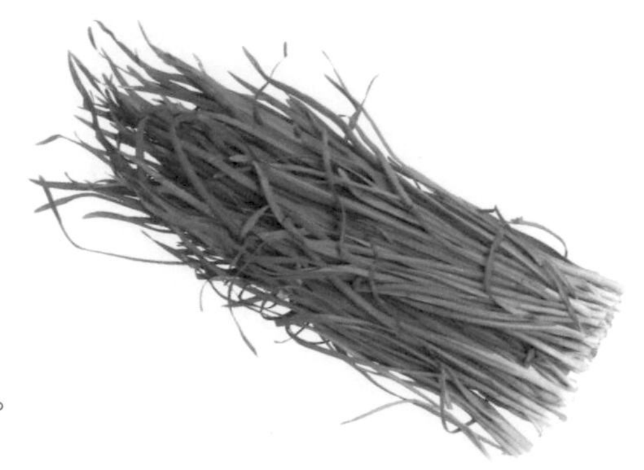

最大食用量：
每天宜吃 50 ～ 100 克。

降壓主力軍

維生素 C、膳食纖維

降壓功效大解析

韭菜含有的維生素 C，能夠促進人體合成氮氧化物，輔助降低血壓。其所含的膳食纖維可促進鈉的排出，降低血壓。

對併發症同樣有效

韭菜含有的膳食纖維，可以促進腸道蠕動，同時又能減少對膽固醇的吸收，發揮預防和治療動脈硬化等疾病的作用。

好食搭配更營養

韭菜 + 雞蛋

具有補肝腎、助陽固精、滋陰潤燥的功效。

吃對不吃錯

採用煮的方式烹飪韭菜可以減少油脂量，適合心腦血管病患者食用。

主要營養成分（每100公克可食部分）

營養成分	含量
熱量	26 千卡
蛋白質	2.4 克
脂肪	0.4 克
碳水化合物	4.6 克
維生素A	235 微克
維生素B_1	0.02 毫克
維生素B_2	0.09 毫克
維生素C	24 毫克
維生素E	0.96 毫克
鈣	42 毫克
鉀	247 毫克
鈉	8.1 毫克
鎂	25 毫克
鋅	0.43 毫克

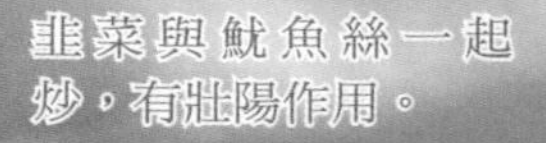
韭菜與魷魚絲一起炒，有壯陽作用。

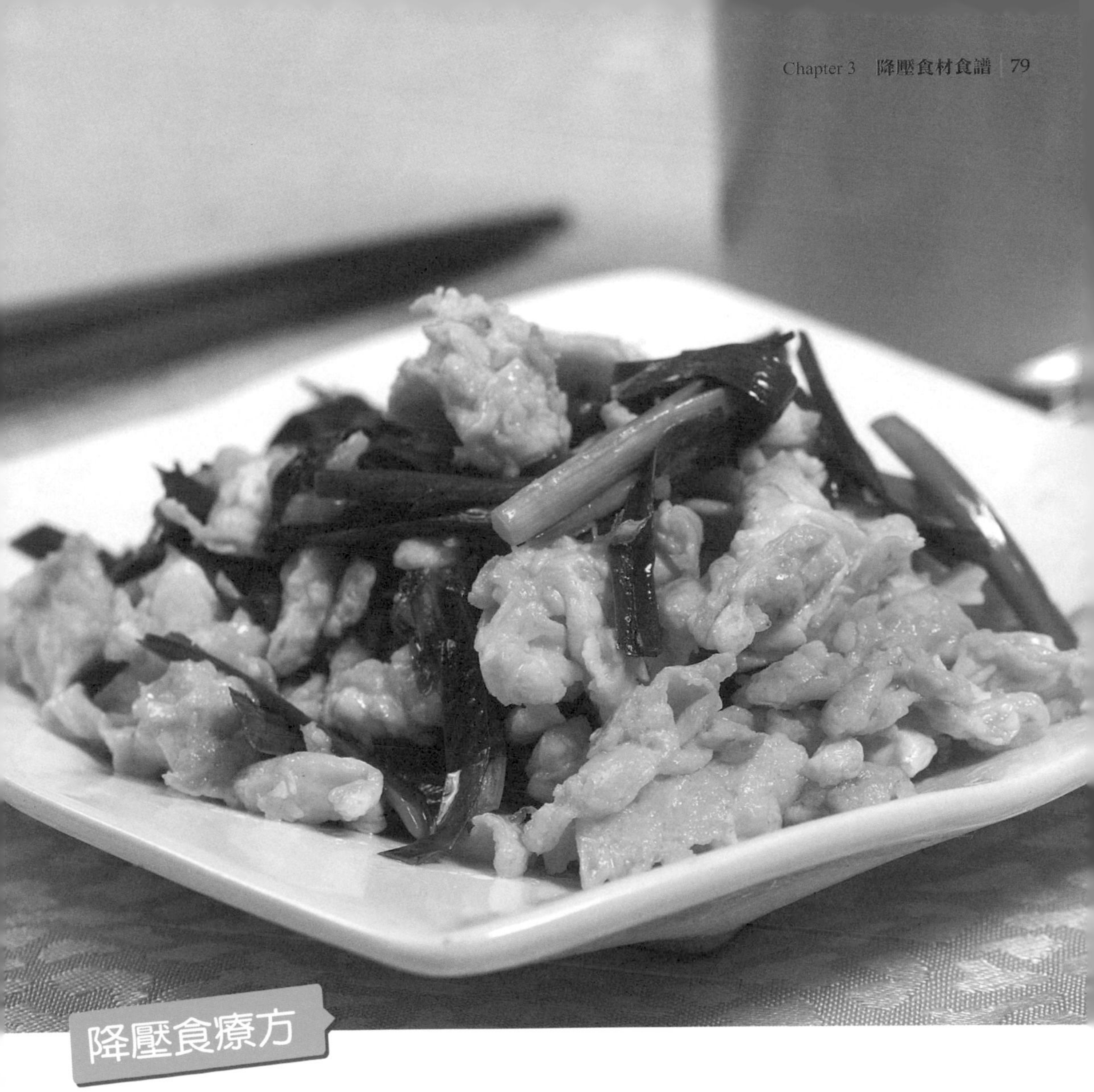

降壓食療方

韭菜炒雞蛋

食材 雞蛋 120 克，韭菜 50 克，鹽 1.5 克，植物油適量。

做法

❶ 雞蛋打散，韭菜切成末，加入少量鹽攪拌在一起。

❷ 鍋裡倒入油，將雞蛋煎成金黃色裝盤即可。

功效作用

韭菜炒雞蛋是非常常見的家常菜，簡單易做，功效好，它不但可以輔助降壓，還能預防高血壓併發症。

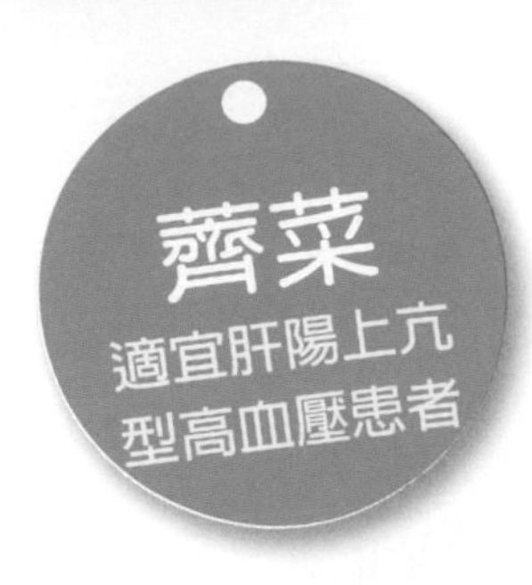

最大食用量：
每天宜吃 50 ～ 100 克。

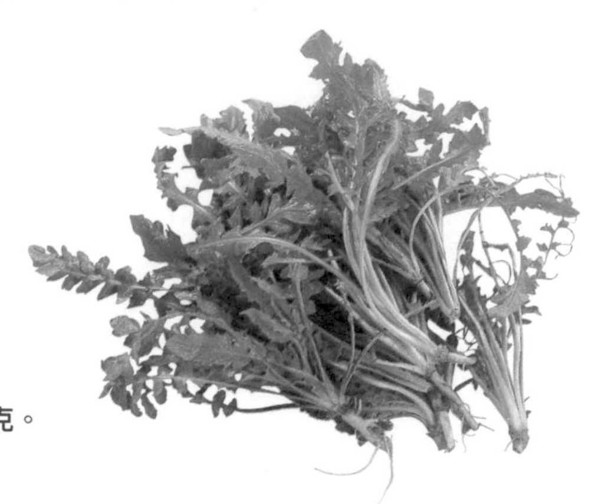

降壓主力軍

膽鹼、乙醯膽鹼、薺菜酸、鉀

降壓功效大解析

現代藥理研究證實，薺菜含有豐富的膽鹼、乙醯膽鹼、薺菜酸、鉀等成分，有降低血壓的功能，尤其對於肝陽上亢型的高血壓患者降壓效果較好。

對併發症同樣有效

對高血壓合併冠狀動脈疾病患者有益。薺菜中的黃酮類物質和芸香苷能擴張冠狀動脈，增加冠狀動脈的血流量，對高血壓合併冠狀動脈疾病患者有較好的保健作用。

好食搭配更營養

薺菜 + 雞肉

薺菜中的膳食纖維還能抑制人體對雞肉脂肪的吸收。

吃對不吃錯

薺菜草酸含量較高，會影響人體對鈣的吸收，食用前尤其是和豆製品、木耳、蝦仁搭配時，先用開水焯一下。

主要營養成分（每100公克可食部分）

熱量	27 千卡
蛋白質	2.9 克
脂肪	0.4 克
碳水化合物	4.7 克
維生素A	432 微克
維生素B_1	0.04 毫克
維生素B_2	0.15 毫克
維生素C	43 毫克
維生素E	1.01 毫克
鈣	294 毫克
鉀	280 毫克
鈉	31.6 毫克
鎂	37 毫克
鋅	0.68 毫克

做薺菜豆腐湯之前，薺菜一定要焯水，否則影響鈣的吸收。

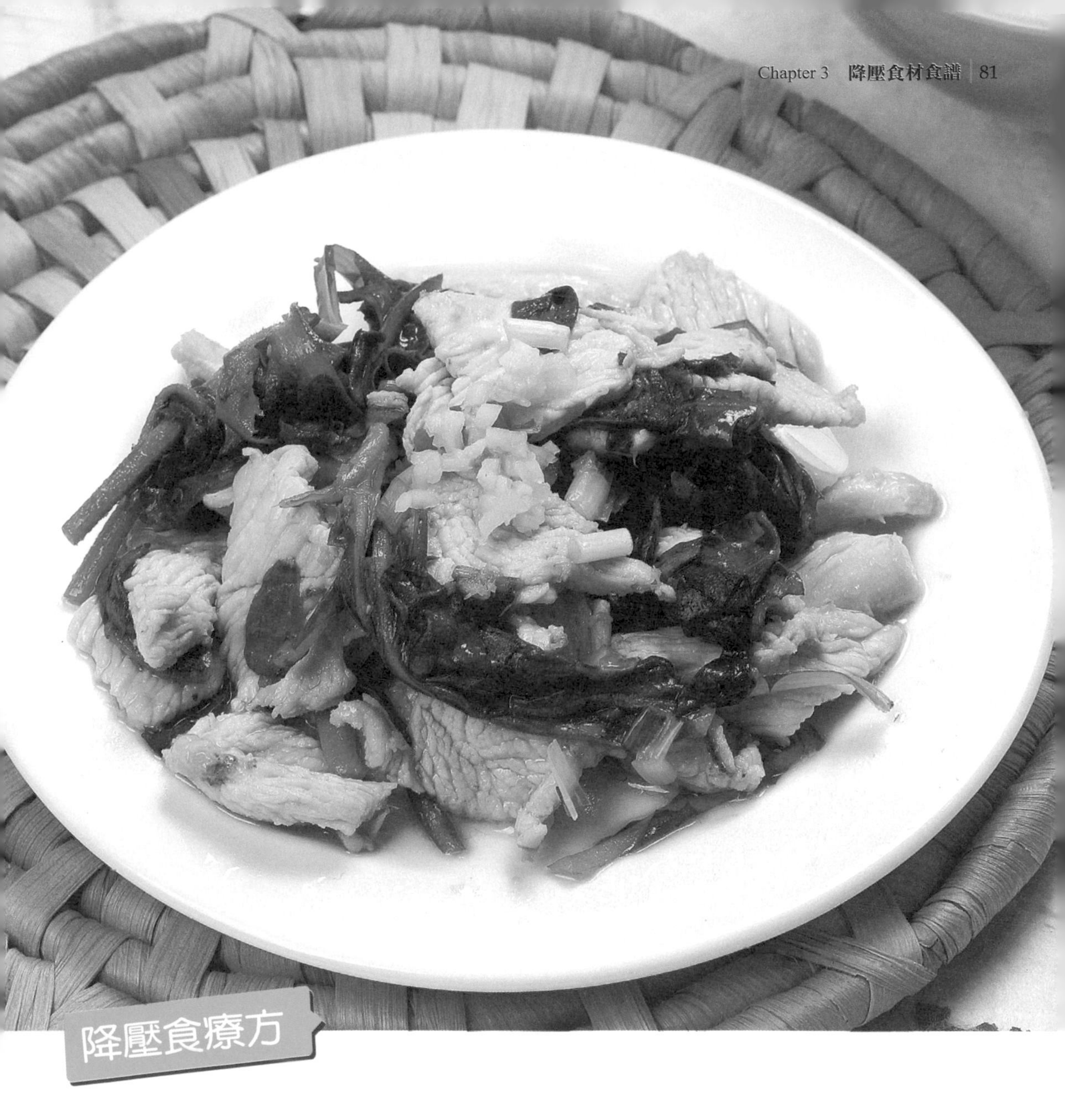

降壓食療方

薺菜炒雞片

食材 薺菜 150 克，雞胸肉 100 克，蔥花、薑末各 5 克，鹽適量。

做法

❶ 薺菜擇洗乾淨；雞胸肉洗淨，切片。

❷ 鍋置火上，倒入植物油，待油溫燒至七成熟，炒香蔥花和薑末，放入雞肉片煸熟，倒入薺菜炒熟，用鹽調味即可。

功效作用

能夠增加血流量，抑制脂肪吸收，輔助降壓。

蔬菜類

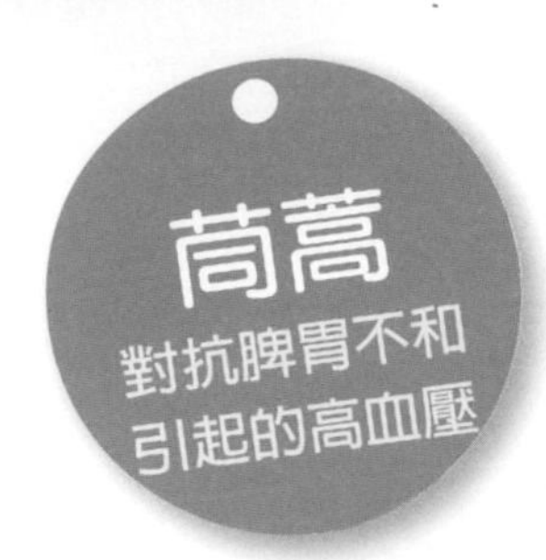

最大食用量：
每天宜吃 50 ～ 100 克。

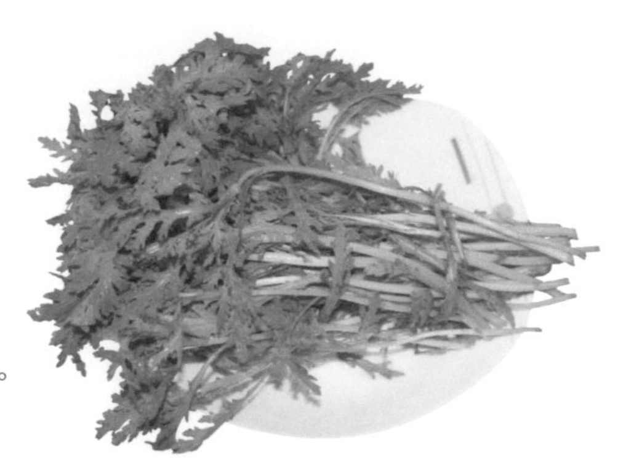

降壓主力軍

精油、膽鹼

降壓功效大解析

茼蒿中的精油有健脾和胃的功效，有利於輔助治療脾胃不和引起的原發性高血壓，改善眩暈胸悶、食少痰多等症狀。茼蒿所含的膽鹼也有降低血壓的作用。

對併發症同樣有效

茼蒿中的膳食纖維有幫助消化、通便和降低膽固醇的作用；精油有助於寬中理氣、消食開胃、增加食慾。

好食搭配更營養

茼蒿＋肉、蛋

茼蒿含有較多的脂溶性維生素——胡蘿蔔素，適合搭配肉、蛋等葷食共同烹調，以促進胡蘿蔔素的吸收和利用。

吃對不吃錯

茼蒿中的芳香精油遇熱易揮發，會減弱茼蒿的健胃作用，烹調時應大火快炒。

主要營養成分（每100公克可食部分）

熱量	21 千卡
蛋白質	1.9 克
脂肪	0.3 克
碳水化合物	3.9 克
維生素A	252 微克
維生素B_1	0.04 毫克
維生素B_2	0.09 毫克
維生素C	18 毫克
維生素E	0.92 毫克
鈣	73 毫克
鉀	220 毫克
鈉	161.3 毫克
鎂	20 毫克
鋅	0.35 毫克

萵筍香菇與茼蒿一起炒營養全面，在降壓的同時還能降糖。

◆降壓妙招
挑選茼蒿以葉片無黃色斑點、鮮亮翠綠、根部肥滿挺直為佳。

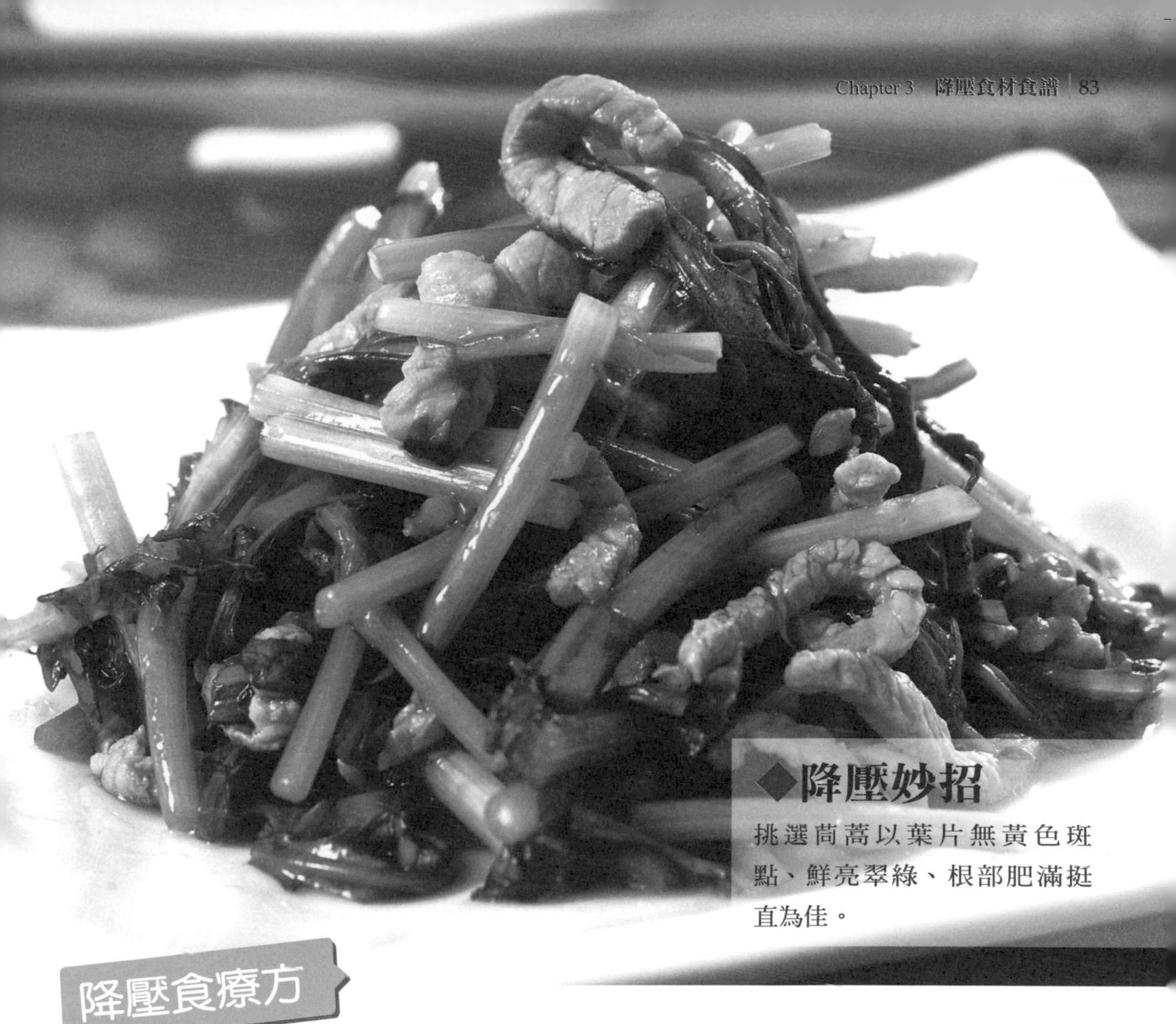

降壓食療方

茼蒿炒肉絲

食材 茼蒿 250 克，豬肉 50 克，蔥花、薑絲、料酒、醬油、鹽、雞精、太白粉水、植物油各適量。

做法

❶ 茼蒿擇洗乾淨，切段；豬肉洗淨，切絲，加料酒、醬油和太白粉水抓勻，醃漬 15 分鐘。

❷ 炒鍋置火上，倒入適量植物油，待油溫燒至七成熱，放蔥花、薑絲炒香，放入豬肉絲滑熟。

❸ 倒入茼蒿段炒熟，用鹽和雞精調味，太白粉水勾芡即可。

功效作用

這道菜氣味芳香，可以養心安神、穩定情緒，幫助消化、通便、降低膽固醇。

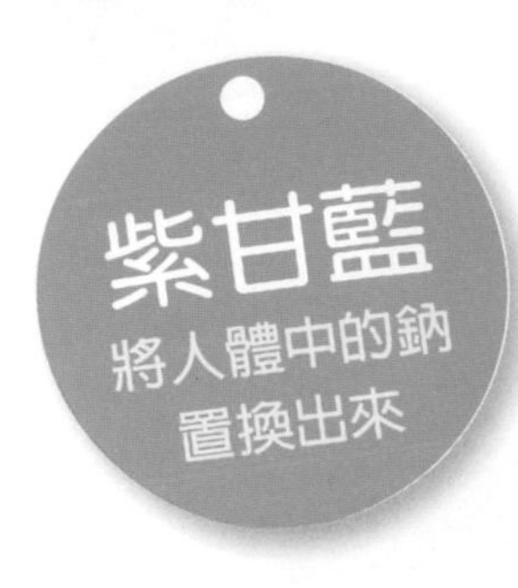

最大食用量：
每天宜吃 50 克。

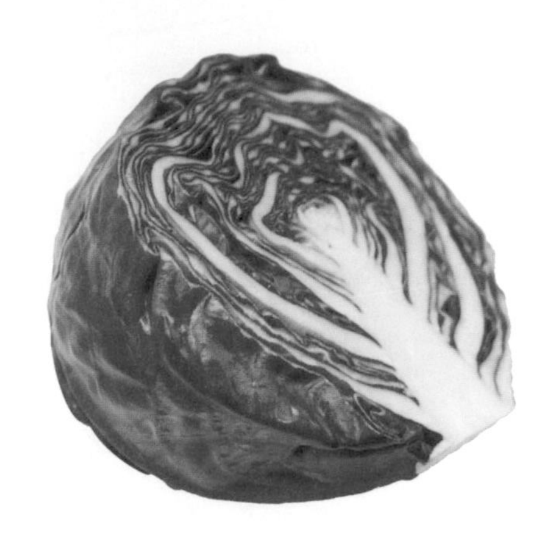

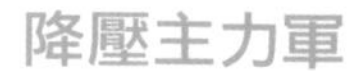

降壓主力軍

維生素 C、鉀

降壓功效大解析

紫甘藍所含的維生素 C，具有擴張血管的作用，可輔助降低血壓。此外，紫甘藍中的鉀能和人體血液中的鈉進行置換反應，將鈉排出體外，降低血壓。

對併發症同樣有效

紫甘藍富含維生素 B 群、維生素 C 和鉀，有預防心血管病的作用，可以有效預防心臟病、動脈硬化等疾病。

好食搭配更營養

紫菜 + 紫甘藍

紫甘藍宜與紫菜搭配食用，因為紫菜中牛磺酸的吸收需要維生素 B_6 的參與，而紫甘藍富含維生素 B_6，兩者同食能使人體更好地吸收其營養成分。

吃對不吃錯

紫甘藍宜用急火快炒，迅速成菜，這樣烹調，其維生素 C 損失最少。

主要營養成分（每100公克可食部分）

熱量	22 千卡
蛋白質	1.5 克
脂肪	0.2 克
碳水化合物	4.6 克
維生素A	12 微克
維生素B_1	0.03 毫克
維生素B_2	0.03 毫克
維生素C	40 毫克
維生素E	0.50 毫克
鈣	49 毫克
鉀	124 毫克
鈉	27.2 毫克
鎂	12 毫克
鋅	0.25 毫克

清炒紫甘藍中維生素保留的相對完整。

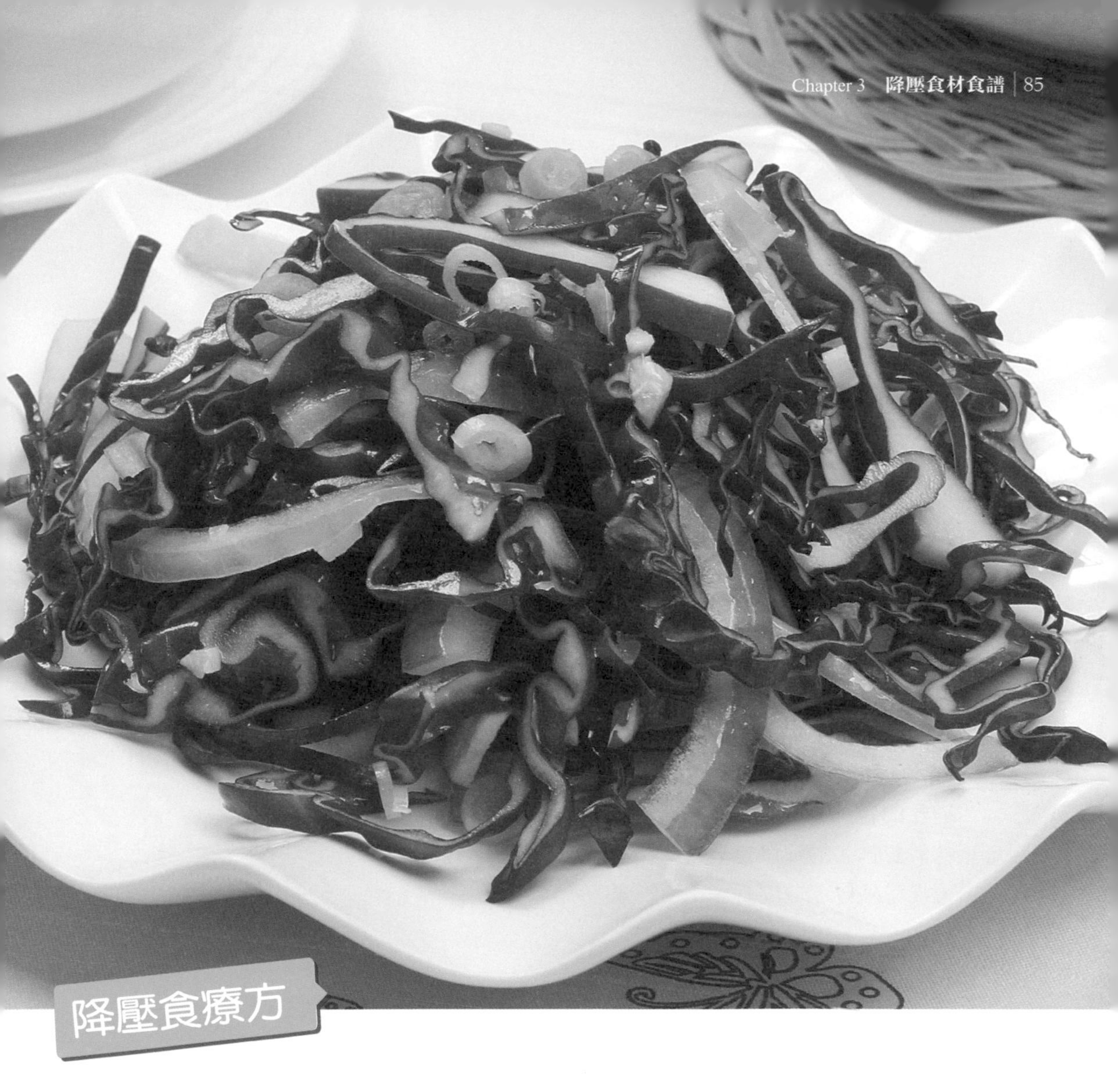

降壓食療方

生拌紫甘藍

食材 紫甘藍 200 克，洋蔥 100 克，薑末、蒜末各 5 克，鹽、花椒油、雞精、胡椒粉各適量。

做法

1. 紫甘藍、洋蔥洗淨，均切細絲。
2. 把薑末、蒜末、胡椒粉、鹽、花椒油、雞精調成味汁。
3. 把調好的汁均勻地淋在切好的菜絲上，拌勻即可。

功效作用

生拌紫甘藍是一道不錯的開胃小菜，顏色豔麗，味道爽脆，搭配洋蔥不僅可以降糖降壓，還可以減肥消脂。

蔬菜類

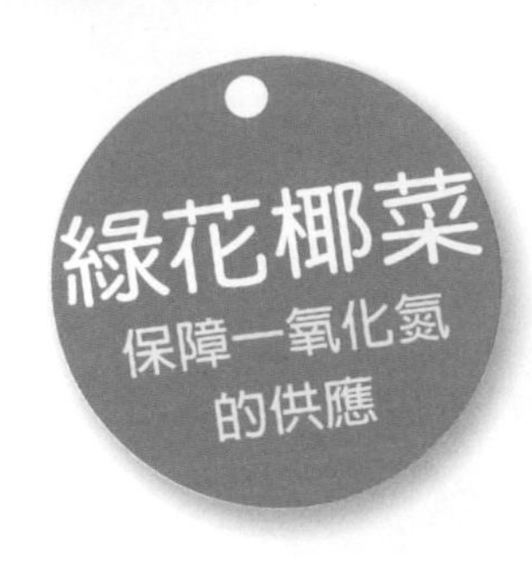

最大食用量：
每天宜吃 70 克。

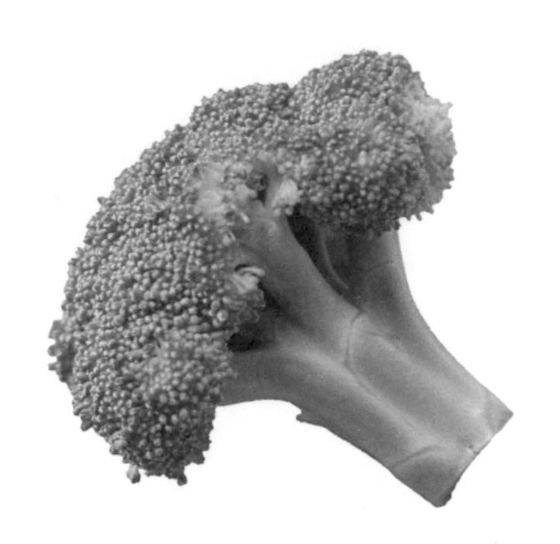

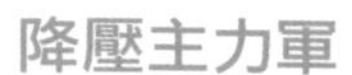

降壓主力軍

黃酮、膽鹼

降壓功效大解析

綠花椰菜中含有的黃酮，具有增強血管壁彈性的功能，可使血液流通順暢，達到調節血壓的作用。此外，綠花椰菜中的膽鹼可促進脂肪的代謝，降低血壓。

對併發症同樣有效

綠花椰菜含有豐富的微量元素鉻，能提高胰島素的敏感性，減少胰島素的需要量，加上膳食纖維還能有效控制腸胃對葡萄糖的吸收。

好食搭配更營養

綠花椰菜＋墨魚

二者同食可預防感冒、幫助消化，使營養更加均衡。

吃對不吃錯

綠花椰菜適合炒、燒、煮、涼拌等烹飪方法。

主要營養成分（每100公克可食部分）

熱量	33 千卡
蛋白質	4.1 克
脂肪	0.6 克
碳水化合物	4.3 克
維生素A	1202 微克
維生素B_1	0.09 毫克
維生素B_2	0.13 毫克
維生素C	51 毫克
維生素E	0.91 毫克
鈣	67 毫克
鉀	17 毫克
鈉	18.8 毫克
鎂	17 毫克
鋅	0.78 毫克

牛奶湯拌綠花椰菜可以防癌。

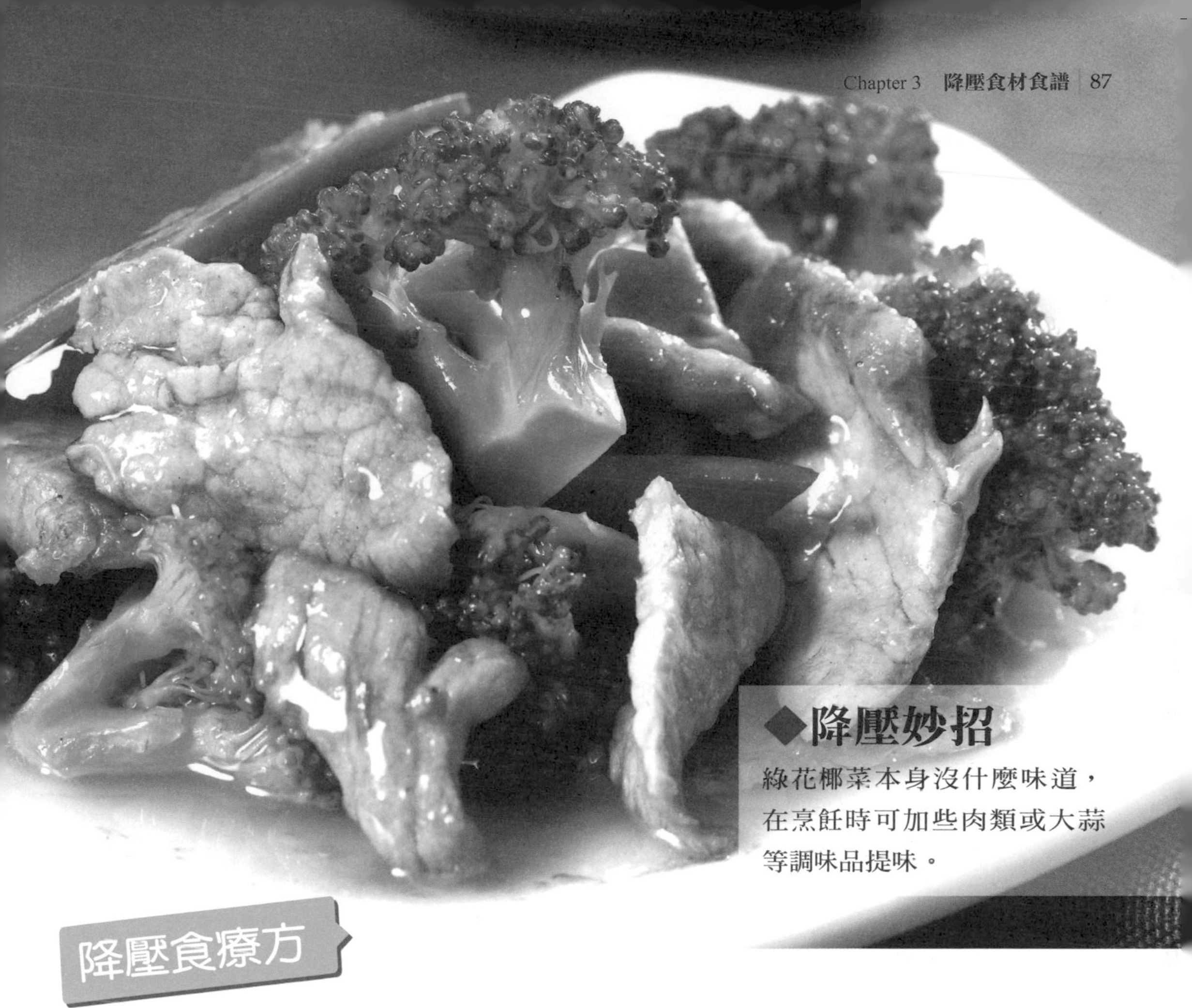

◆降壓妙招

綠花椰菜本身沒什麼味道，在烹飪時可加些肉類或大蒜等調味品提味。

降壓食療方

綠花椰菜炒牛肉

食材 綠花椰菜 200 克，牛肉 150 克，紅蘿蔔半根，料酒、澱粉、醬油、鹽、白糖、胡椒粉各適量，蒜蓉、薑末各 5 克。

做法

❶ 牛肉洗淨，切薄片，放入碗中，加料酒、醬油、澱粉醃漬 15 分鐘；綠花椰菜擇洗乾淨，掰小朵，用鹽水洗乾淨，瀝乾；紅蘿蔔去皮，洗淨，切片。

❷ 鍋置火上，倒油燒至五成熱，下牛肉炒散，待牛肉變色，撈出，瀝油。

❸ 鍋留底油燒熱，下蒜蓉、薑末炒香，加入紅蘿蔔、綠花椰菜翻炒，將牛肉下鍋，加料酒後略炒，再加鹽、白糖炒勻即可。

功效作用

綠花椰菜中含有黃酮，牛肉中含有優質蛋白質，紅蘿蔔中含有能夠轉化成維生素 A 的胡蘿蔔素，三者共同作用降壓功效更好。

蔬菜類

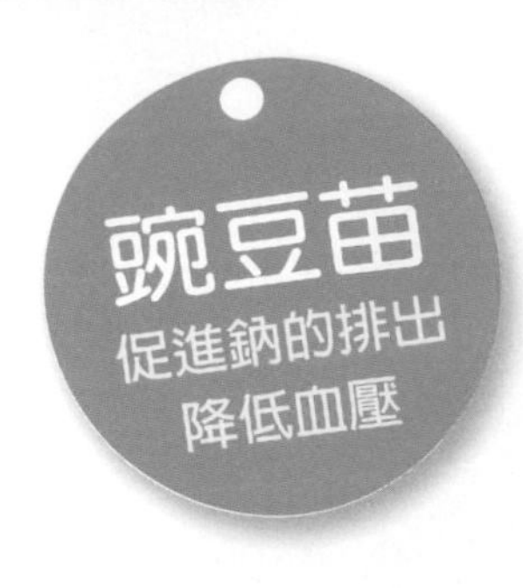

最大食用量：
每天宜吃 50 克。

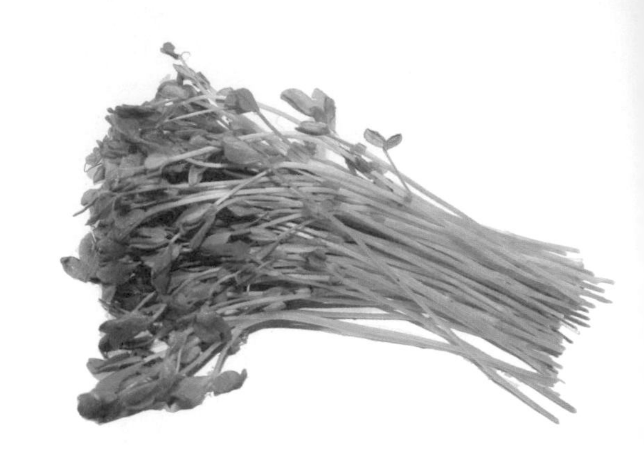

降壓主力軍

膳食纖維

降壓功效大解析

豌豆苗中含有的膳食纖維，能避免膽固醇沉積在血管壁上升高血壓，同時還能促進鈉的排出，降低血壓。

對併發症同樣有效

豌豆苗所含的維生素和膳食纖維，可預防心血管疾病、促進腸胃蠕動、幫助消化、防止便祕。此外，豌豆苗中的胡蘿蔔素，具有保護眼睛的作用。

好食搭配更營養

豌豆苗＋肉類

二者搭配食用可維持人體的酸鹼平衡。

吃對不吃錯

豌豆苗熱炒、做湯、涮鍋都不失為餐桌上的美味蔬菜。

主要營養成分（每100公克可食部分）

營養成分	含量
熱量	34 千卡
蛋白質	4.0 克
脂肪	0.8 克
碳水化合物	4.6 克
維生素A	445 微克
維生素B_1	0.05 毫克
維生素B_2	0.11 毫克
維生素C	67 毫克
維生素E	2.46 毫克
鈣	40 毫克
鉀	222 毫克
鈉	18.5 毫克
鎂	21 毫克
鋅	0.77 毫克

蒟蒻燴豌豆苗非常適合兒童高血壓患者食用。

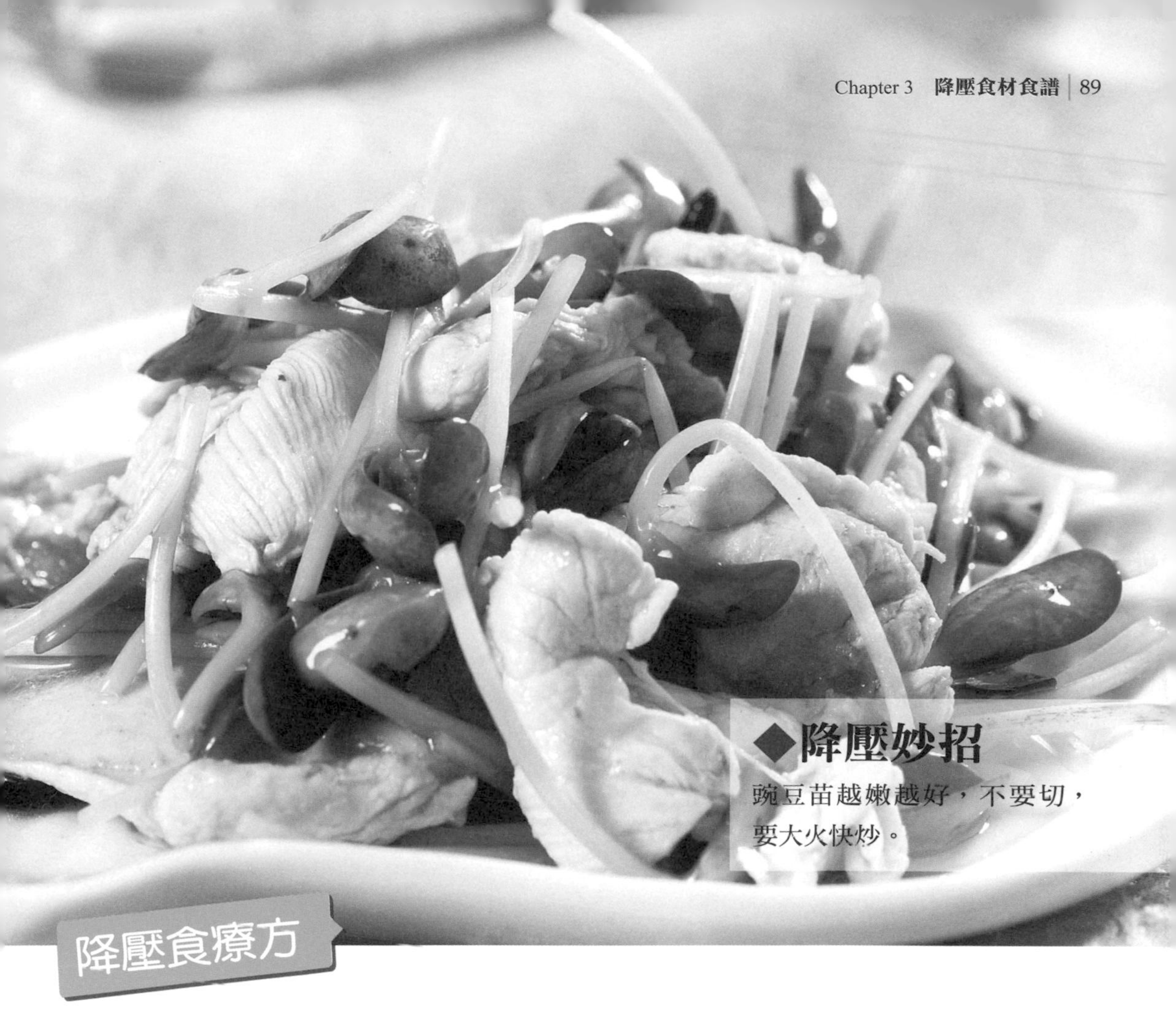

◆降壓妙招

豌豆苗越嫩越好，不要切，要大火快炒。

降壓食療方

豌豆苗炒雞片

食材 豌豆苗 150 克，雞胸肉 300 克，雞蛋清 1 顆，鹽適量，料酒、太白粉水各 10 克，鮮湯 150 克。

做法

❶ 豌豆苗擇洗乾淨；雞胸肉洗淨，切片，用料酒、雞蛋清、太白粉水拌勻，掛糊上漿；把鹽、料酒、太白粉水、鮮湯調製成味汁待用。

❷ 鍋內倒油燒熱，倒入雞片炒熟，撈出，瀝油待用。

❸ 鍋留底油燒熱，倒入豌豆苗翻炒片刻，倒入雞片炒勻，淋味汁即可。

功效作用

豌豆苗中含有的膳食纖維，可以抑制人體吸收雞肉中的脂肪，避免膽固醇附著在血管壁上，發揮穩定血壓的作用。

最大食用量：
每天宜吃 70 克。

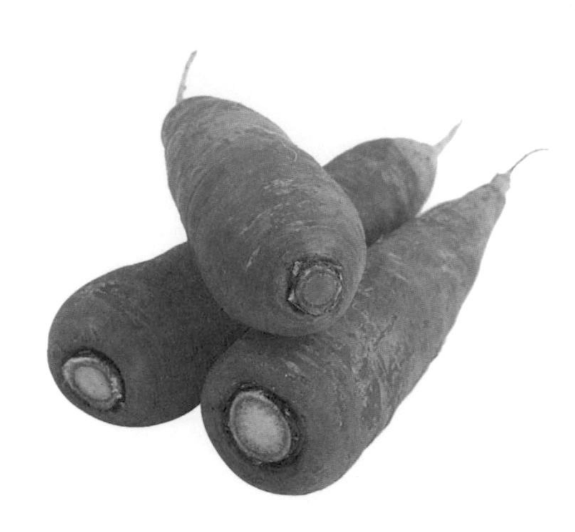

降壓主力軍

琥珀酸鉀、槲皮素

降壓功效大解析

紅蘿蔔中含有的琥珀酸鉀，具有降血壓的功效，其所含的槲皮素可促進冠狀動脈的血流量，加強血液循環，具有將滯留於細胞中多餘水分排出的功效，有益於心肺功能弱、容易出現下半身水腫的患者。

對併發症同樣有效

紅蘿蔔所含的槲皮素、山柰酚能降低血脂，促進腎上腺素的合成，還有降壓、強心作用。紅蘿蔔含有植物纖維，吸水性強，在腸道中體積容易膨脹，是腸道中的「充盈物質」，可加強腸道的蠕動，防治便祕。

好食搭配更營養

紅蘿蔔 + 苦瓜

苦瓜和紅蘿蔔均含有降糖元素，二者合用具有促進腎上腺素的合成、降壓、降糖、降脂、強心的作用。

吃對不吃錯

胡蘿蔔素屬脂溶性物質，因此，食用紅蘿蔔時最好用油類烹調後食用，或與肉類同煨，以確保有效成分被人體吸收利用。

主要營養成分（每100公克可食部分）

熱量	37 千卡
蛋白質	1.0 克
脂肪	0.1 克
碳水化合物	8.10 克
維生素A	688 微克
維生素B_1	0.04 毫克
維生素B_2	0.03 毫克
維生素C	13 毫克
維生素E	0.41 毫克
鈣	32 毫克
鉀	190 毫克
鈉	71.4 毫克
鎂	14 毫克
鋅	0.23 毫克

紅蘿蔔、紫甘藍與黃豆搭配打製豆漿可以降壓、美容。

◆降壓妙招

煲湯時要一次性加入適量的水，不能太多亦不能中途加水，以免沖淡湯味。

降壓食療方

田園蔬菜養生湯

食材 瘦肉、南瓜、青蘋果、紅蘿蔔、番茄各 50 克，玉米 100 克，生薑、八角、料酒、鹽各適量。

做法

❶ 水燒開後放入瘦肉、生薑、八角、料酒汆出血水，撈出肉塊洗淨備用。

❷ 南瓜、玉米、青蘋果、紅蘿蔔、番茄分別洗淨，切成塊。

❸ 將所有材料放入砂鍋，加入適量清水，大火燒開，小火慢煲 2 個小時，然後放入番茄塊，撒少許鹽繼續煲 20 分鐘左右即可。

功效作用

這道田園蔬菜湯顏色漂亮、滋味鮮香，富含膳食纖維、胡蘿蔔素、多種維生素和蛋白質等營養成分，是高血壓患者的絕佳選擇。

蔬菜類

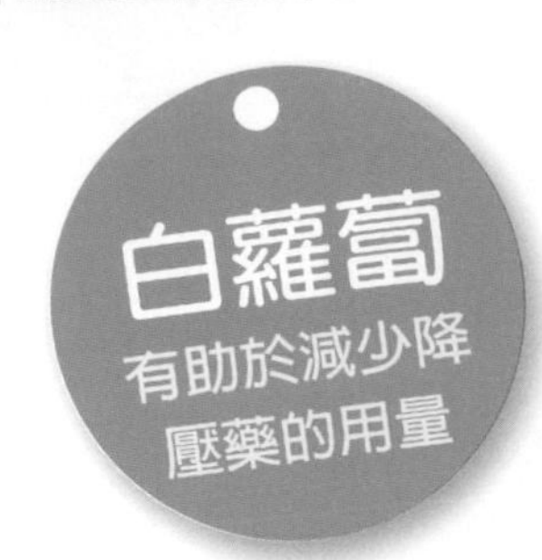

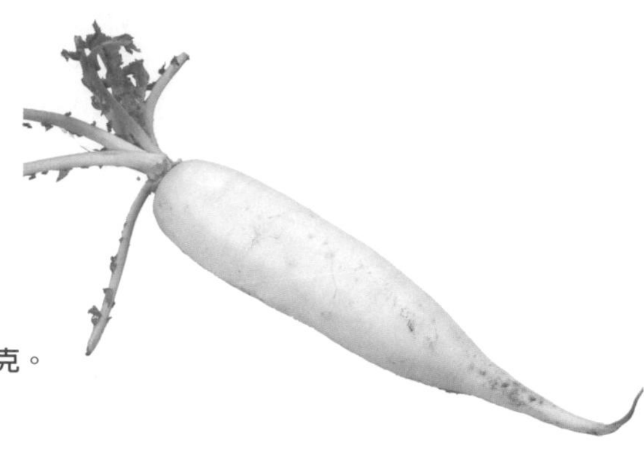

最大食用量：
每天宜吃 50～100 克。

降壓主力軍

鉀、維生素 C

降壓功效大解析

白蘿蔔中含有豐富的維生素 C，具有擴張血管的作用，從而有助於降低血壓。其所含的鉀對血管的損傷有防護作用，有助於減少降壓藥的用量。

對併發症同樣有效

白蘿蔔中的澱粉酶、氧化酶可以分解食物中的脂肪和澱粉，促進脂肪的代謝，能降低血膽固醇，防治冠狀動脈疾病。

好食搭配更營養

白蘿蔔＋豆腐

豆腐多吃會引起消化不良，但是白蘿蔔可以增強身體的消化功能，兩者共用有助於人體吸收營養。

吃對不吃錯

1. 白蘿蔔適用於炒、拌等烹調方法。

2. 白蘿蔔的皮中含有大量的鈣質，因此白蘿蔔一定要連皮一起吃。

主要營養成分（每100公克可食部分）

營養成分	含量
熱量	21 千卡
蛋白質	0.9 克
脂肪	0.1 克
碳水化合物	5.0 克
維生素A	3 微克
維生素B_1	0.02 毫克
維生素B_2	0.03 毫克
維生素C	21 毫克
維生素E	0.92 毫克
鈣	36 毫克
鉀	173 毫克
鈉	61.8 毫克
鎂	16 毫克
鋅	0.30 毫克

熗白蘿蔔條適合早、晚餐時食用。

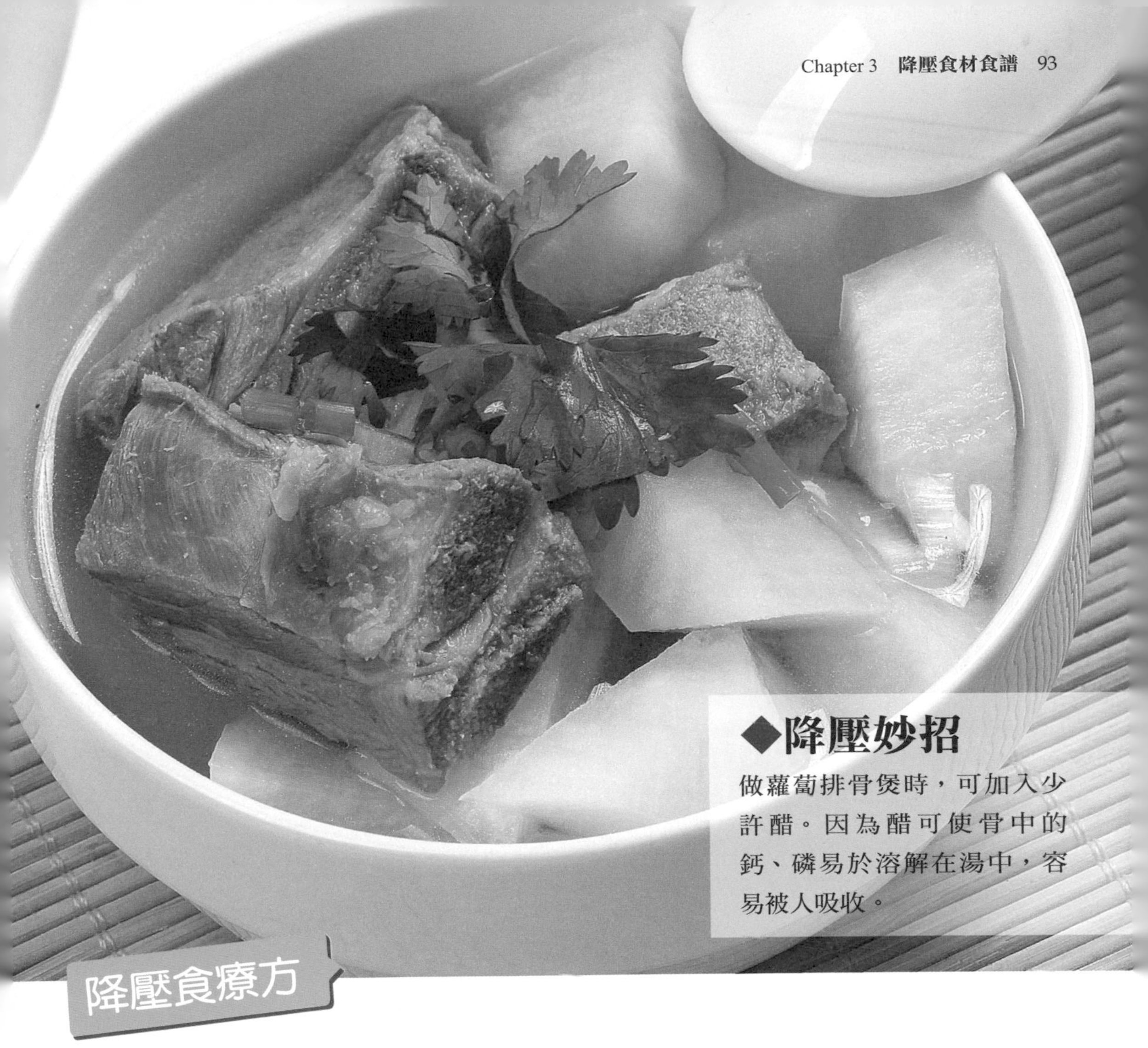

◆降壓妙招

做蘿蔔排骨煲時，可加入少許醋。因為醋可使骨中的鈣、磷易於溶解在湯中，容易被人吸收。

降壓食療方

白蘿蔔排骨煲

食材 白蘿蔔 200 克，排骨 250 克，蔥花 5 克，料酒 10 克，鹽、胡椒粉、香菜末各少許。

做法

❶ 白蘿蔔洗淨，去皮切塊；排骨洗淨，切段；兩者分別放入沸水中焯透，瀝乾水。

❷ 煲內放入排骨，加適量清水大火煮沸後，轉小火繼續燜煮 45 分鐘，加入蘿蔔塊再煮約 30 分鐘，加鹽、料酒、胡椒粉調味，撒上蔥花和香菜末即可。

功效作用

白蘿蔔排骨煲可擴張血管，對血管損傷有防護作用，還能分解脂肪。

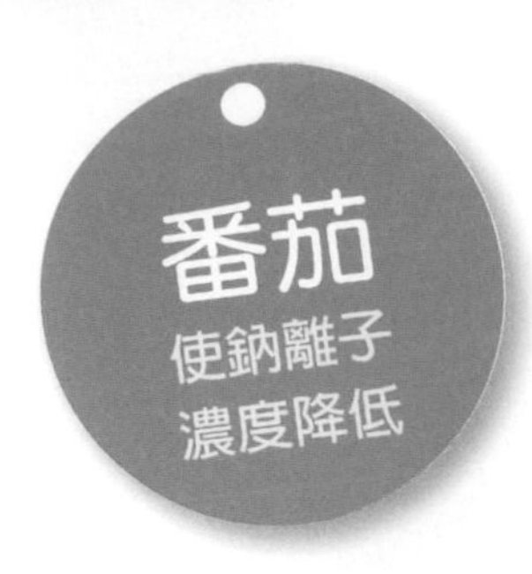

最大食用量：
每天宜吃 100 ～ 150 克。

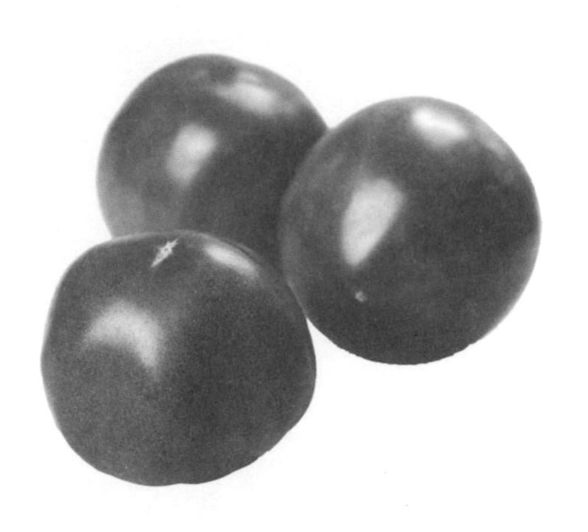

降壓主力軍

維生素 P、番茄紅素、鉀

降壓功效大解析

番茄中的番茄紅素有利尿作用，使鈉離子濃度降低，降低血壓。而且番茄是高鉀低鈉食物，還含有降壓的重要物質——維生素 P，有利於高血壓的防治。

對併發症同樣有效

番茄中所含的維生素 C、番茄紅素能降低血液中低密度脂蛋白膽固醇的含量，可預防和輔助治療高血壓及其併發的心血管疾病。

好食搭配更營養

番茄 + 雞蛋

番茄中的維生素 C 具有抗氧化的作用，能加強維生素 E 的效果，與含有維生素 E 的雞蛋一起食用，可以護膚、抗衰老等。

吃對不吃錯

番茄經常採用的烹飪方法有炒、燉煮和涼拌。但番茄紅素遇光、熱和氧氣容易分解，因此，烹調時應避免長時間加熱。

主要營養成分（每100公克可食部分）

熱量	19 千卡
蛋白質	0.9 克
脂肪	0.2 克
碳水化合物	4.0 克
維生素A	92 微克
維生素B_1	0.03 毫克
維生素B_2	0.03 毫克
維生素B_6	0.06 毫克
維生素C	19 毫克
維生素E	0.57 毫克
鈣	10 毫克
鉀	163 毫克
鈉	5.0 毫克
鎂	9 毫克
鋅	0.13 毫克

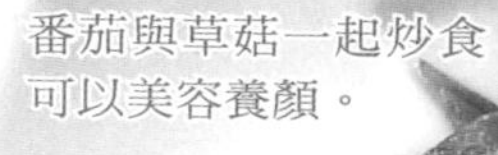

番茄與草菇一起炒食
可以美容養顏。

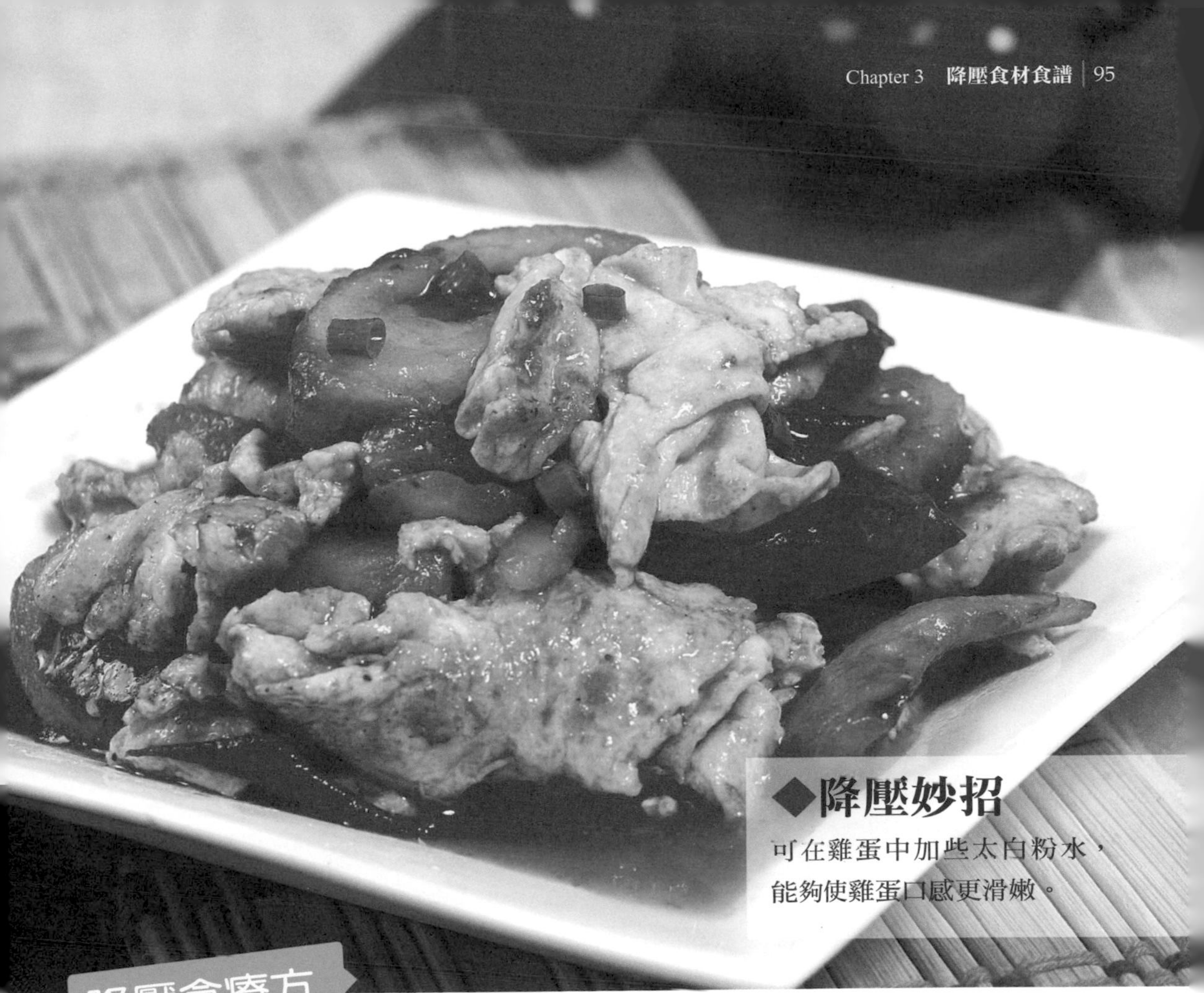

◆降壓妙招

可在雞蛋中加些太白粉水，能夠使雞蛋口感更滑嫩。

降壓食療方

番茄炒蛋

食材 番茄 200 克，雞蛋 2 顆，鹽、白糖、料酒各適量。

做法

1. 將番茄洗淨，切小塊；雞蛋洗淨，將雞蛋液打入碗中，用筷子順同一方向攪散，加料酒備用。
2. 鍋燒熱，倒油燒至約七成熱，倒入打散的蛋液，翻炒至蛋液凝固，盛入盤中。
3. 鍋燒熱，倒少許油，放入番茄塊翻炒約 2 分鐘，投入雞蛋，使番茄與雞蛋混合，再加入白糖、鹽，炒勻即可。

功效作用

此菜顏色鮮豔，口味酸鮮。雞蛋營養豐富，富含蛋白質，番茄則含多種維生素和礦物質，二者搭配能有開胃、降血壓的功效。

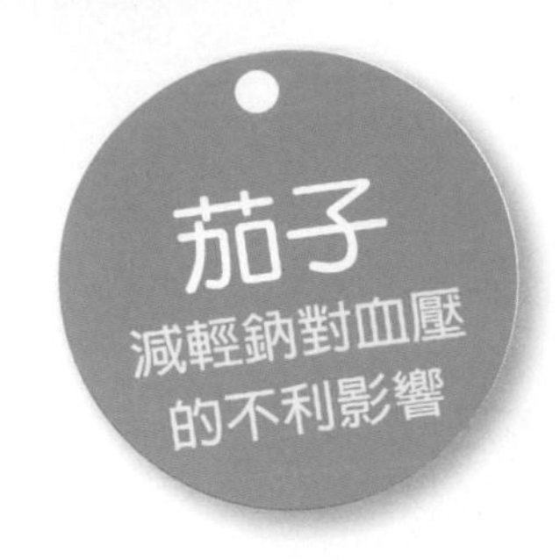

最大食用量：
每天宜吃 200 克。

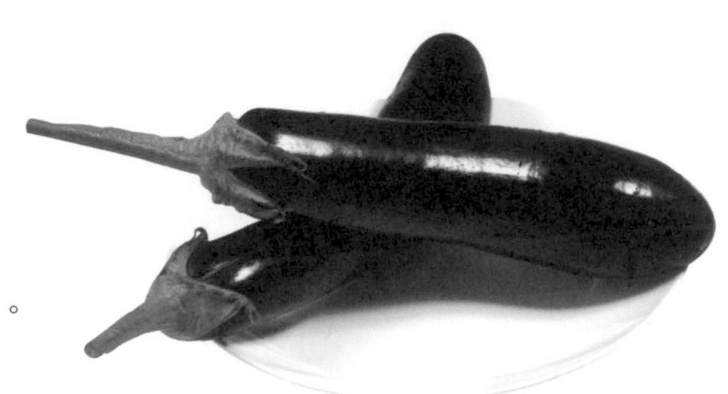

降壓主力軍

維生素 P、膳食纖維、鈣

降壓功效大解析

茄子富含維生素 P，能增加微血管韌性和彈性，減少血管阻力，確保血液流通順暢，避免血管破裂，從而降低血壓。茄子中的膳食纖維，可避免膽固醇沉積在血管壁而造成血壓升高，同時還能促進鈉的排出，降低血壓。其所含有的鈣，能減輕鈉對血壓的不利影響。

對併發症同樣有效

茄子中所含的膽鹼等物質對高血壓患者防治冠狀動脈疾病、腦動脈硬化等心腦血管疾病十分有益。

好食搭配更營養

茄子 + 辣椒

富含維生素 P 的茄子和富含維生素 C 的辣椒一起食用，可增加維生素 C 的吸收率，不僅能有效防治高血壓，並且可以美白肌膚。

吃對不吃錯

茄子適用於燜、蒸、拌等烹調方法。此外，茄子不宜削皮食用，因為茄子皮中含有維生素 P、鐵等多種營養物質，而且去皮後烹調易氧化變黑。

主要營養成分（每100公克可食部分）

熱量	19 千卡
蛋白質	1.0 克
脂肪	0.1 克
碳水化合物	5.4 克
維生素A	30 微克
維生素B_1	0.03 毫克
維生素B_2	0.03 毫克
維生素C	7 毫克
維生素E	0.20 毫克
鈣	55 毫克
鉀	136 毫克
鈉	6.4 毫克
鎂	15 毫克
鋅	0.16 毫克

蒜蓉茄子可以抗老化。

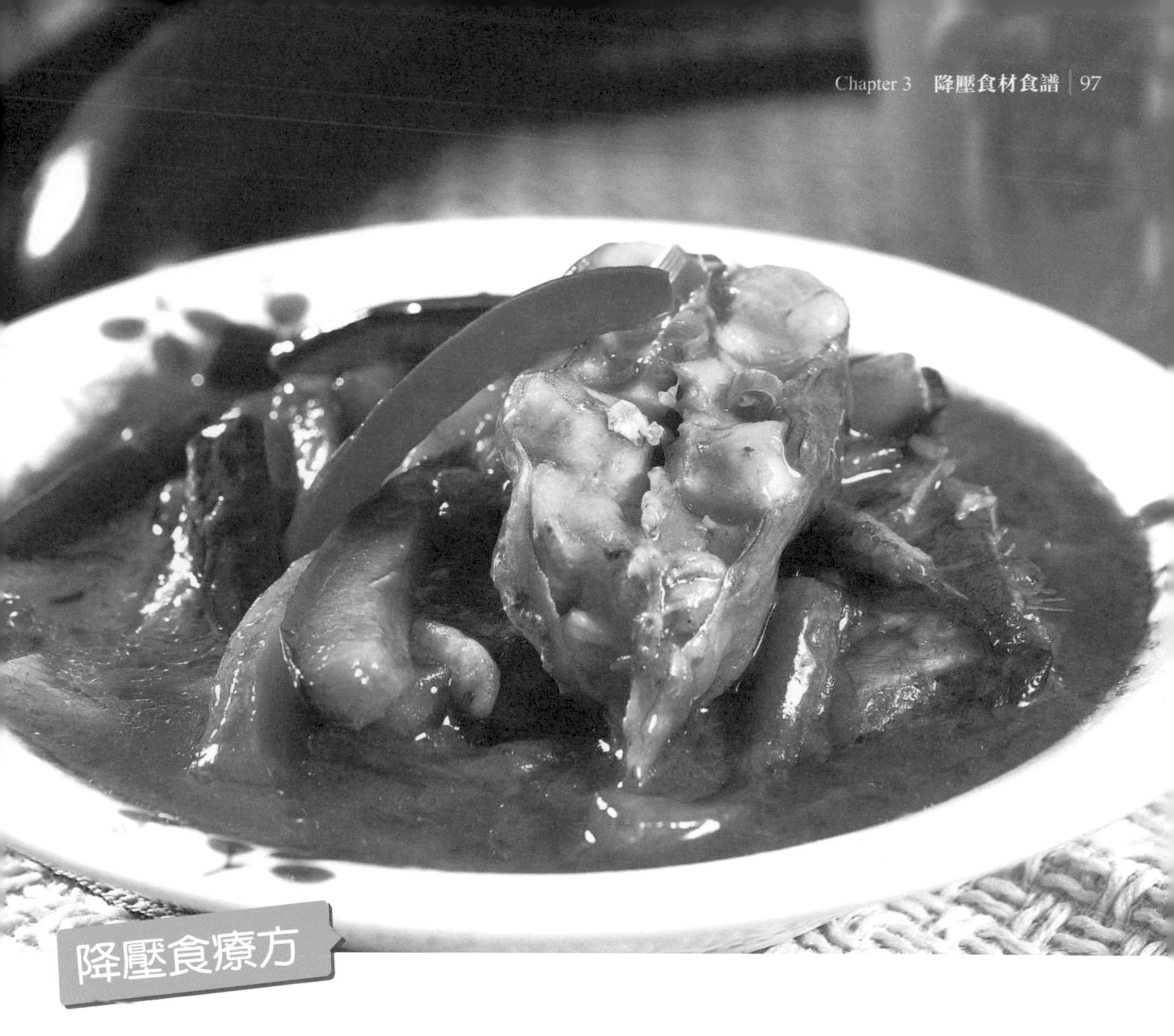

降壓食療方

鯰魚燉茄子

食材 茄子、鯰魚各 250 克，香菜末、蔥花、蒜片、薑片、醬油、鹽、雞精、植物油各適量。

做法

❶ 鯰魚去鰓，除內臟，洗淨，切段，入沸水中焯 10 秒種，撈出，刮去無鱗皮；茄子去蒂，洗淨，切滾刀塊。

❷ 炒鍋置火上，倒入適量植物油，待油溫燒至五成熱，放入鯰魚段兩面煎熟，加蔥花、蒜片、薑片炒出香味，淋入醬油。

❸ 倒入茄子塊翻炒均勻，加適量清水燉至鯰魚和茄子塊熟透，用鹽和雞精調味，撒上香菜末即可。

功效作用

茄子和黃豆搭配食用，具有養血、通氣、保護血管的功效，特別適合中老年人食用。

蔬菜類

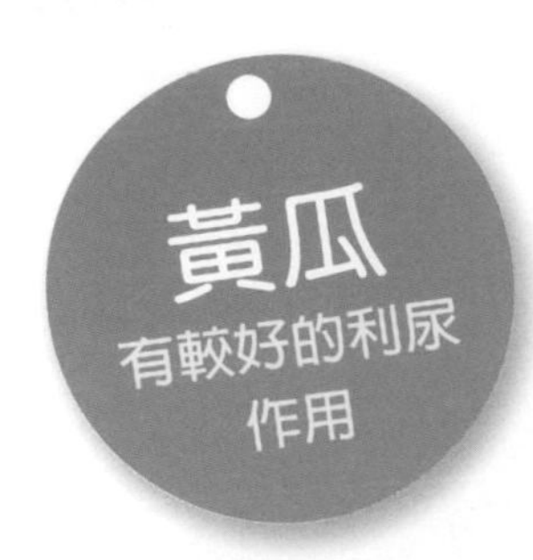

最大食用量：
每天宜吃 1 根。

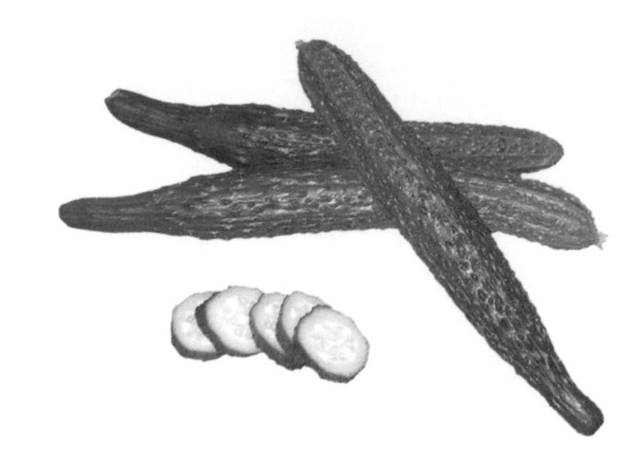

降壓主力軍

異槲皮苷

降壓功效大解析

黃瓜皮中所含的異槲皮苷有較好的利尿作用，使血管壁細胞含鈉量下降，可發揮輔助降壓的功效。

對併發症同樣有效

黃瓜中所含的丙醇二酸，可抑制糖類物質轉變為脂肪，對防治高血壓併發糖尿病、高脂血症等有一定的作用。

好食搭配更營養

黃瓜 + 木耳

黃瓜有抑制醣類轉變為脂肪的作用，與可排除體內毒素的木耳搭配，具有降脂、減肥、排毒的功效。

吃對不吃錯

黃瓜適合涼拌、炒食等烹調方法。此外，黃瓜尾部含有較多的苦味素，苦味素有抗癌的作用，所以烹飪時不要把黃瓜尾部全部丟掉。

主要營養成分（每100公克可食部分）

營養成分	含量
熱量	15 千卡
蛋白質	0.8 克
脂肪	0.2 克
碳水化合物	2.9 克
維生素A	15 微克
維生素B_1	0.02 毫克
維生素B_2	0.03 毫克
維生素C	9.0 毫克
維生素E	0.49 毫克
鈣	24 毫克
鉀	102 毫克
鈉	4.9 毫克
鎂	15 毫克
鋅	0.18 毫克

豆腐皮拌黃瓜是不錯的開胃菜，適合高血壓併發糖尿病、肥胖的患者食用。

最大食用量：
每天宜吃 1 根。

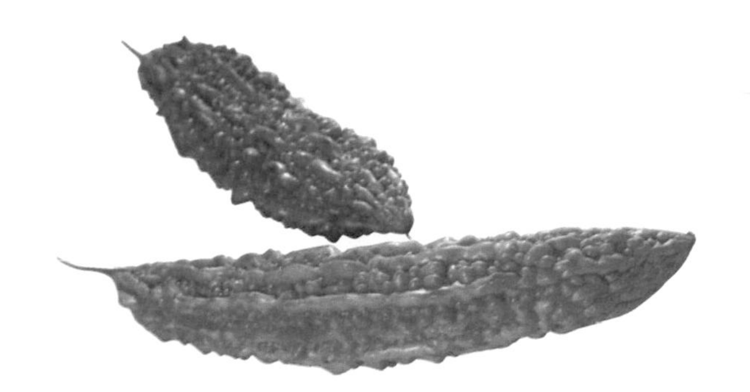

降壓主力軍

鉀

降壓功效大解析

苦瓜中含有豐富的鉀，可促進鈉從尿液中排泄。鉀還可以對抗鈉升高血壓的不利影響，有助於減少降壓藥的用量。

對併發症同樣有效

苦瓜中的苦瓜皂苷被稱為「植物胰島素」，有明顯的降血糖作用，不僅可以減輕人體胰島細胞的負擔，還有利於胰腺 β 細胞功能的恢復。

好食搭配更營養

苦瓜＋芹菜

具有涼肝降壓的功效，適用於肝陽上亢之高血壓患者食用。

吃對不吃錯

苦瓜可涼拌、炒食、做湯或製餡，亦可與各種蔬菜或肉食搭配。

主要營養成分（每100公克可食部分）

熱量	19 千卡
蛋白質	1.0 克
脂肪	0.1 克
碳水化合物	4.9 克
維生素A	17 微克
維生素B_1	0.03 毫克
維生素B_2	0.03 毫克
維生素C	56 毫克
維生素E	0.85 毫克
鈣	14 毫克
鉀	256 毫克
鈉	2.5 毫克
鎂	18 毫克
鋅	0.36 毫克

海鮮釀苦瓜鮮香味美，且富含蛋白質，可以提高免疫力。

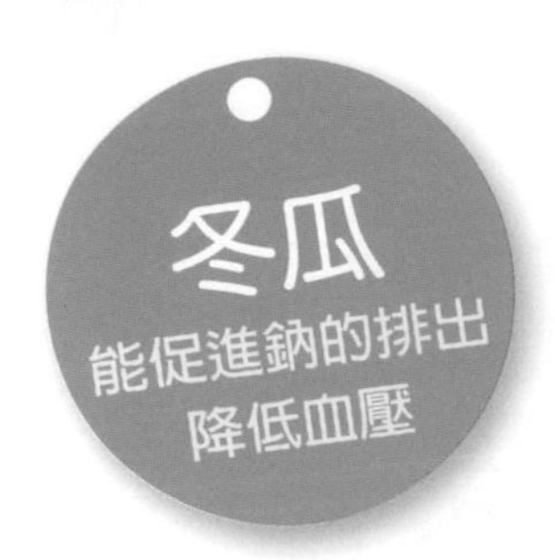

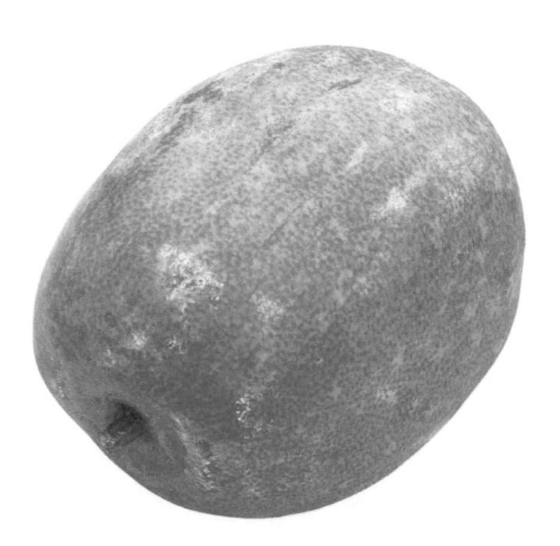

最大食用量：
每天宜吃 60 克。

降壓主力軍

鉀、膳食纖維

降壓功效大解析

冬瓜中含有豐富的膳食纖維，能夠避免膽固醇沉積在血管壁造成血壓升高。其所含的鉀，對血管的損傷有防護作用，有助於減少降壓藥的用量。

對併發症同樣有效

冬瓜中富含丙醇二酸，能有效控制體內的醣類轉化為脂肪，防止體內脂肪堆積，還能把多餘的脂肪消耗掉，對防治高血壓、肥胖有良好的效果。

好食搭配更營養

冬瓜＋蒜苗

具有利肺化痰的功效，適用於肺中有痰、咳嗽氣喘等病。

吃對不吃錯

冬瓜可炒食、做湯或製餡。

主要營養成分（每100公克可食部分）

熱量	11 千卡
蛋白質	0.4 克
脂肪	0.2 克
碳水化合物	2.6 克
維生素A	13 微克
維生素B_1	0.03 毫克
維生素B_2	0.03 毫克
維生素C	56 毫克
維生素E	0.08 毫克
鈣	19 毫克
鉀	78 毫克
鈉	1.8 毫克
鎂	8 毫克
鋅	0.07 毫克

晶瑩剔透的蝦皮燒冬瓜補鈣又降壓。

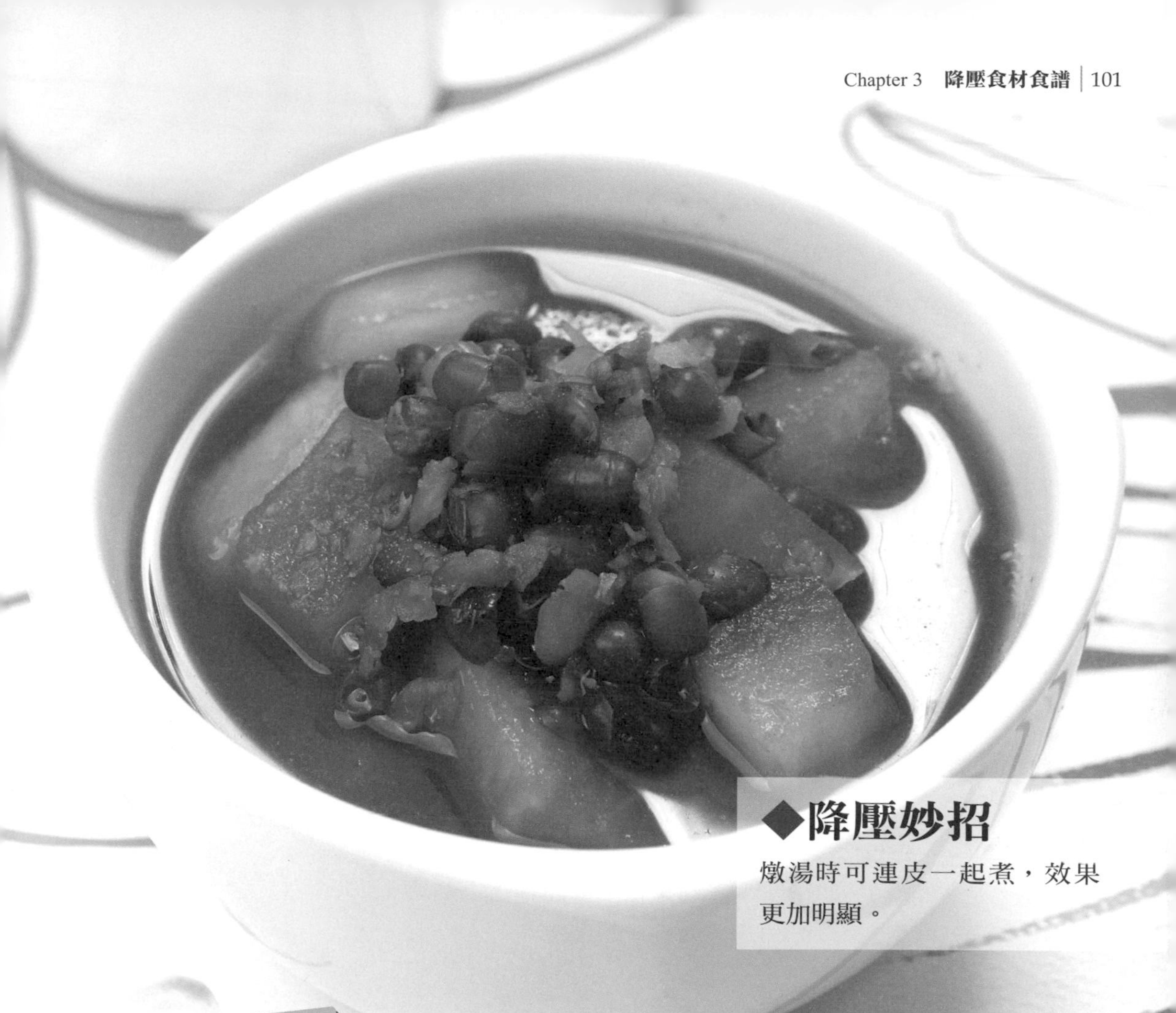

◆降壓妙招

燉湯時可連皮一起煮，效果更加明顯。

降壓食療方

紅豆冬瓜湯

食材 冬瓜 200 克，紅豆 50 克，鹽適量。

做法

1. 冬瓜洗淨去皮，切塊；紅豆洗淨，浸泡 6 個小時後備用。
2. 鍋中放入適量水，大火燒開，倒入紅豆，用小火慢慢熬煮至熟爛。
3. 將冬瓜塊放入鍋中，用中火開蓋煮至冬瓜變透明，加鹽調味即可。

功效作用

紅豆和冬瓜都有很好的化濕利水功效，可以促進尿液排出，從而將體內多餘的鈉排出體外，發揮降壓的功效。

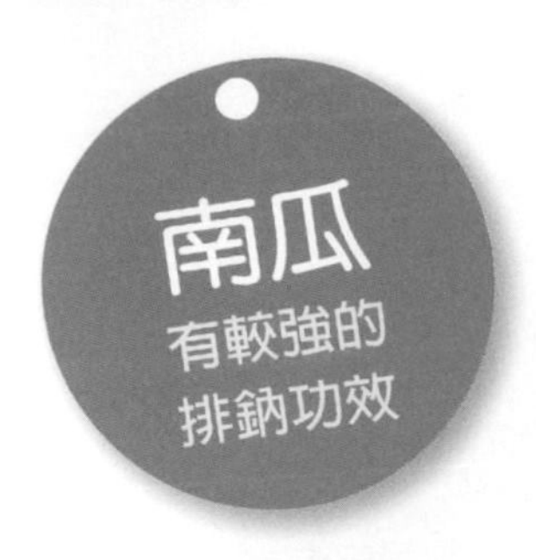

最大食用量：
每天宜吃 100 克。

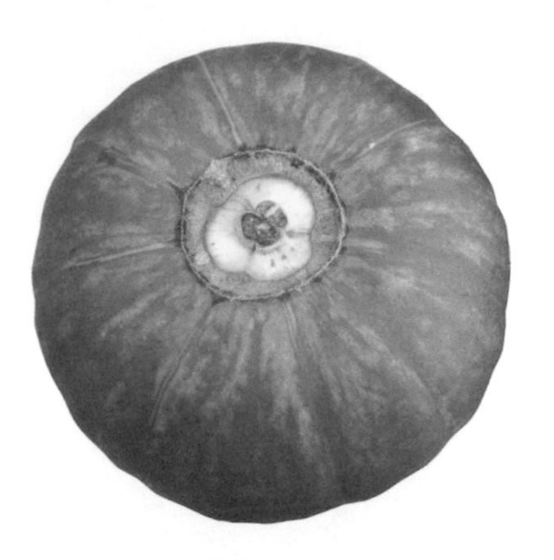

降壓主力軍

膳食纖維、鉀

降壓功效大解析

南瓜中含有豐富的鉀離子，而且經加熱後也不易流失，可以促進體內多餘的鈉排出，再配合膳食纖維的排鈉作用，能有效降低血壓。

對併發症同樣有效

南瓜含有豐富的鈷，鈷能活躍人體的新陳代謝，促進造血功能，並參與人體內維生素 B_{12} 的合成，是人體胰島細胞所必需的微量元素，對防治糖尿病，降低血糖有特殊的療效。

好食搭配更營養

牛肉＋南瓜

胡蘿蔔素含量豐富的南瓜和牛肉搭配，不僅能促進胡蘿蔔素的吸收和利用，而且可提高身體的抗病能力，有預防感冒、潤肺益氣等功效。

吃對不吃錯

南瓜可上鍋蒸後直接食用，亦可煮粥、炒食、做湯，或與麵粉做成南瓜餅。

主要營養成分（每100公克可食部分）

營養成分	含量
熱量	22 千卡
蛋白質	0.7 克
脂肪	0.1 克
碳水化合物	5.3 克
維生素A	148 微克
維生素B_1	0.03 毫克
維生素B_2	0.04 毫克
維生素C	8 毫克
維生素E	0.36 毫克
鈣	16 毫克
鉀	145 毫克
鈉	0.8 毫克
鎂	8 毫克
鋅	0.14 毫克

南瓜蛋花湯是健脾合胃的最佳選擇。

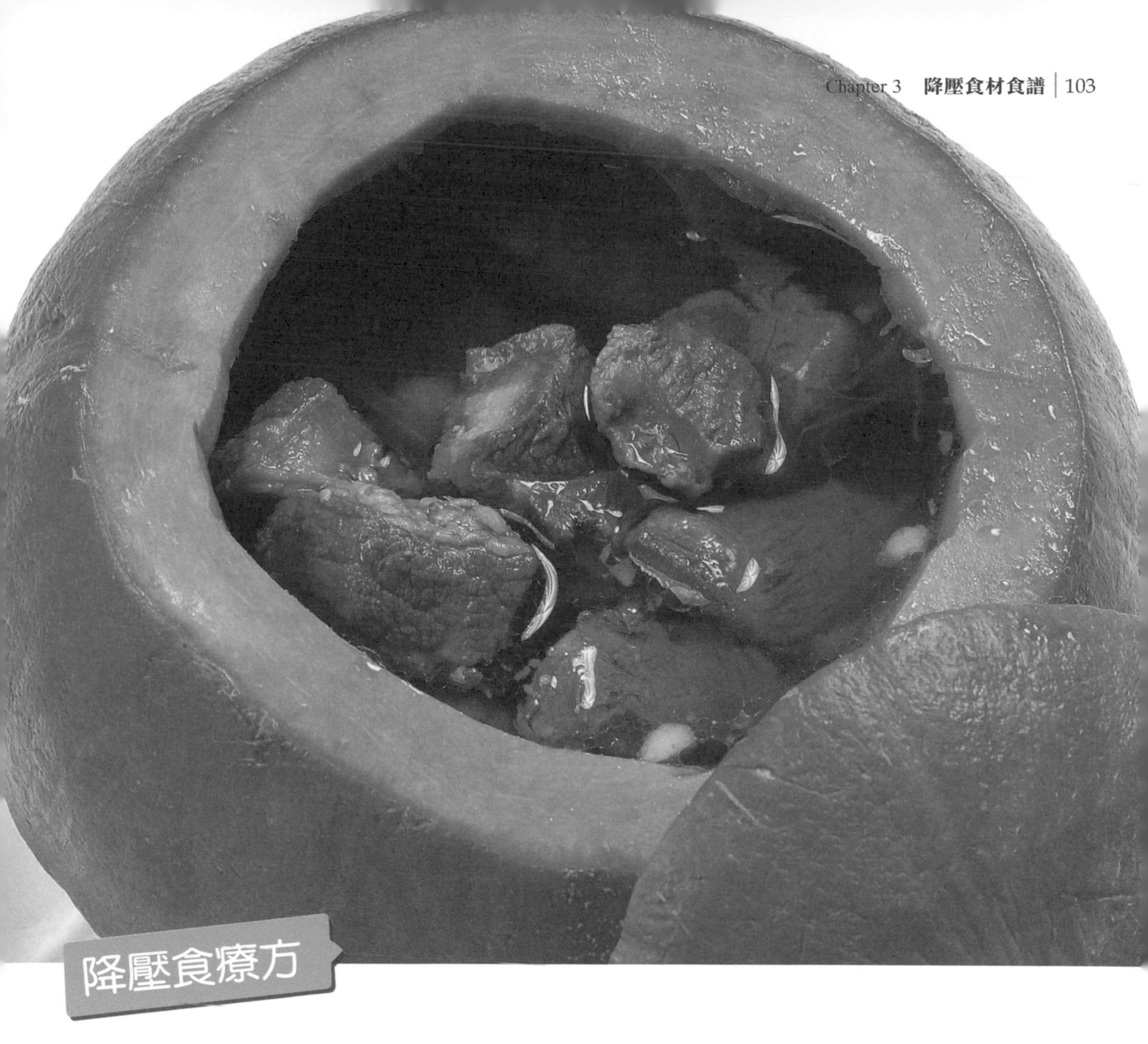

降壓食療方

南瓜牛腩盅

食材 牛腩 250 克，南瓜 1 顆（約 500 克），鹽、咖哩粉、雞精各少許。

做法

❶ 牛腩洗淨，切小塊，入沸水中汆透，撈出；南瓜洗淨，切下頂端當蓋子，用勺挖出瓜瓤，備用。

❷ 鍋置火上，倒入植物油燒至七成熱，放入咖哩粉炒香，倒入牛肉塊翻炒均勻，加入適量清水將牛腩燉至七成熟，用鹽和雞精調味。

❸ 將燉好的牛腩盛入去了瓤的南瓜中，送入燒沸的蒸鍋，中火蒸 40 分鐘即可。

功效作用

南瓜含有豐富的維生素 A、膳食纖維和鉀，能有效降低血壓，還能促進排便，清潔腸道，降低膽固醇。

蔬菜類

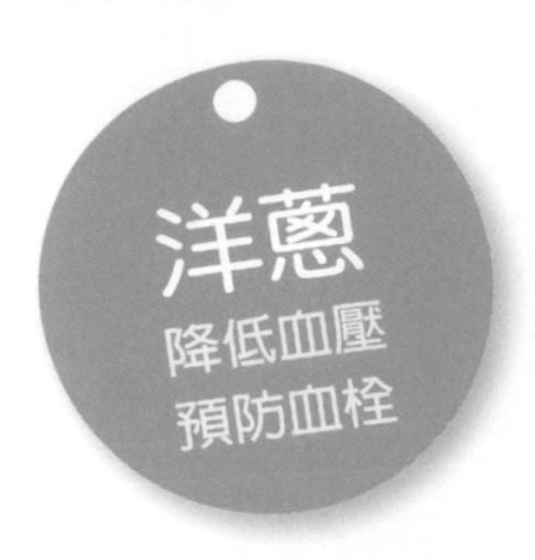

最大食用量：
每天宜吃 50 克。

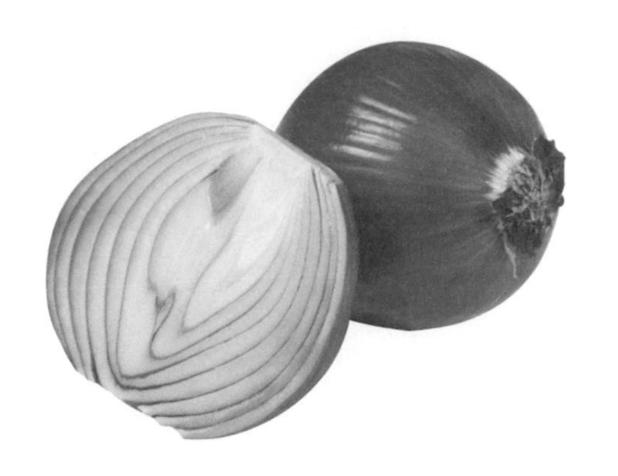

降壓主力軍

前列腺素 A

降壓功效大解析

洋蔥是目前所知唯一含前列腺素 A 的食物，而且洋蔥還是天然的血液稀釋劑，前列腺素 A 能擴張血管、降低血黏度、降低血壓、預防血栓的形成。

對併發症同樣有效

洋蔥中含有與降血糖藥「甲苯磺丁脲」類似的槲皮素，具有刺激胰島素合成及釋放的作用，能幫助細胞更好地利用葡萄糖，恢復胰島細胞的代償功能，同時降低血糖。

好食搭配更營養

雞蛋 + 洋蔥

洋蔥富含維生素 C，但易被氧化；雞蛋中的維生素 E 可以有效防止維生素 C 的氧化。二者同食，可以提高人體對維生素 C 和維生素 E 的吸收率。

吃對不吃錯

洋蔥適合用來煲湯、炒食。

主要營養成分（每100公克可食部分）

熱量	39 千卡
蛋白質	1.1 克
脂肪	0.2 克
碳水化合物	9.0 克
維生素A	487 微克
維生素B_1	0.03 毫克
維生素B_2	0.11 毫克
維生素C	8 毫克
維生素E	0.14 毫克
鈣	24 毫克
鉀	311 毫克
鈉	4.4 毫克
鎂	15 毫克
鋅	0.23 毫克

洋蔥與木耳一起拌食，可以減肥排毒。

◆降壓妙招

洋蔥烹飪時間不宜過長，以有些微辣味為佳。

降壓食療方

洋蔥炒雞蛋

食材 洋蔥 1 顆，雞蛋 2 顆，鹽、白糖、五香粉各適量。

做法

❶ 洋蔥去老皮和蒂，洗淨，切絲；雞蛋磕開，打散，攪勻。

❷ 炒鍋置火上，倒油燒熱，倒入雞蛋液炒成塊，盛出。

❸ 鍋底留油，燒熱，放入洋蔥絲炒熟，倒入雞蛋液翻勻，調入鹽、白糖、五香粉即可。

功效作用

洋蔥是預防心腦血管疾病非常好的食材，對高血壓、高血脂、動脈硬化等都有一定的療效，與雞蛋搭配食用，使營養更全面。

蔬菜類

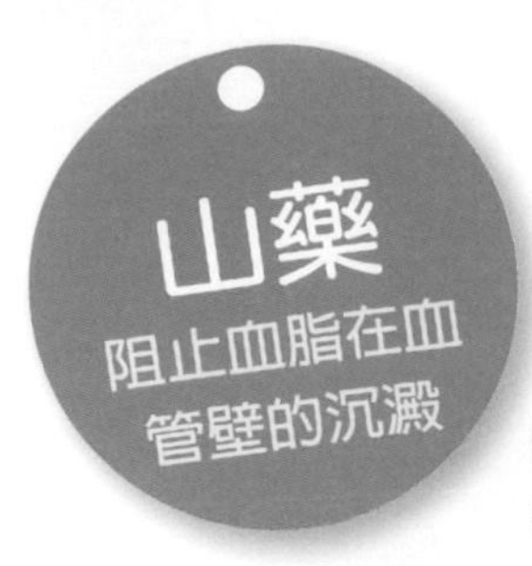

最大食用量：
每天宜吃 85 克。

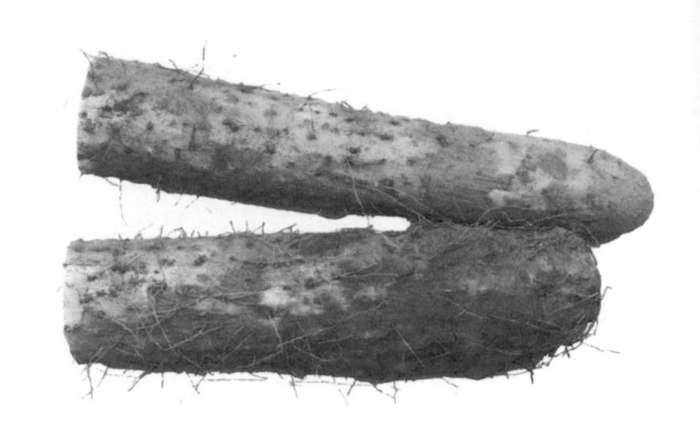

降壓主力軍

膳食纖維

降壓功效大解析

山藥中含有的膳食纖維，具有調整糖類和脂類代謝的作用，能結合膽酸，避免其合成為膽固醇，沉積在血管壁上升高血壓。

對併發症同樣有效

山藥中的黏液蛋白，能使醣類緩慢吸收，同時避免胰島素分泌過剩，有降低血糖的作用。此外，還能有效阻止血脂在血管壁的沉澱，預防心血管疾病。

好食搭配更營養

山藥＋排骨

能為人體提供豐富的營養，增強身體的免疫力和抗病能力。

吃對不吃錯

山藥適合採用蒸、炒、燉、煮等烹調方法。

主要營養成分（每100公克可食部分）

項目	含量
熱量	56 千卡
蛋白質	1.9 克
脂肪	0.2 克
碳水化合物	12.4 克
維生素A	3 微克
維生素B_1	0.05 毫克
維生素B_2	0.02 毫克
維生素C	5 毫克
維生素E	0.24 毫克
鈣	16 毫克
鉀	34 毫克
鈉	18.6 毫克
鎂	20 毫克
鋅	0.27 毫克

山藥與白米搭配製成丸子，可以使蛋白質互補。

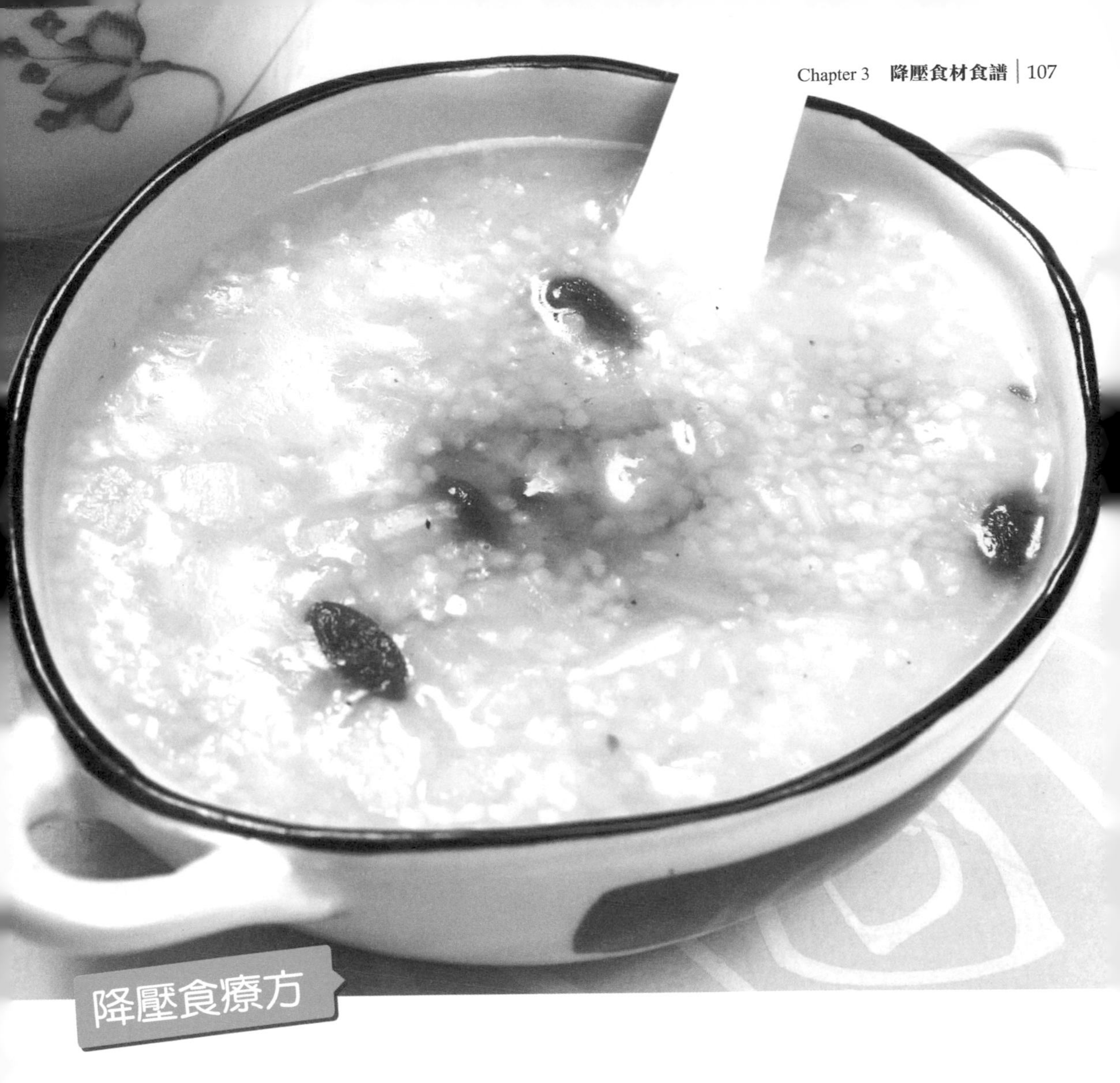

降壓食療方

山藥小米粥

食材 小米 100 克，山藥 50 克，蜂蜜、枸杞各適量。

做法

❶ 小米洗淨；山藥去皮後洗淨，切塊，放入冷水中浸泡。

❷ 鍋中加入適量水，放入小米，水沸後下入山藥，大火燒開後轉小火熬煮至小米黏稠，然後放入枸杞再煮 5 分鐘左右關火，待粥稍微冷卻時淋入蜂蜜即可。

功效作用

山藥有健脾和胃的功效，小米是養胃的「黃金米」，二者搭配可以保養胃部，非常適合脾胃虛弱的高血壓患者食用。

蔬菜類

馬鈴薯

保鉀排鈉，防止血壓升高

最大食用量：
每天宜吃 130 克。

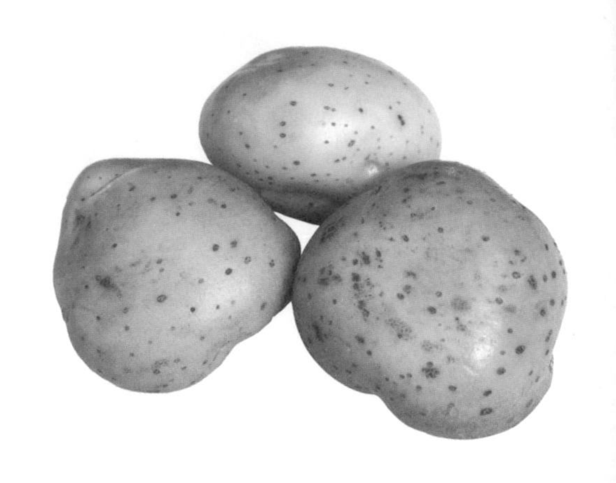

降壓主力軍

鉀、膳食纖維

降壓功效大解析

馬鈴薯富含的鉀，能取代體內的鈉，同時能將鈉排出體外，防止血壓升高。馬鈴薯中還含有豐富的膳食纖維，能避免膽固醇沉積在血管壁上升高血壓。

對併發症同樣有效

常吃馬鈴薯可減少脂肪攝取，發揮減肥的作用。馬鈴薯中的黏液蛋白，可保持血管的彈性，降低高血壓患者發生中風和心肌梗塞的風險。

好食搭配更營養

醋＋馬鈴薯

馬鈴薯營養豐富且養分平衡，但它含有微量的有毒物質龍葵素。若在馬鈴薯中加入醋，則可以有效地分解有毒物質。

吃對不吃錯

馬鈴薯可採用炒、燒、燉、煮、涮等烹調方法。

主要營養成分（每100公克可食部分）

熱量	76 千卡
蛋白質	2.1 克
脂肪	0.2 克
碳水化合物	24.9 克
維生素B_1	0.05 毫克
維生素E	0.25 毫克
鈣	10 毫克
鉀	45 毫克
鎂	16 毫克
鋅	0.38 毫克

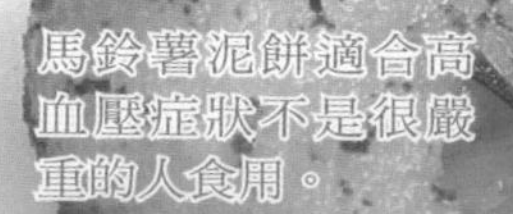
馬鈴薯泥餅適合高血壓症狀不是很嚴重的人食用。

◆降壓妙招

切好的馬鈴薯不宜放在水中浸泡太久，否則會使其含有的維生素 C 和鉀大量流失。

降壓食療方

醋溜馬鈴薯絲

食材 馬鈴薯 500 克，醋 15 克，蔥段 10 克，鹽、花椒、乾紅辣椒各少許。

做法

1. 馬鈴薯洗淨去皮，切細絲，放入涼水中浸泡 10 分鐘，瀝乾水分。
2. 鍋內放油燒熱，放入花椒炸至表面開始變黑，撈出，放入乾紅辣椒，隨後立即將瀝乾水的馬鈴薯絲倒進去，翻炒幾下，放入醋、鹽，馬鈴薯絲將熟時加入蔥段，拌勻即可。

功效作用

馬鈴薯中含有豐富的澱粉、蛋白質、維生素 B 、維生素 C、檸檬酸、乳酸以及多種礦物質元素，是給高血壓患者補充能量的良好來源。

蔬菜類

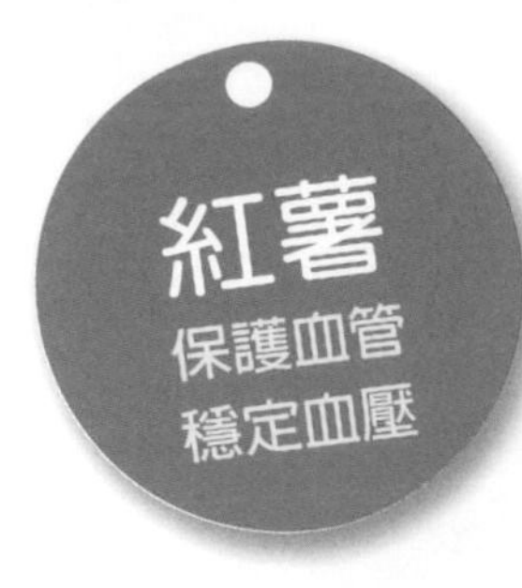

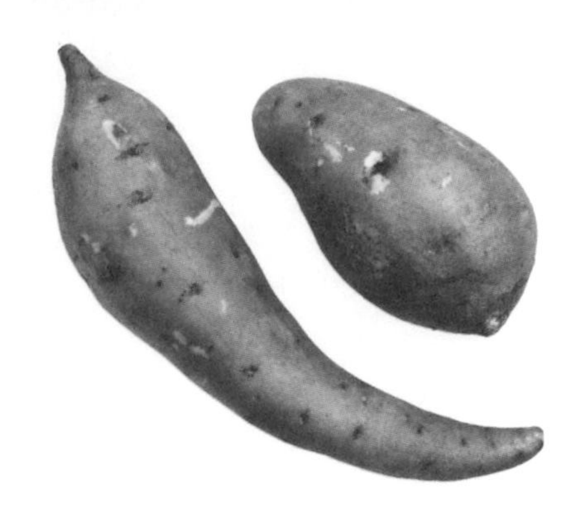

最大食用量：
每天宜吃 100 ～ 150 **克**。

降壓主力軍

膳食纖維、維生素 C

降壓功效大解析

紅薯中富含的膳食纖維，可以幫助排出血液中多餘的膽固醇，維持血管彈性，穩定血壓。此外，紅薯中所含的維生素 C 被澱粉包裹，加熱後較其他食物更能夠留住較多維生素 C，加強保護血管、抗氧化的功效。

對併發症同樣有效

紅薯中的膳食纖維具有促進腸胃蠕動，延長食物在腸內的停留時間，降低葡萄糖的吸收速度，使餐後血糖不會急劇上升。此外，紅薯所含黏液蛋白能保持血管壁的彈性，防止動脈粥樣硬化的發生。

好食搭配更營養

紅薯＋雞肉

雞肉中含有的蛋白質和脂肪，可以彌補紅薯中的營養空缺。

吃對不吃錯

紅薯經高溫加熱可破壞澱粉顆粒，更易消化吸收，因此紅薯熟吃更佳。

主要營養成分（每100公克可食部分）

熱量	99 千卡
蛋白質	1.1 克
脂肪	0.2 克
碳水化合物	24.7 克
維生素A	125 微克
維生素B_1	0.04 毫克
維生素B_2	0.04 毫克
維生素C	26 毫克
維生素E	0.28 毫克
鈣	23 毫克
鉀	39 毫克
鈉	28.5 毫克
鎂	12 毫克
鋅	28.5 毫克

自製的紅薯乾可以美容養顏、抗癌抗衰老。

◆降壓妙招

紅薯切塊後不宜久放，否則容易氧化變黑。

降壓食療方

紅薯飯

食材 紅薯 200 克，白米 100 克。

做法

❶ 將紅薯洗淨去皮，切成塊；白米淘洗乾淨。

❷ 將紅薯和白米放入電鍋中，加適量清水，按下煮飯鍵，待鍵跳起即可。

功效作用

紅薯與白米搭配焖飯食用更有利於消化吸收，能夠減輕腸胃負擔。而且，還能保持血管彈性，穩定血壓。

蔬菜類

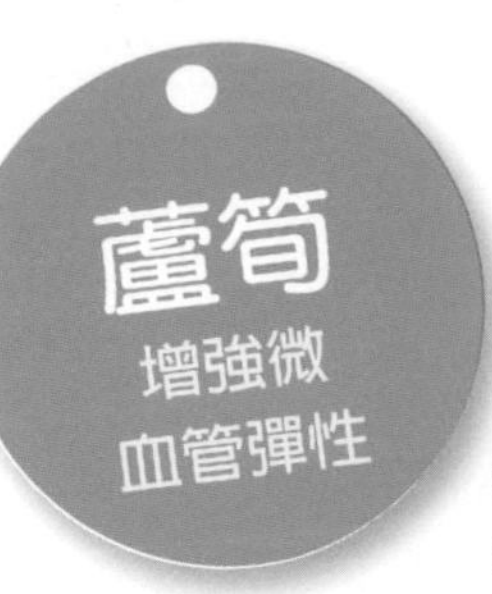

最大食用量：
每天宜吃 50 克。

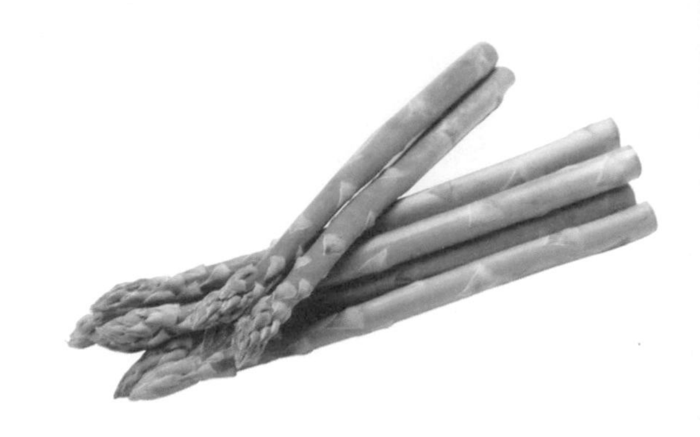

降壓主力軍

維生素 C

降壓功效大解析

蘆筍所含的維生素 C，可以增加微血管的彈性和生理功能，對防治高血壓、心腦血管疾病大有裨益。

對併發症同樣有效

蘆筍所含的香豆素、芸香苷等成分有降血糖作用，防治糖尿病慢性併發症及緩解糖尿病症狀效果明顯。此外，蘆筍還能預防冠狀動脈疾病。

好食搭配更營養

蘆筍＋雞肉

二者同食可使營養更加全面，有益身體健康。

吃對不吃錯

蘆筍中的葉酸很容易被破壞，應避免高溫久煮，最好用微波爐小功率熱熟。

蘆筍炒香菇非常適合妊娠高血壓患者食用。

主要營養成分（每100公克可食部分）

熱量	19 千卡
蛋白質	1.4 克
脂肪	0.1 克
碳水化合物	4.9 克
維生素A	17 微克
維生素B_1	0.04 毫克
維生素B_2	0.05 毫克
維生素C	45 毫克
維生素E	—
鈣	10 毫克
鉀	213 毫克
鈉	3.1 毫克
鎂	10 毫克
鋅	0.41 毫克

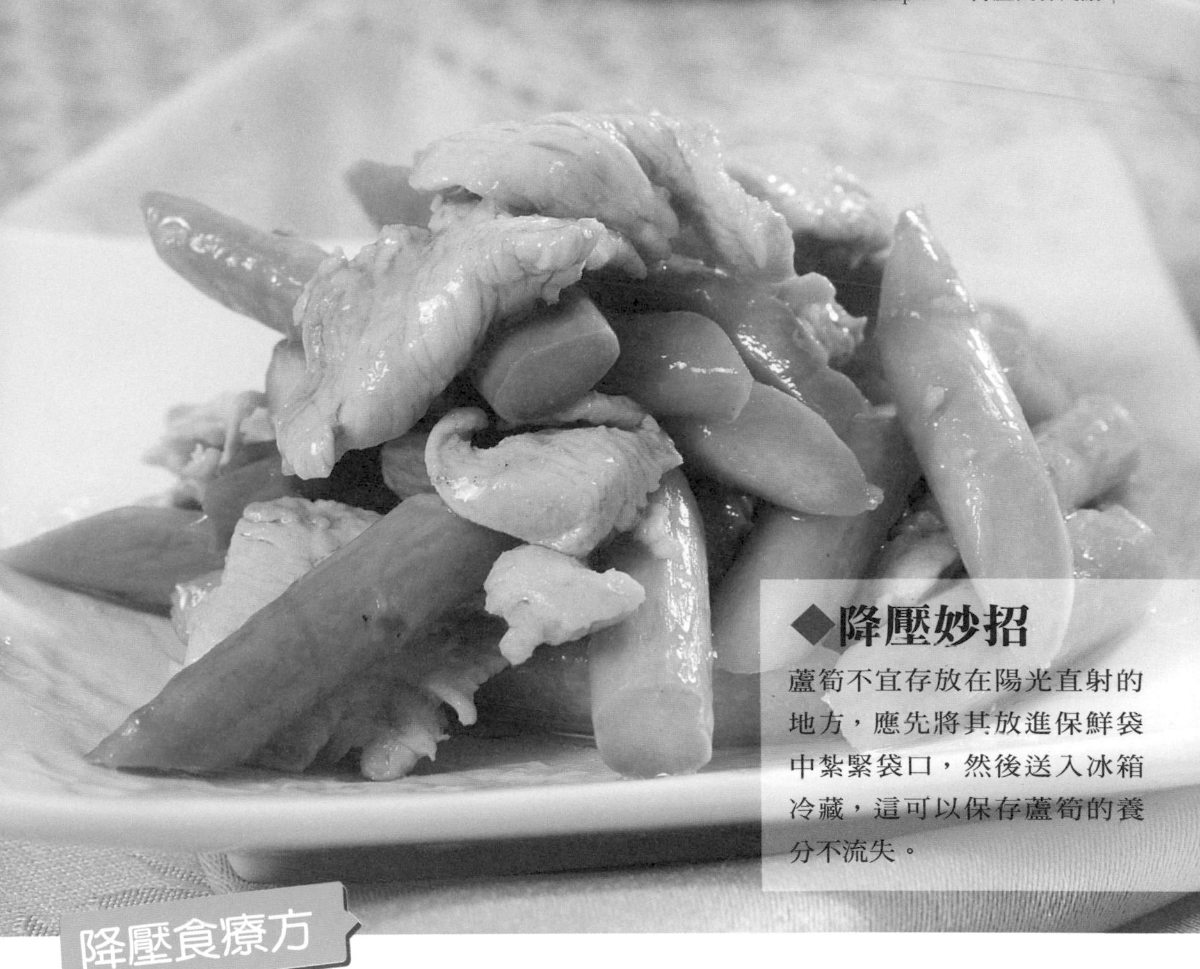

◆降壓妙招

蘆筍不宜存放在陽光直射的地方，應先將其放進保鮮袋中紮緊袋口，然後送入冰箱冷藏，這可以保存蘆筍的養分不流失。

降壓食療方

蘆筍雞片

食材 蘆筍 200 克，雞胸肉 100 克，蔥花、薑絲、醬油、白糖、鹽、雞精、植物油各適量。

做法

1. 蘆筍去根，洗淨，切斜段；雞胸肉洗淨，切片。
2. 炒鍋置火上，倒入適量植物油，待油溫燒至七成熱，加蔥花、薑絲炒香，放入雞片炒勻。
3. 加醬油、白糖和適量清水，倒入蘆筍段炒熟，用鹽和雞精調味即可。

功效作用

這道蘆筍雞片是妊娠高血壓患者的首選，它不僅能夠降低血壓，還能夠提高豐富的葉酸和蛋白質，降血壓的同時，還能幫孕婦補充營養。

蔬菜類

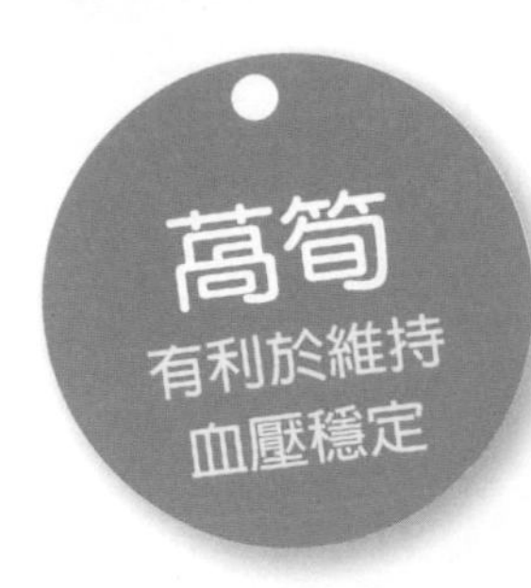

最大食用量：
每天宜吃 60 克。

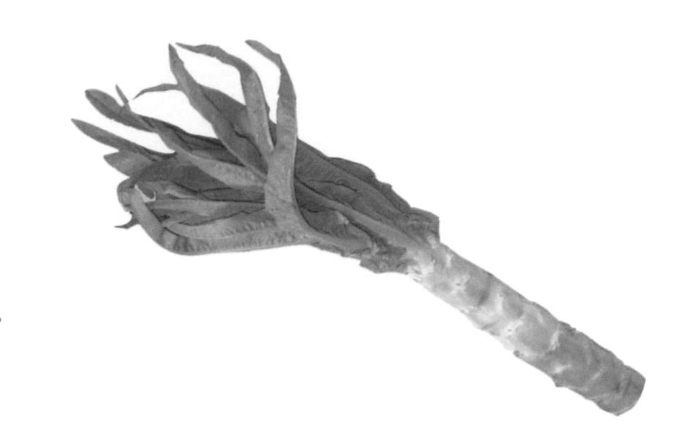

降壓主力軍

鉀

降壓功效大解析

萵筍中含鉀豐富而鈉含量低，鉀的含量是鈉的五、六倍，有利於體內水鹽的平衡，維持血壓穩定，對高血壓患者十分有益。

對併發症同樣有效

萵筍中含有的膳食纖維，可促進腸胃蠕動，防止便祕，還可促使膽固醇轉化為膽酸，降低血脂。

好食搭配更營養

萵筍＋蒜苔

萵筍有利五臟、順氣通經脈、健筋骨、潔齒明目、清熱解毒等功效，蒜苔能解毒殺菌，兩者同食可以防治高血壓。

吃對不吃錯

萵筍適用於燒、拌、熗、炒等烹調方法。但焯萵筍時間不宜過長，否則會使萵筍綿軟，失去清脆口感，而且還會造成營養成分流失。

主要營養成分（每100公克可食部分）

熱量	14 千卡
蛋白質	1.0 克
脂肪	0.1 克
碳水化合物	2.8 克
維生素A	25 微克
維生素B_1	0.02 毫克
維生素B_2	0.02 毫克
維生素C	4 毫克
維生素E	0.19 毫克
鈣	23 毫克
鉀	212 毫克
鈉	36.5 毫克
鎂	19 毫克
鋅	0.33 毫克

木耳炒萵筍條可以
清除膽固醇。

◆降壓妙招

將萵筍放入盛有涼水的器皿內，水淹至萵筍主幹 1/3 處，放置室內 3 ～ 5 天，葉子仍呈綠色，主幹鮮嫩可口。

降壓食療方

三絲萵筍

食材 萵筍 150 克，紅蘿蔔 1 根，青椒 1 顆，粉絲 10 克，鹽、香油各適量。

做法

1. 萵筍、紅蘿蔔去皮，洗淨，切絲；青椒去蒂除子，切成絲；粉絲用溫水泡軟，切成段。
2. 萵筍絲、紅蘿蔔絲、青椒絲、粉絲入沸水焯透，撈出晾涼。
3. 將萵筍絲、紅蘿蔔絲、青椒絲和粉絲段放入盤中，加鹽、香油拌勻即可。

功效作用

萵筍可以維持體內水鹽平衡，紅蘿蔔可以補充胡蘿蔔素，青椒可以提供豐富的維生素，三者搭配食用美味又降壓。

蔬菜類

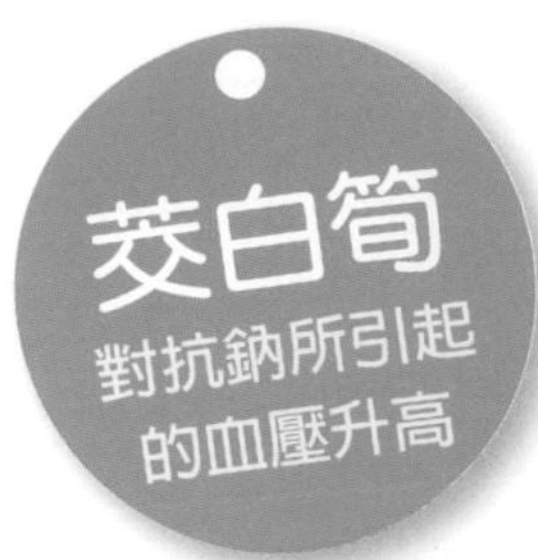

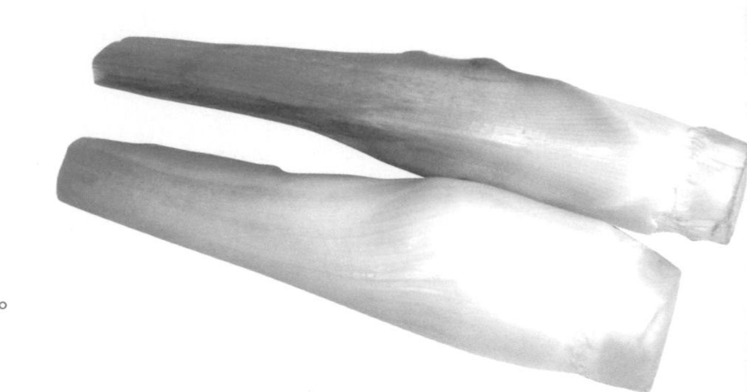

最大食用量：
每天宜吃 1 根。

降壓主力軍

鈣、鉀

降壓功效大解析

茭白筍中的鉀可促進鈉從尿液中排出，同時還能對抗鈉升高血壓的不利影響，對血管的損傷有保護作用，高血壓患者，尤其是服用利尿劑的患者常吃茭白筍有利於穩定血壓。

對併發症同樣有效

茭白筍中含有的膳食纖維，可延長食物在腸內的停留時間，降低葡萄糖的吸收速度，使進餐後血糖不會急劇上升，有利於糖尿病病情的改善。

好食搭配更營養

茭白筍＋蘑菇

茭白筍可解熱毒、除煩渴，配以補氣益胃、理氣化痰的蘑菇，可增進食慾，而且還有助消化、化痰寬中的功效。

吃對不吃錯

茭白筍無論蒸、炒、燉、煮、煨都鮮嫩糯香、柔滑適口。但茭白筍含草酸較多，所以要過水焯一下，或使用熱開水燙過再進行烹調。

嫩滑的茭白筍配上鮮嫩的肉片一定讓你覺得不夠吃。

主要營養成分（每100公克可食部分）

熱量	23 千卡
蛋白質	1.2 克
脂肪	0.2 克
碳水化合物	5.9 克
維生素A	5 微克
維生素B_1	0.02 毫克
維生素B_2	0.03 毫克
維生素C	5 毫克
維生素E	0.99 毫克
鈣	4 毫克
鉀	209 毫克
鈉	5.8 毫克
鎂	8 毫克
鋅	0.33 毫克

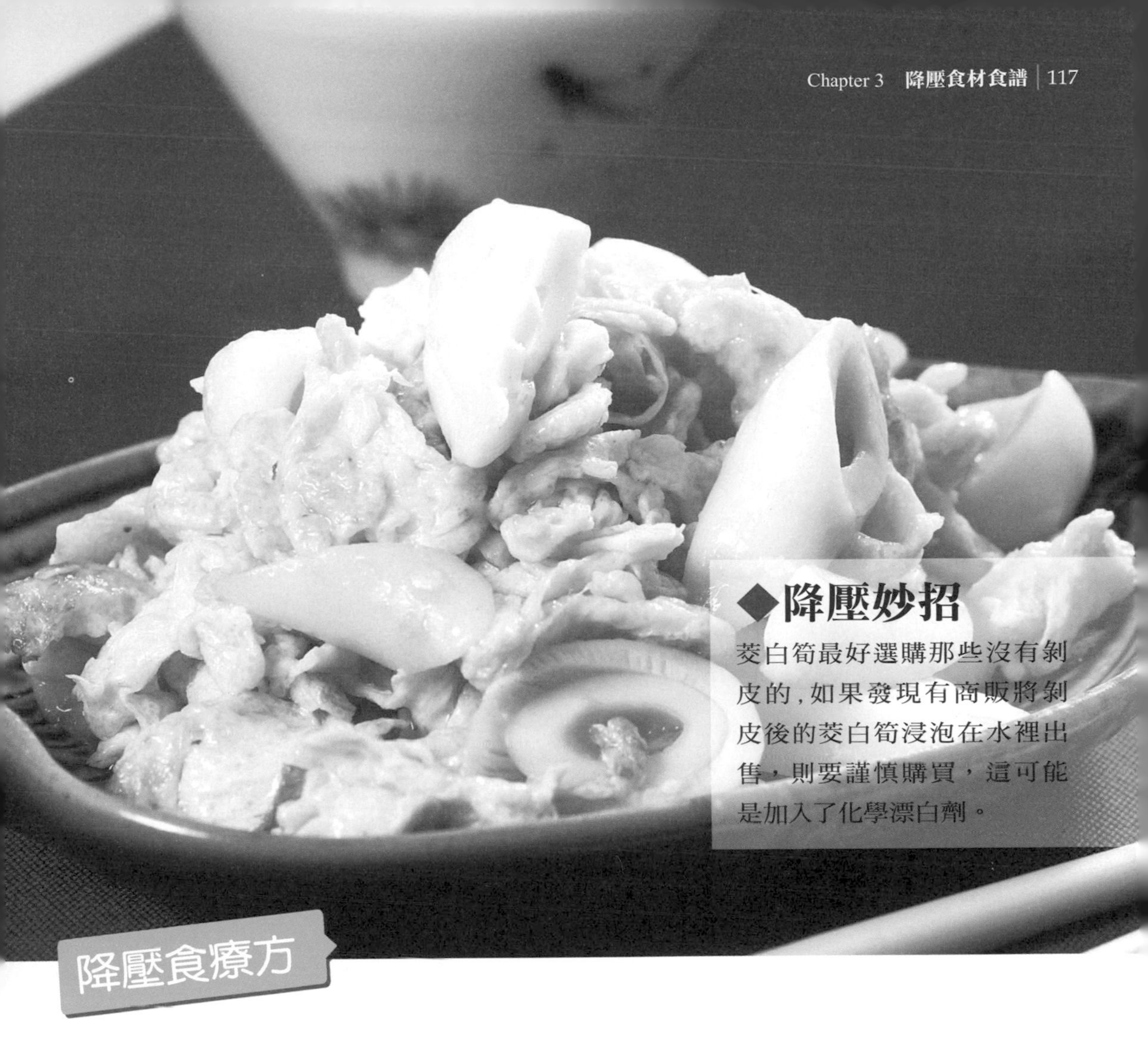

◆降壓妙招

茭白筍最好選購那些沒有剝皮的，如果發現有商販將剝皮後的茭白筍浸泡在水裡出售，則要謹慎購買，這可能是加入了化學漂白劑。

降壓食療方

茭白筍炒雞蛋

食材 茭白 200 克，雞蛋 2 顆，蔥花、鹽、植物油各適量。

做法

1. 茭白筍去皮，洗淨，切塊；雞蛋洗淨，磕入碗中，打散。
2. 炒鍋置火上，倒入適量植物油，待油溫燒至七成熱，淋入蛋液，炒成雞蛋塊，盛出。
3. 原鍋倒油燒熱，放蔥花炒香，放入茭白筍炒熟，倒入炒熟的雞蛋塊翻炒均勻，用鹽調味即可。

功效作用

茭白筍與雞蛋搭配可以使營養更全面，既可以補充礦物質鉀、鈣，又可以提供蛋白質，多種營養素加乘作用降壓。

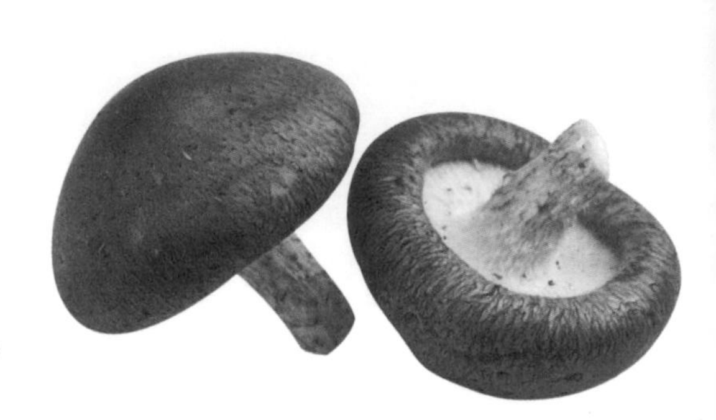

最大食用量：
每天宜吃 4 ～ 8 朵。

降壓主力軍

膽鹼

降壓功效大解析

香菇中含有的膽鹼，可分解血液中的同半胱胺酸，保護血管健康，降低血壓，此外還具有維護腦部健康，防止記憶力衰退的作用。

對併發症同樣有效

香菇中含有嘌呤、膽鹼、酪胺酸、氧化酶以及某些核酸物質，既能發揮降膽固醇及血脂的作用，又可預防動脈硬化、冠狀動脈疾病及糖尿病。

好食搭配更營養

香菇 + 木瓜

木瓜中含有木瓜蛋白酶和脂肪酶，與香菇同食具有降壓減脂的作用。

吃對不吃錯

香菇味道鮮美，香氣沁人，營養豐富，適合採用炒、燒、燉、燴、煲湯等烹調方法。

主要營養成分（每100公克可食部分）

熱量	19 千卡
蛋白質	2.2 克
脂肪	0.3 克
碳水化合物	5.2 克
維生素A	—
維生素B_1	0.08 毫克
維生素B_2	2 毫克
維生素C	1 毫克
維生素E	—
鈣	2 毫克
鉀	20 毫克
鈉	1.4 毫克
鎂	11 毫克
鋅	0.66 毫克

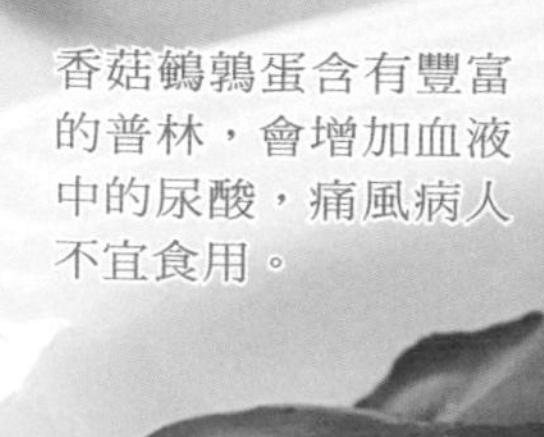

香菇鵪鶉蛋含有豐富的普林，會增加血液中的尿酸，痛風病人不宜食用。

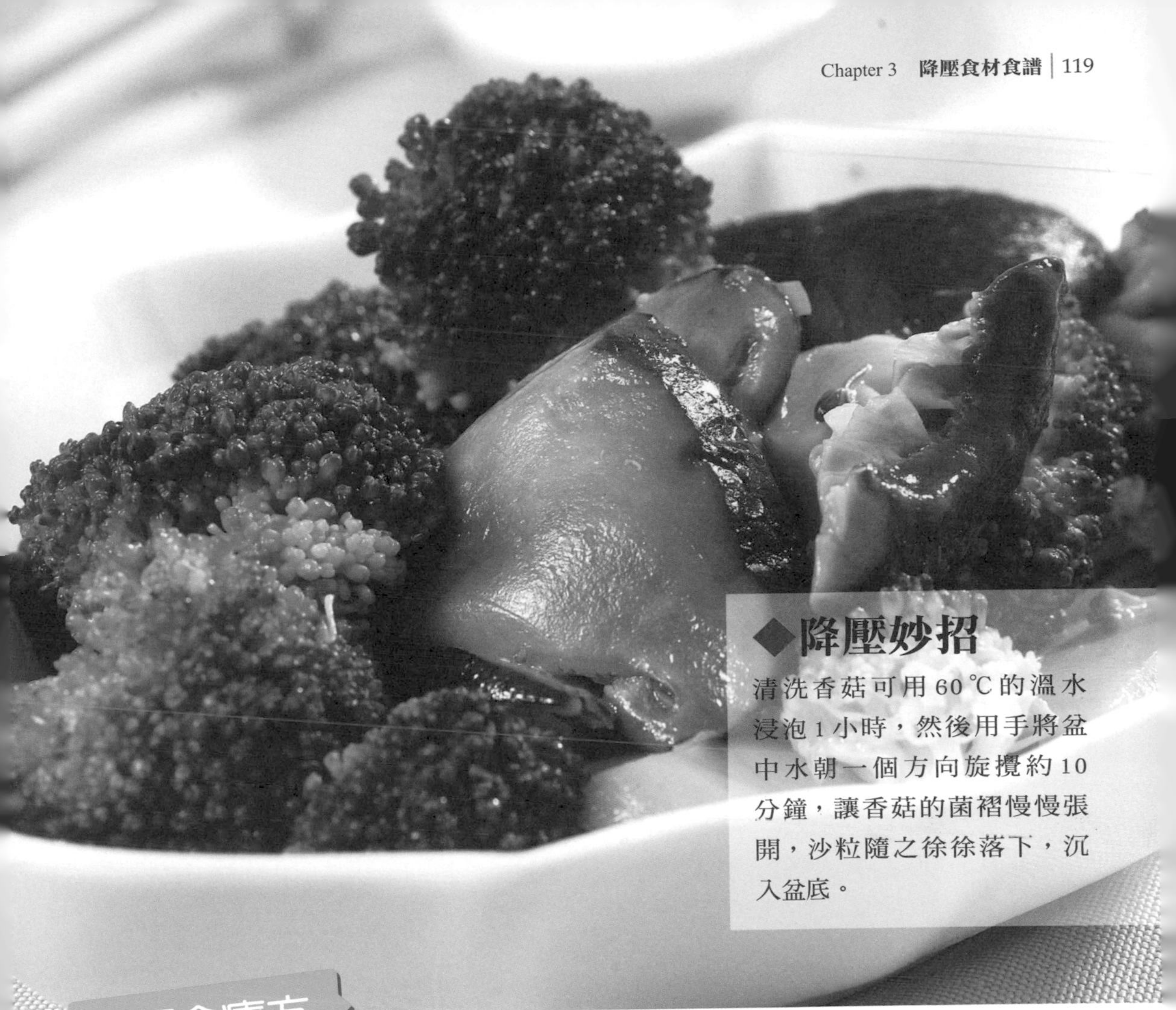

◆降壓妙招

清洗香菇可用60℃的溫水浸泡1小時，然後用手將盆中水朝一個方向旋攪約10分鐘，讓香菇的菌褶慢慢張開，沙粒隨之徐徐落下，沉入盆底。

降壓食療方

香菇綠花椰菜

食材 香菇、綠花椰菜各150克，蔥花、鹽、雞精、植物油各適量。

做法

❶ 鮮香菇去柄，洗淨，入沸水中焯透，撈出，晾涼，切絲；綠花椰菜擇洗乾淨，掰成小朵，入沸水中焯1分鐘，撈出。

❷ 炒鍋置火上，倒入適量植物油，待油溫燒至七成熱，放蔥花炒出香味，放入香菇絲和綠花椰菜翻炒均勻，用鹽和雞精調味即可。

功效作用

這道菜可以保護血管、穩定血壓、降膽固醇和血脂，還可以防癌抗癌、延緩大腦老化。

蔬菜類

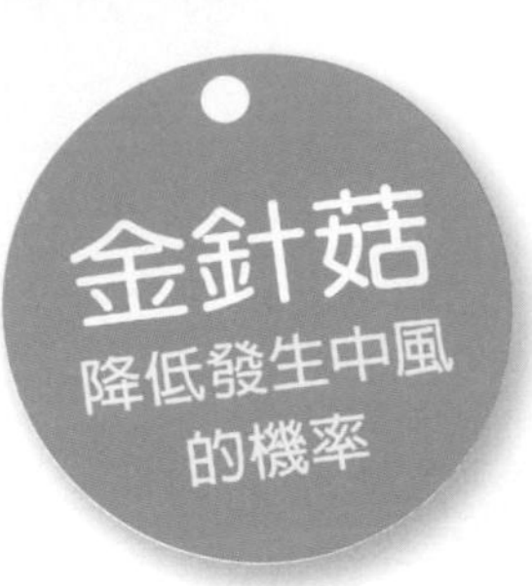

最大食用量：
每天宜吃 20～30 克。

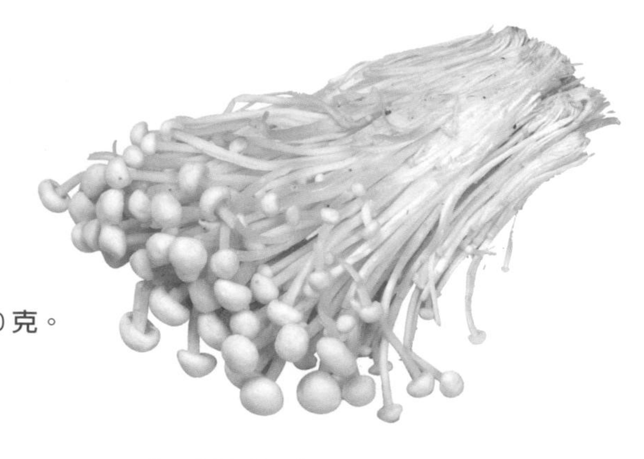

降壓主力軍

鉀

降壓功效大解析

金針菇含有豐富的鉀元素，高血壓患者由於服用利尿藥物，造成鉀的流失量增大，經常食用高鉀低鈉的金針菇可保護血管，防止動脈壁受損，降低高血壓患者發生中風的機率。

對併發症同樣有效

金針菇中含的樸菇素，有增強身體對癌細胞的抗禦能力，能降膽固醇，預防肝臟疾病和腸胃道潰瘍，增強身體正氣，防病健身。此外，金針菇中含有的膳食纖維，不僅可以促進腸胃蠕動，防治便祕，還能降低膽固醇，預防心腦血管疾病。

好食搭配更營養

金針菇＋番茄

金針菇與番茄都含有鉀和維生素，有助於維持體內鹽的平衡，促進血液循環，對高血壓患者有益。

吃對不吃錯

金針菇涼拌、炒、熗、熘、燒、燉、煮、蒸、做湯均可，亦可作為葷素菜的配料使用。

主要營養成分（每100公克可食部分）

熱量	26 千卡
蛋白質	2.4 克
脂肪	0.4 克
碳水化合物	6.0 克
維生素A	5 微克
維生素B_1	0.15 毫克
維生素B_2	0.19 毫克
維生素C	2 毫克
維生素E	1.14 毫克
鈣	—
鉀	195 毫克
鈉	4.3 毫克
鎂	17 毫克
鋅	0.39 毫克

金針菇與黃瓜絲拌著吃可以開胃消熱。

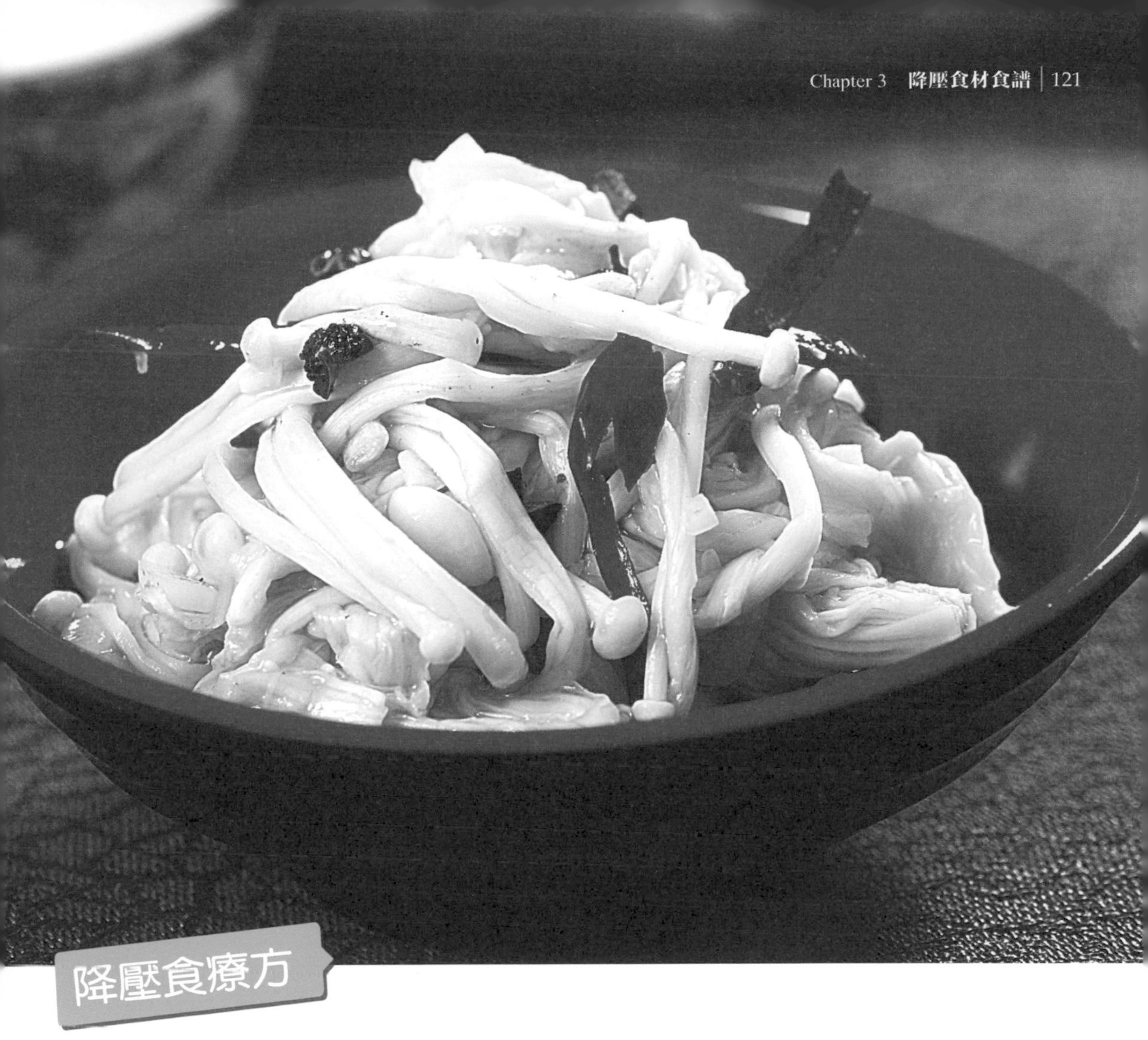

降壓食療方

香辣金針菇

食材 金針菇 400 克，雞蛋清 2 顆，花生碎少許，蒜末、薑絲、蔥末各 5 克，澱粉 10 克，麵粉 50 克，紅尖椒、花椒、鹽、香油、辣椒油各適量。

做法

❶ 雞蛋清加入澱粉、麵粉及適量清水調成麵糊；金針菇去根，洗淨，在鹽水中焯燙，撈出瀝乾待用。

❷ 炒鍋置火上，倒油燒熱，將金針菇掛蛋糊，然後下鍋炒熟，撈出瀝油待用。

❸ 底油燒熱，放入紅尖椒、花椒、薑絲、蒜末煸香，然後倒入炒好的金針菇翻炒均勻，調入鹽、雞精、香油、辣椒油調味，撒上碎花生及蔥末即可。

功效作用

這道菜不僅可以降壓、防治高血壓併發症，還可以開胃消食。

蔬菜類

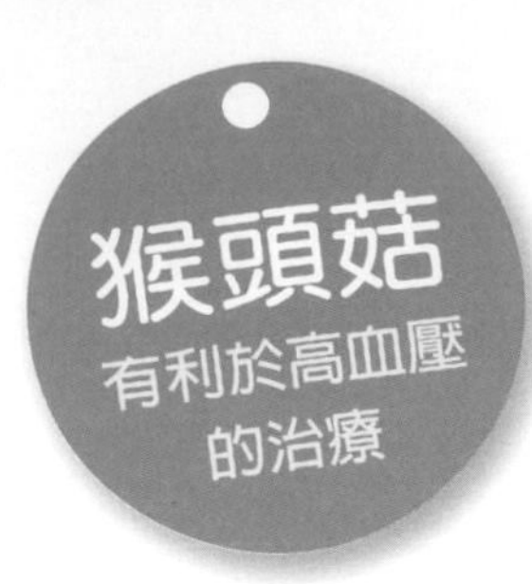

猴頭菇
有利於高血壓的治療

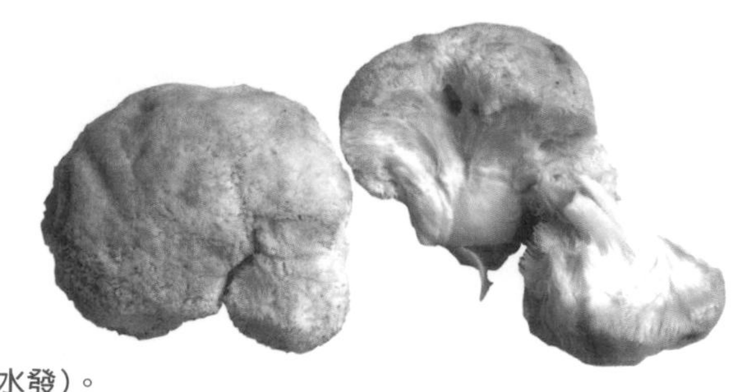

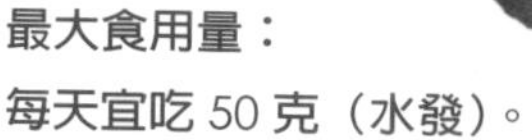

最大食用量：
每天宜吃 50 克（水發）。

降壓主力軍

不飽和脂肪酸、鎂

降壓功效大解析

猴頭菇中含有的不飽和脂肪酸，有利於血液循環，能降低血液中膽固醇的含量，有利於高血壓、心腦血管疾病的治療。猴頭菇含有豐富的鎂，可促進鈣與鉀的吸收，從而具有調控血壓的作用。

對併發症同樣有效

猴頭菇所含的猴頭菇多醣具有明顯的降血糖功效，有利於糖尿病患者控制病情。此外，猴頭菇還具有提高身體免疫力、延緩衰老、防癌抗癌的功效。

好食搭配更營養

猴頭菇 + 冬菇

冬菇具降壓降糖功效，與猴頭菇合用，能加強降壓、降糖功效，適合糖尿病患者經常食用。

吃對不吃錯

乾猴頭菇泡發可先將猴頭菇洗淨，再放入沸水鍋中，加入適量食用鹼，用小火慢慢燜煮，直至將猴頭菇發透，這之後用清水先漂洗後沖洗，直至去淨鹼味。

主要營養成分（每100公克可食部分）

熱量	13 千卡
蛋白質	2.0 克
脂肪	0.2 克
碳水化合物	4.9 克
維生素A	—
維生素B_1	0.01 毫克
維生素B_2	0.04 毫克
維生素C	4 毫克
維生素E	0.46 毫克
鈣	19 毫克
鉀	8 毫克
鈉	175.2 毫克
鎂	5 毫克
鋅	0.40 毫克

猴頭菇蓋菜應選用新鮮嫩綠的小白菜。

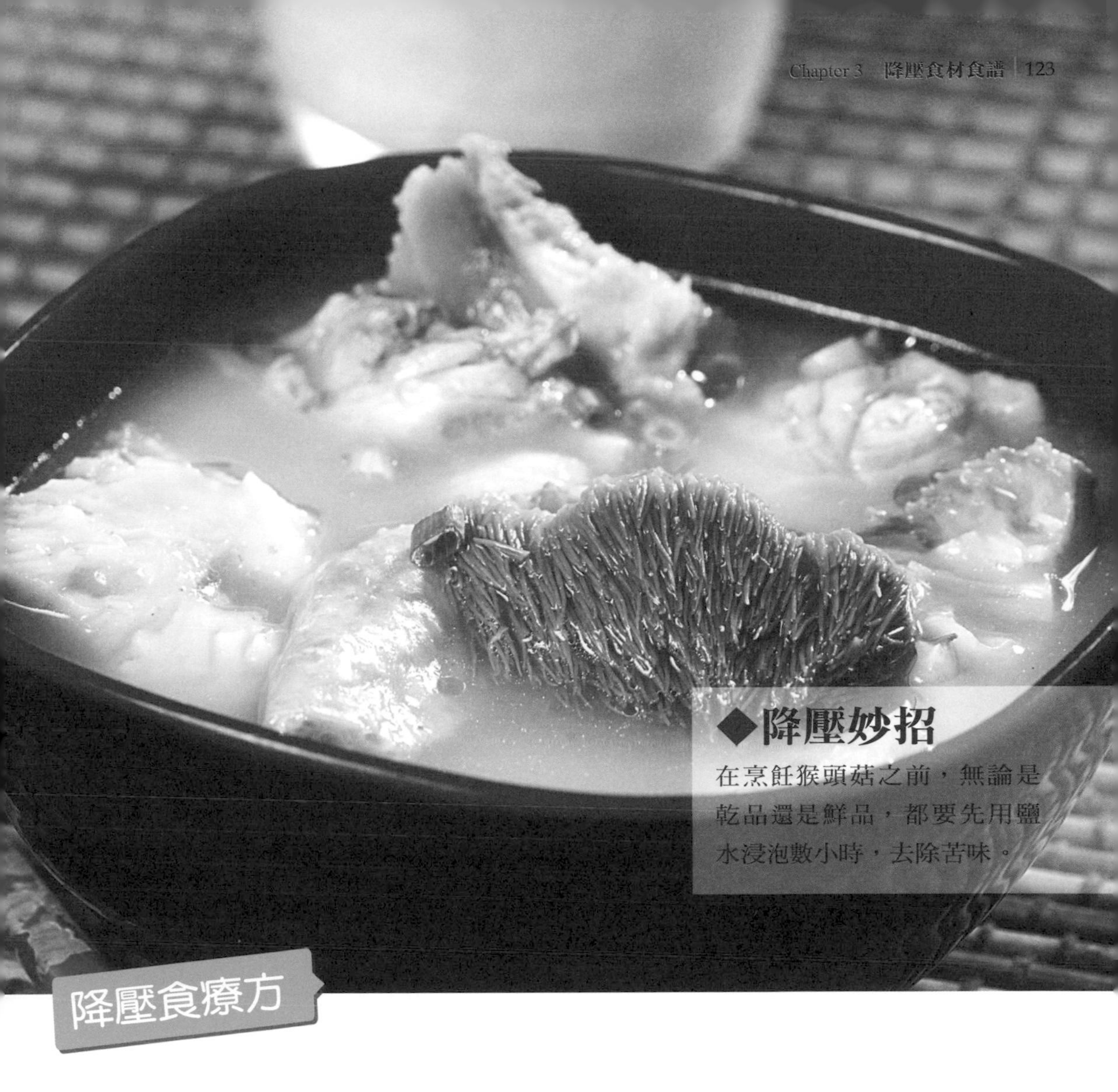

◆降壓妙招

在烹飪猴頭菇之前，無論是乾品還是鮮品，都要先用鹽水浸泡數小時，去除苦味。

降壓食療方

猴頭菇燉柴雞

食材 鮮猴頭菇 100 克，柴雞 500 克，蔥花 5 克，鹽、花椒粉各適量。

做法

❶ 宰殺、收拾好的柴雞洗淨，切成小塊；猴頭菇洗淨，切塊。

❷ 炒鍋倒入植物油燒至七成熱，下蔥花、花椒粉炒出香味，放入柴雞翻炒變白，加猴頭菇和適量水燉熟，最後加入鹽調味即可。

功效作用

這道降壓菜非常適合妊娠高血壓患者食用，因為雞肉中含有豐富的卵磷脂，能夠提高神經敏感度，對胎兒更健康。

蔬菜類

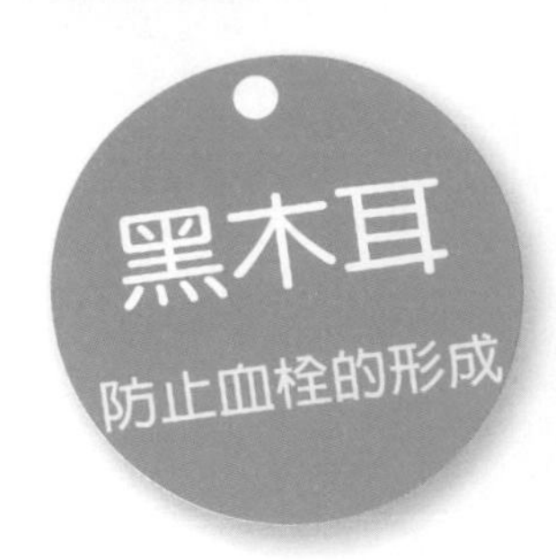

黑木耳

防止血栓的形成

最大食用量：

每天宜吃 50～70 克（水發）。

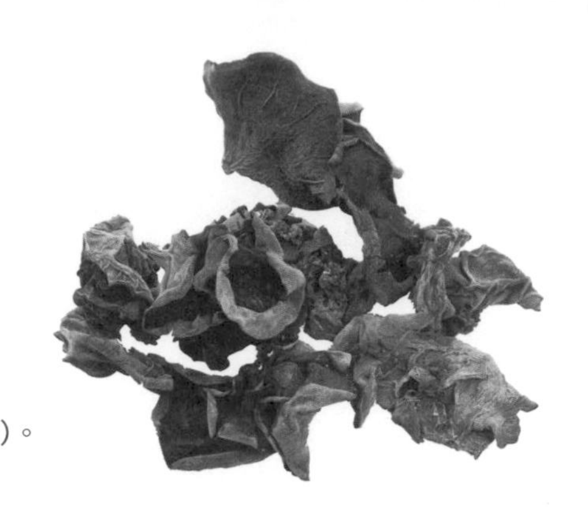

降壓主力軍

鉀

降壓功效大解析

黑木耳的含鉀量非常高，是優質的高鉀食物，對高血壓患者有好的輔助治療作用。此外，黑木耳能減少血液凝塊，預防血栓等病的發生，有防治動脈粥樣硬化和冠狀動脈疾病的作用。

對併發症同樣有效

黑木耳中的木耳多醣可明顯降低三酸甘油酯和血清總膽固醇的含量，提高血清高密度脂蛋白膽固醇與總膽固醇比值，且有降膽固醇作用，以及減輕動脈粥樣硬化的功效。

好食搭配更營養

黑木耳＋豆腐

二者均為健康食品，同食可降低人體內的膽固醇，預防高脂血症的發生。

吃對不吃錯

黑木耳營養豐富，無論是涼拌、炒、燉、煮、蒸、做湯均可烹調出美味可口的菜餚。

主要營養成分（每100公克可食部分）

熱量	205 千卡
蛋白質	12.1 克
脂肪	1.5 克
碳水化合物	65.6 克
維生素A	17 微克
維生素B_1	0.17 毫克
維生素B_2	0.44 毫克
維生素C	—
維生素E	11.34 毫克
鈣	247 毫克
鉀	757 毫克
鈉	48.5 毫克
鎂	152 毫克
鋅	3.18 毫克

蠔油黑木耳可以清腸排毒。

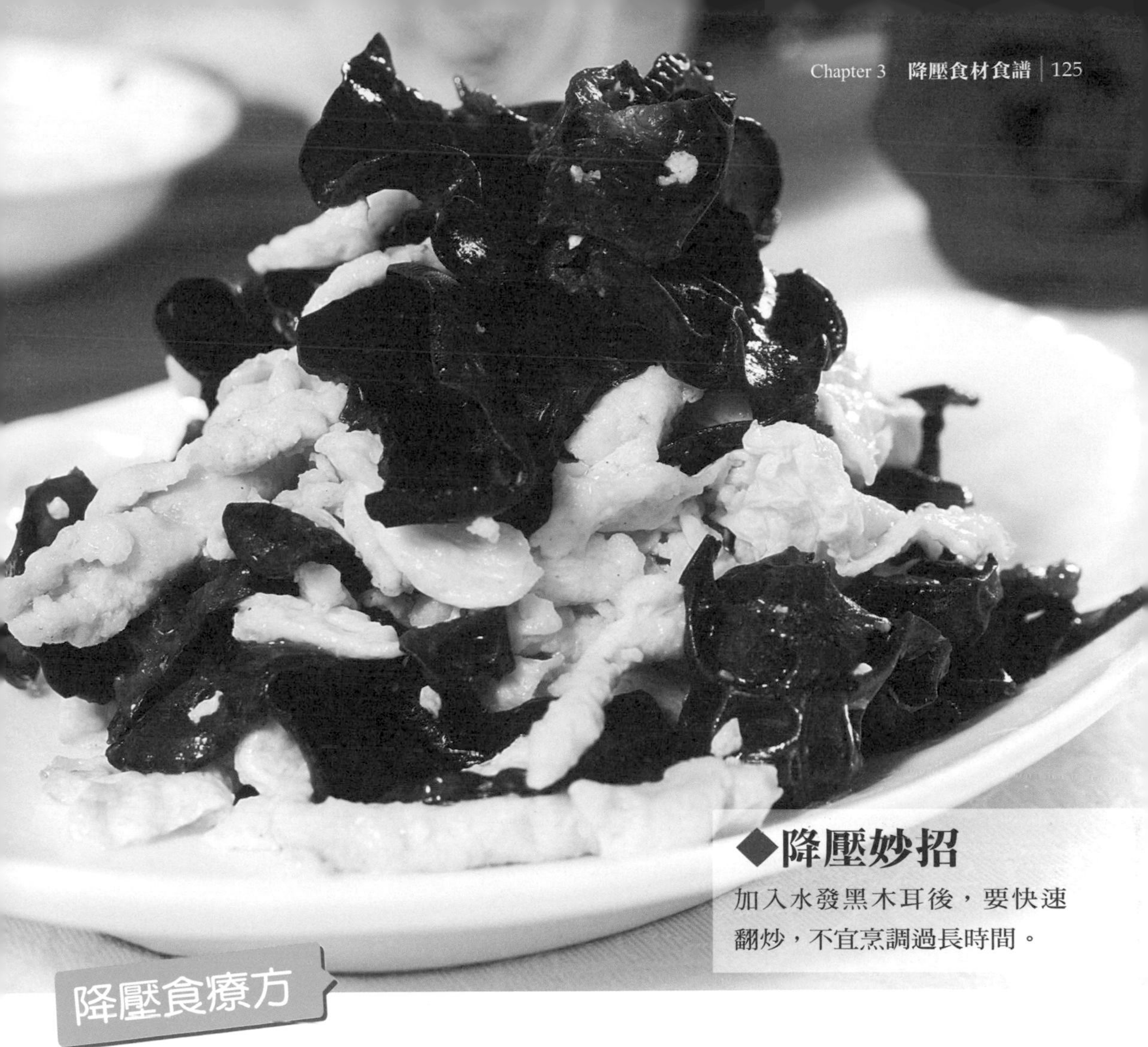

◆降壓妙招

加入水發黑木耳後，要快速翻炒，不宜烹調過長時間。

降壓食療方

雞蛋木耳炒肉

食材 豬肉絲 150 克，雞蛋 2 顆，水發黑木耳 100 克，蔥末、薑末各 5 克，鹽 3 克，料酒 10 克。

做法

❶ 雞蛋洗淨，磕入碗內，打散，加鹽攪拌；水發黑木耳去蒂，洗淨，撕開豬肉絲洗淨，加料酒、鹽抓勻，醃漬 15 分鐘。

❷ 炒鍋內倒油燒熱，倒入加鹽攪勻的雞蛋液炒熟，盛出。

❸ 鍋內倒油燒熱，下蔥末、薑末爆香，放入豬肉絲煸炒至半熟，加入料酒、鹽略炒，再放入雞蛋、木耳翻炒均勻即可。

功效作用

這道菜可以減少血液凝塊，防止血栓形成，還能降低膽固醇，清除血液中的廢物，達到降壓的目的。

肉蛋類

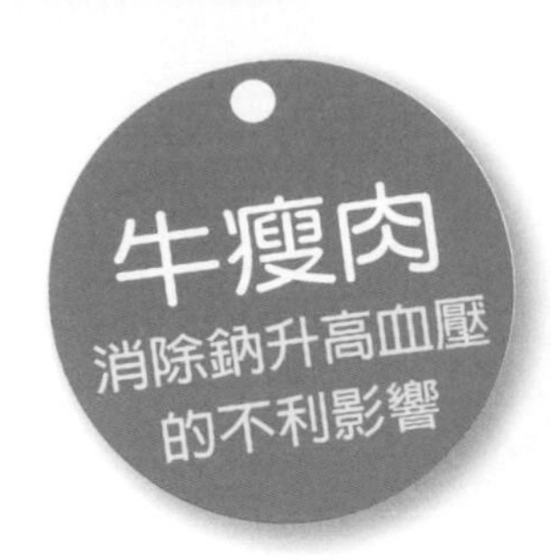

最大食用量：
每天宜吃 80 克。

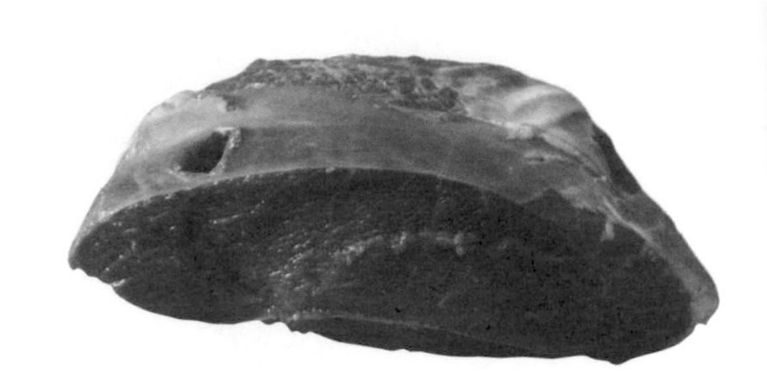

降壓主力軍

鉀、鋅

降壓功效大解析

牛瘦肉含有的鉀，可抑制鈉從腎小管的吸收，促進鈉從尿液中排泄，同時鉀還可以對抗鈉升高血壓的不利影響，有助於減少降壓藥的用量。

對併發症同樣有效

牛瘦肉中的維生素 B 群，可預防或減少心血管疾病的發病率，特別是對高血壓、高血脂、老年性肥胖症等的防治有利。

好食搭配更營養

牛瘦肉＋洋蔥

有消除疲勞、集中注意力的功效。

吃對不吃錯

牛瘦肉適用於炒、燒、燉、蒸、烤、燜等烹調方法。

主要營養成分（每100公克可食部分）

熱量	125 千卡
蛋白質	19.9 克
脂肪	4.2 克
碳水化合物	2.0 克
維生素A	7 微克
維生素B_1	0.04 毫克
維生素B_2	0.14 毫克
維生素C	—
維生素E	0.65 毫克
鈣	23 毫克
鉀	216 毫克
鈉	84.2 毫克
鎂	20 毫克
鋅	4.73 毫克

五香醬牛肉在強身健體的同時還可開胃消食。

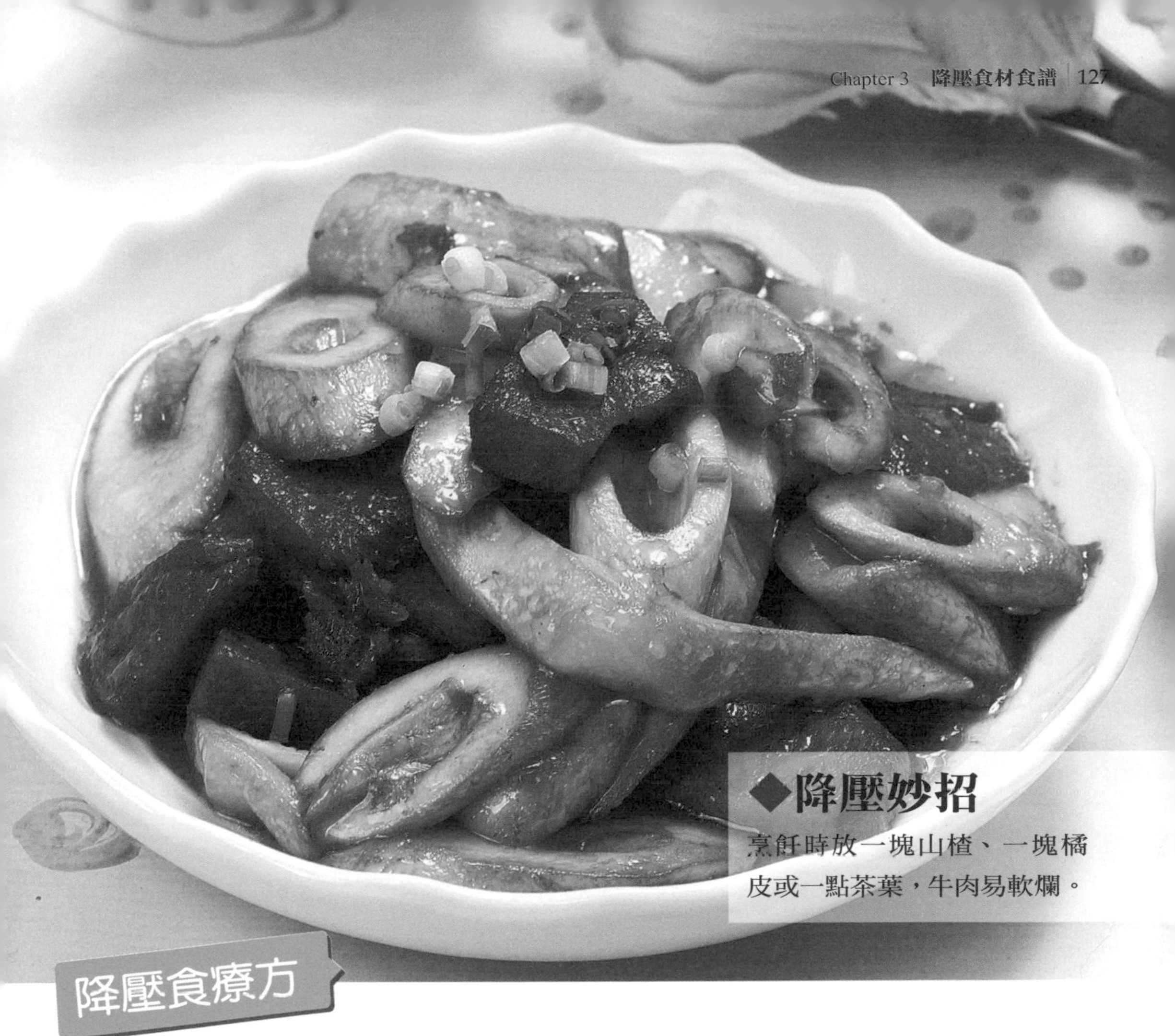

◆降壓妙招

烹飪時放一塊山楂、一塊橘皮或一點茶葉，牛肉易軟爛。

降壓食療方

牛肉炒雞腿菇

食材 雞腿菇 200 克，熟牛肉 100 克，蔥末、薑末、鹽、白糖、生抽、醬油、料酒、澱粉、太白粉水、雞精、香油各適量。

做法

❶ 雞腿菇洗淨切片；牛肉切片，用澱粉、料酒、醬油醃製 10 分鐘。

❷ 鍋置火上，倒入油燒至五成熱，下蔥末、薑末爆香，倒入牛肉片炒至變色。

❸ 放雞腿菇片，加入生抽、白糖翻炒至熟，最後用太白粉水勾芡，加點雞精、香油調味即可。

功效作用

這道菜可以補充鉀、鋅、蛋白質、維生素 B 群，非常適合老年人高血壓患者食用。既可以預防三高，還可以延年益壽。

肉蛋類

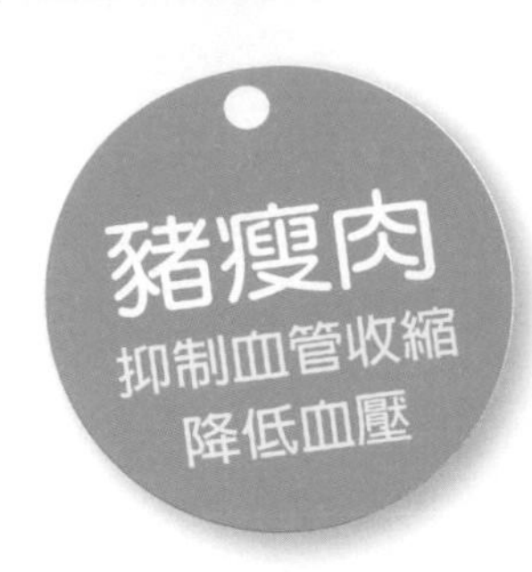

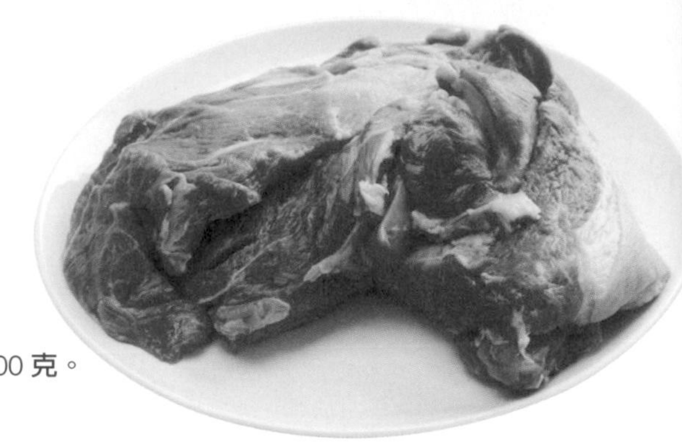

最大食用量：
每天宜吃 80 ～ 100 克。

降壓主力軍

維生素 B 群、牛磺酸

降壓功效大解析

豬瘦肉含有豐富的維生素 B 群，具有抑制血管收縮的作用，可降低血壓。豬瘦肉中含有的牛磺酸，能抑制腎上腺素的分泌，降低交感神經的敏感度，避免人體因緊張、壓力、鹽分過量而導致血壓值居高不下。

對併發症同樣有效

豬瘦肉中含有的硒，能防止胰島 β 細胞氧化破壞，使其功能正常，促進糖分解代謝，降低血糖和尿糖。其所含的維生素 B_2 還能降低心腦血管疾病的發病率。

好食搭配更營養

豬瘦肉＋大蒜

大蒜可以延長豬瘦肉中的維生素 B_1 在人體內停留的時間，更能促進血液循環，緩解疲勞。

吃對不吃錯

豬肉適宜採用蒸、煮、燉、炒、汆等烹調方法。而且可延長豬肉的烹調時間，這樣可使脂肪減少 30% ～ 50%。

主要營養成分（每100公克可食部分）

營養成分	含量
熱量	395 千卡
蛋白質	13.2 克
脂肪	37.0 克
碳水化合物	2.4 克
維生素A	18 微克
維生素B_1	0.22 毫克
維生素B_2	0.16 毫克
維生素C	—
維生素E	0.35 毫克
鈣	6 毫克
鉀	204 毫克
鈉	59.4 毫克
鎂	16 毫克
鋅	2.06 毫克

瘦肉湯可以加入蒜苗等調味。

◆降壓妙招
可將肉絲放入涼水鍋中煮熟，在炒時可減少植物油的用量。

降壓食療方

金針菇炒肉絲

食材 豬肉 180 克，乾黃花、金針菇各 30 克，黑木耳（水發）50 克，薑、鹽、醋、香油、植物油各適量。

做法

1. 豬肉洗淨、切絲，金針菇攔腰切斷；乾黃花去硬梗，用清水泡軟，撈起瀝乾；黑木耳泡發切絲；薑切絲。
2. 鍋置火上，倒入植物油，燒至六成熱，先下豬肉絲及薑絲拌炒，再放入黃花菜、金針菇、黑木耳，翻炒至熟，加入調味料翻炒均勻即可。

功效作用

這道菜裡有豬肉、金針菇、乾黃花以及木耳，營養豐富，降壓功效顯著，而且還能減肥瘦身。

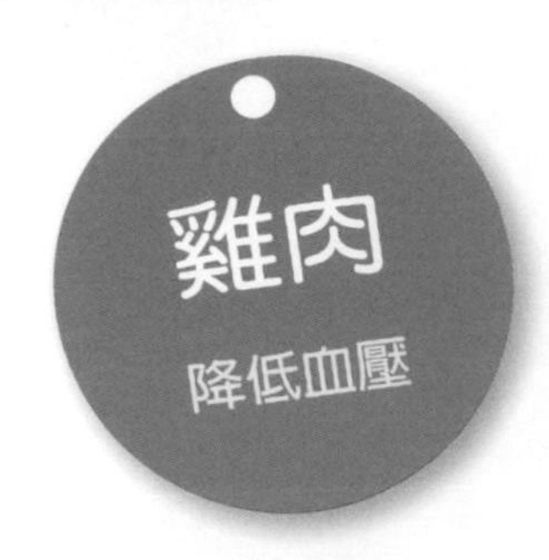

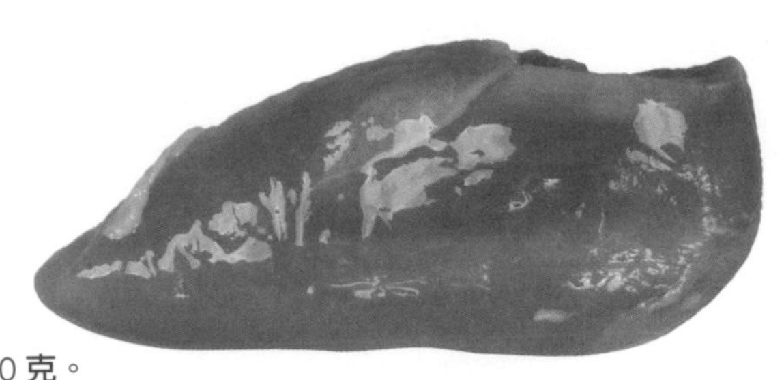

最大食用量：
每天宜吃 80 ～ 100 克。

降壓主力軍

鎂

降壓功效大解析

雞肉中所含的鎂，能穩定血管平滑肌細胞膜的鈣通道，活化鈣泵，泵入鉀離子，限制鈉內流，還能減少應激誘導的去甲腎上腺素的釋放，發揮降低血壓的作用。

對併發症同樣有效

雞肉中含有豐富的維生素 B 群和菸鹼酸，有益於破損血管的修補，使膽固醇不易沉積，還可使肝臟中的脂肪加速排出，避免形成肥胖及脂肪肝。

好食搭配更營養

雞肉 + 豌豆

雞肉和豌豆搭配食用營養會加倍，因為豌豆中維生素 B 群的含量較高，與雞肉搭配，有利於人體對雞肉中蛋白質的吸收。

吃對不吃錯

雞肉常用的烹調方法有燉湯、炒菜、涼拌、涮等。

薄荷雞絲可以
清熱提神。

主要營養成分（每100公克可食部分）

熱量	167 千卡
蛋白質	19.3 克
脂肪	9.4 克
碳水化合物	1.3 克
維生素A	48 微克
維生素B_1	0.05 毫克
維生素B_2	0.09 毫克
維生素C	0.67 毫克
維生素E	9 毫克
鈣	156 毫克
鉀	63.3 毫克
鈉	19 毫克
鎂	1.4 毫克
鋅	3.22 毫克

◆降壓妙招

烹飪時去掉雞皮，可減少脂肪攝取。

降壓食療方

雞絲豌豆湯

食材 雞胸肉 200 克，豌豆粒 50 克，鹽、香油各少許。

做法

❶ 雞胸肉洗淨，入蒸鍋蒸熟，取出來撕成絲，放入湯碗中。

❷ 豌豆粒洗淨，入沸水鍋中焯熟，撈出，瀝乾水分，放入湯碗裡。

❸ 鍋置火上，倒入水煮開，加鹽調味，澆入已放好的雞絲和豌豆的湯碗中，淋上香油即可。

功效作用

豌豆中含有豐富的胡蘿蔔素，可防止人體致癌物質的形成。搭配雞肉做湯食用，可以促進胃腸蠕動，降低膽固醇，預防高血壓。

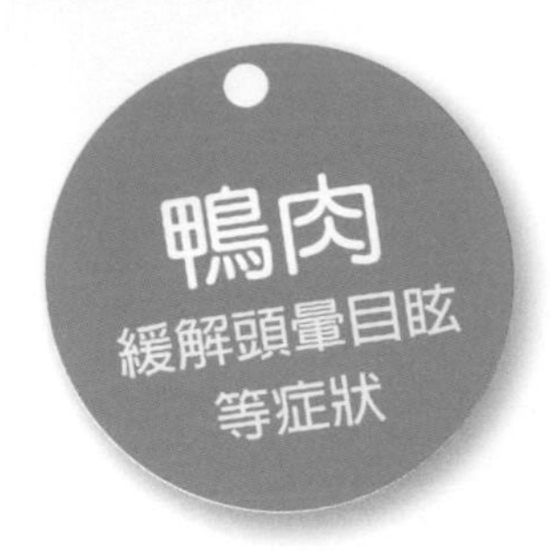

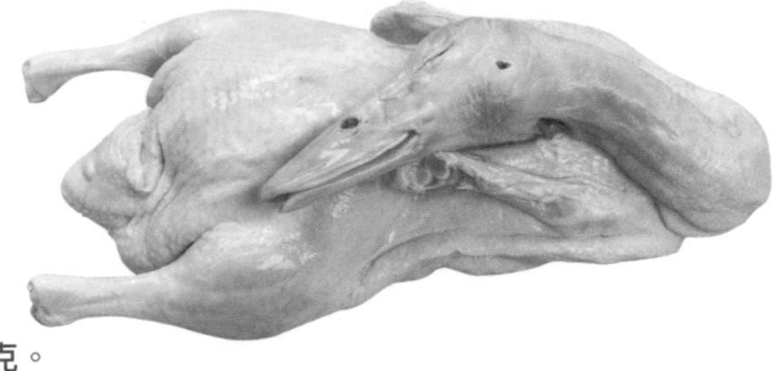

最大食用量：
每天宜吃 60 ～ 80 克。

降壓主力軍

鋅

降壓功效大解析

鴨肉含有豐富的鋅，能防止鎘增高而誘發的高血壓。另外，中醫認為，鴨肉有清熱潤燥的功效，能緩解血壓升高引起的頭暈目眩等症狀。

對併發症同樣有效

鴨肉含有豐富的不飽和脂肪酸，有助於降低膽固醇，降低血脂的濃度，保護心腦血管。鴨肉中含有的菸鹼酸，能夠減少血液中的低密度脂蛋白及三酸甘油酯。

好食搭配更營養

鴨肉＋海帶

對老年性動脈硬化和高血壓、心臟病有較好的療效。

吃對不吃錯

鴨肉味道鮮美，適用於熘、炒、燉、煮、蒸等烹調方法。

冬瓜與鴨肉一起燉食可以利尿降壓。

主要營養成分（每100公克可食部分）

熱量	240 千卡
蛋白質	15.5 克
脂肪	19.7 克
碳水化合物	0.2 克
維生素A	52 微克
維生素B_1	0.08 毫克
維生素B_2	0.22 毫克
維生素C	—
維生素E	0.27 毫克
鈣	6 毫克
鉀	191 毫克
鈉	69.0 毫克
鎂	14 毫克
鋅	1.33 毫克

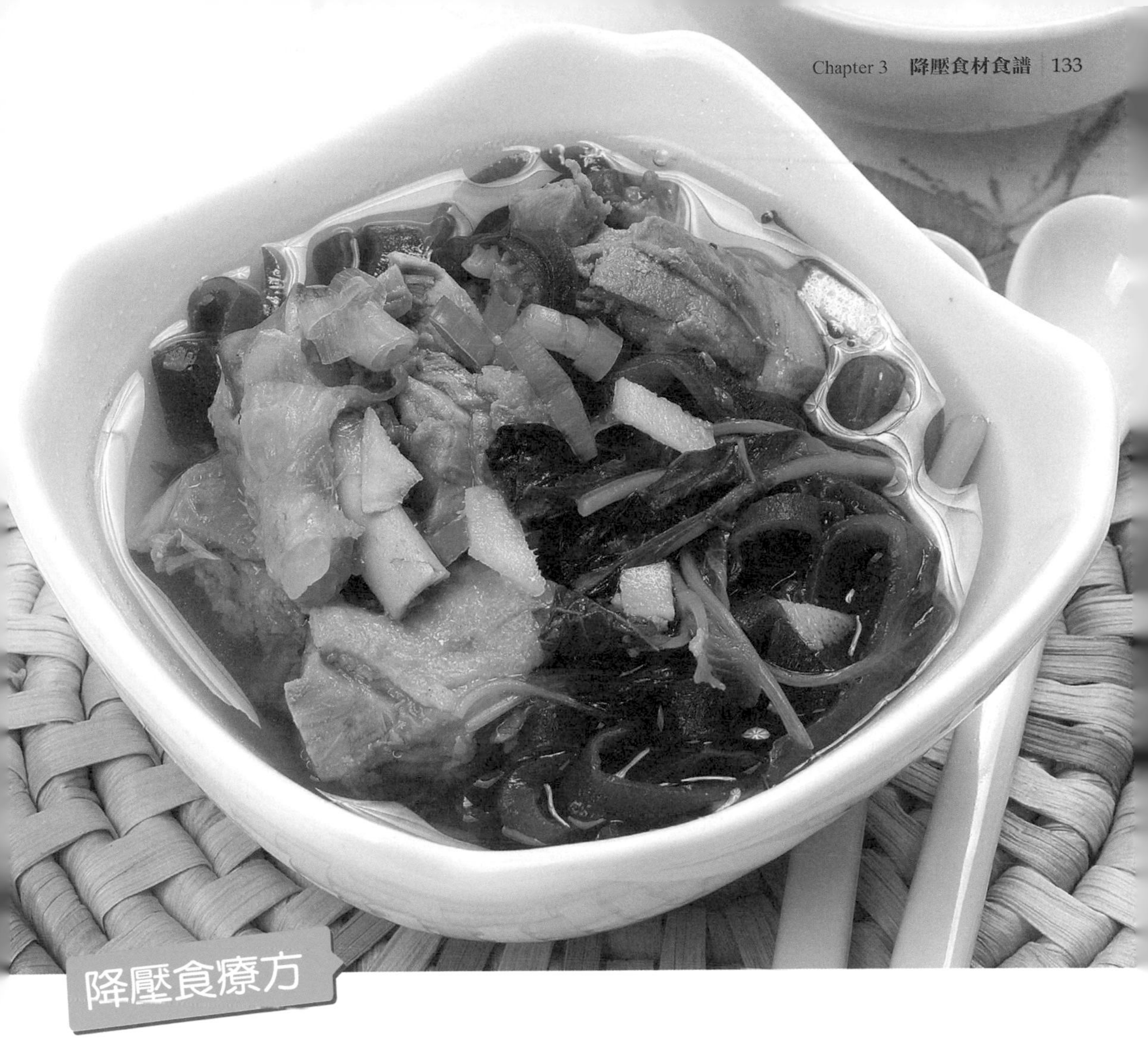

降壓食療方

海帶燉鴨湯

食材 鴨腿 250 克，莧菜 100 克，水發海帶絲 25 克，蔥花、薑片各 5 克，鹽、胡椒粉各少許。

做法

1. 鴨腿洗淨，剁成塊，焯水，入沸水中汆透，撈出；莧菜擇洗乾淨，焯水，切段；水發海帶絲洗淨，切成 10 公分左右的段。
2. 鍋置火上，倒油燒至七成熱，放入蔥花和薑片，倒入汆好的鴨塊和海帶絲翻炒均勻，加適量水煮至鴨肉熟爛，放入莧菜煮 2 分鐘，用鹽和胡椒粉調味即可。

功效作用

這道菜可以清腸排毒，防癌抗癌，防治高血壓。

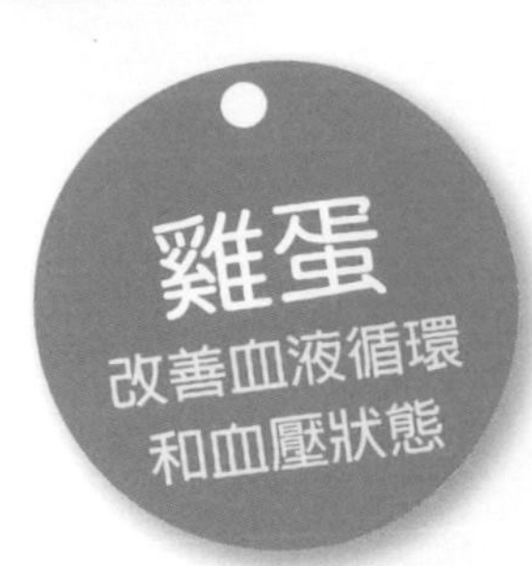

最大食用量：
每天宜吃 1 顆。

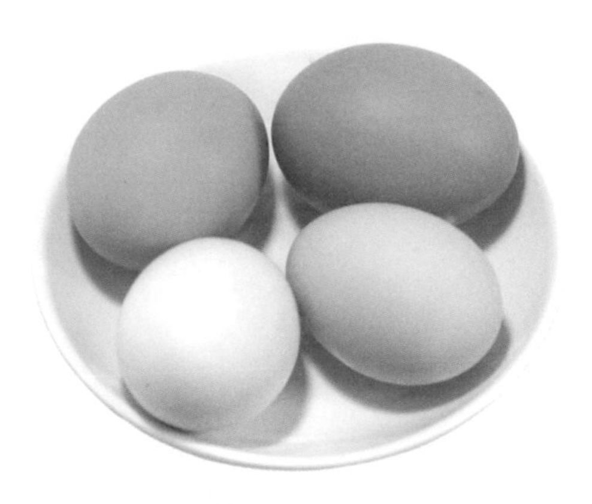

降壓主力軍

鉀、鈣

降壓功效大解析

雞蛋中所含的鉀，能促進鈉從尿液中排泄，同時鉀還可以對抗鈉升高血壓的不利影響，對血管的損傷有防護作用，有助於減少降壓藥的用量。其所含的鈣，能減輕鈉對血壓的不利影響，有利於降低血壓。

對併發症同樣有效

雞蛋中雖然膽固醇含量較高，但同時也含有豐富的卵磷脂，可使膽固醇和脂肪的顆粒變小，並使之保持懸浮狀態，從而阻止膽固醇和脂肪在血管壁的沉積，降低血脂。

好食搭配更營養

雞蛋＋苦瓜

苦瓜具有降壓、降糖功效，搭配富含鈣與卵磷脂的雞蛋，能保護糖尿病患者的骨骼、牙齒、血管的健康。

吃對不吃錯

雞蛋的做法多樣，可採用煮、炒、蒸等烹飪方法。

主要營養成分（每100公克可食部分）

熱量	144 千卡
蛋白質	13.3 克
脂肪	8.8 克
碳水化合物	2.8 克
維生素A	234 微克
維生素B_1	0.11 毫克
維生素B_2	0.27 毫克
維生素C	—
維生素E	1.84 毫克
鈣	56 毫克
鉀	154 毫克
鈉	131.5 毫克
鎂	10 毫克
鋅	1.1 毫克

銀耳炒雞蛋可以美容養顏。

◆降壓妙招

吃雞蛋時，加些醋一起食用，有利於心腦血管健康。

降壓食療方

絲瓜炒蛋

食材 絲瓜 200 克，雞蛋 120 克。

做法

❶ 絲瓜去皮洗淨，切滾刀片，放入開水中焯一下；雞蛋打散。

❷ 鍋中放入底油，將雞蛋炒熟，盛出備用。

❸ 另起鍋，放入油，將蔥段爆香，倒入焯過水的絲瓜，加鹽翻炒 30 秒後，加入待用的蛋花，翻炒均勻即可。

功效作用

絲瓜性涼，具有涼血安胎、清熱利腸、化痰通乳的功效。搭配雞蛋適合妊娠高血壓患者食用。

水產類

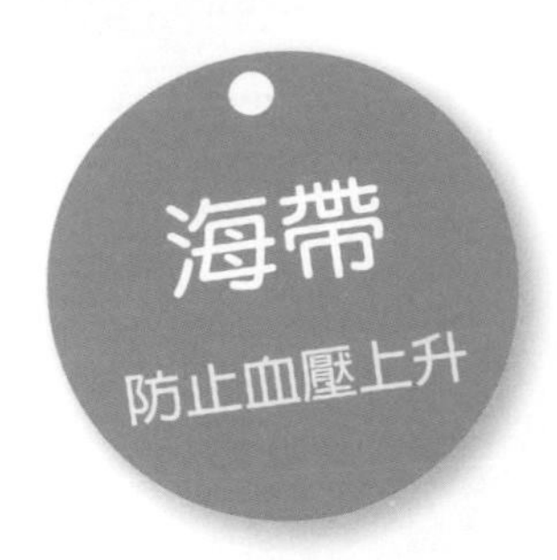

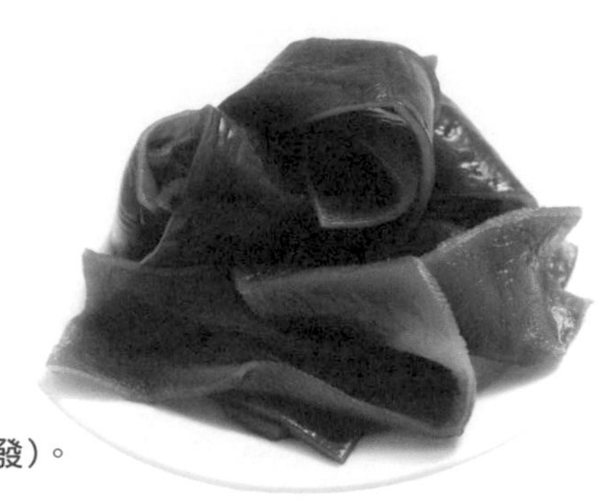

最大食用量：
每天宜吃 150～200 **克（水發）**。

降壓主力軍

岩藻多醣（褐藻素）、鉀、鈣、甘露醇

降壓功效大解析

海帶中所含岩藻多醣，可防治血栓和因血液黏性增大而引起的血壓上升。

此外，海帶中還含有豐富的鉀和鈣，具有擴張外周血管的作用，以及良好的降壓功效。海帶中所含的甘露醇有利尿、降壓的作用，常食海帶對高血壓患者十分有益。

對併發症同樣有效

海帶含有不飽和脂肪酸和大量的膳食纖維，能清除附著在血管壁上的膽固醇，促進膽固醇的代謝，還能使血液的黏度降低，減少血管硬化。海帶中的褐藻酸，能促進膽固醇的代謝，控制膽固醇的吸收。

好食搭配更營養

海帶＋豆腐

豆腐中的皂角苷會造成身體碘的缺乏，而海帶含有豐富的碘，會誘發甲狀腺腫大，二者同食，可使體內碘元素處於平衡狀態。

吃對不吃錯

海帶是一種味道可口的食品，既可涼拌，又可做湯、炒食或與肉類一起燉煮。

主要營養成分（每100公克可食部分）

熱量	12 千卡
蛋白質	1.2 克
脂肪	0.1 克
碳水化合物	2.1 克
維生素A	—
維生素B_1	0.02 毫克
維生素B_2	0.15 毫克
維生素C	—
維生素E	—
鈣	46 毫克
鉀	246 毫克
鈉	8.6 毫克
鎂	25 毫克
鋅	0.16 毫克

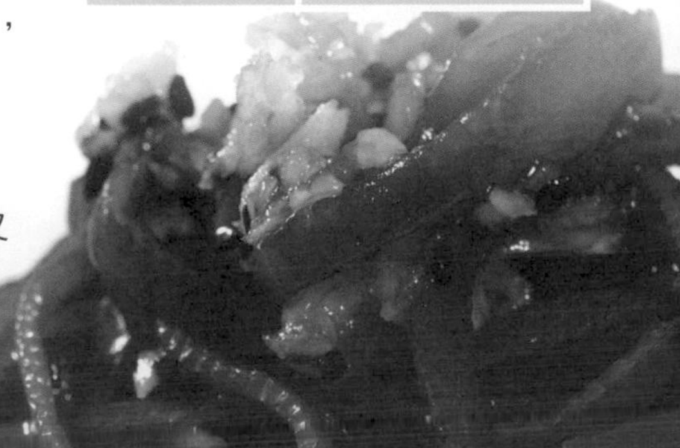

蒜頭拌海帶可以開胃補鈣。

◆降壓妙招

乾海帶含有有毒金屬——砷，烹製前應先用清水漂洗，然後浸泡6小時以上（不可過長），並要勤換水，這樣處理後食用海帶才安全。

降壓食療方

海帶豆腐湯

食材 水發海帶 150 克，嫩豆腐 100 克，蔥花、鹽、雞精、香油各適量。

做法

1. 嫩豆腐洗淨切塊；水發海帶洗淨切絲。
2. 鍋置火上，加適量清水燒沸，放入豆腐、海帶絲、蔥花煮 8 分鐘，用鹽、雞精和香油調味即可。

功效作用

海帶豆腐湯中含有豐富的鈣、蛋白質等，非常適合老年高血壓患者食用，具有預防高血壓、骨質疏鬆的功效。

水產類

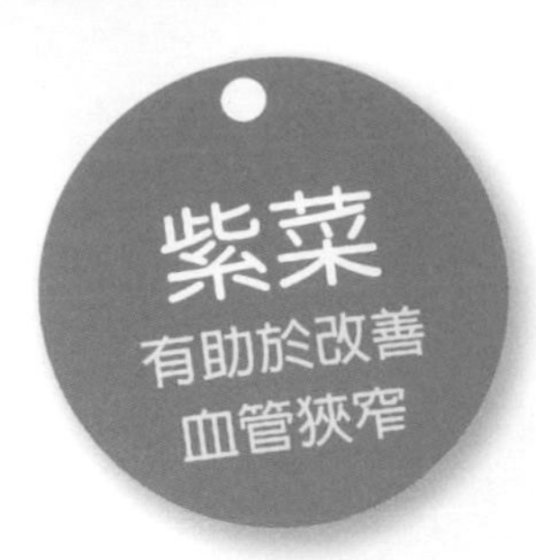

最大食用量：
每天宜吃 5 ～ 15 克（水發）。

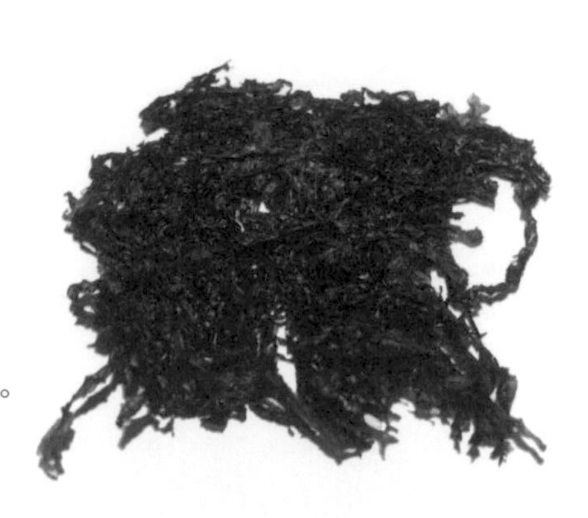

降壓主力軍

膽鹼、褐藻酸鈉、鍺、胜肽

降壓功效大解析

紫菜中的膽鹼可以代謝脂肪，保護血管健康，有效預防動脈硬化，降低血壓。紫菜中含有的褐藻酸鈉和鍺，能改善血管狹窄的情況與血管機能，有益於高血壓患者控制病情。此外，紫菜中的胜肽具有鬆弛血管平滑肌，調節血壓的作用。

對併發症同樣有效

紫菜含有的牛磺酸可促進膽固醇分解，降低血清中的有害膽固醇。紫菜中鎂的含量很高，能顯著降低血清中膽固醇的總含量。紫菜中的鈣，有刺激胰臟 β 細胞的作用，能夠促進胰島素的正常分泌，同時還能避免骨質疏鬆。

好食搭配更營養

紫菜 + 豆腐

紫菜適宜搭配豆腐食用，因為豆腐中的皂角苷會造成身體碘的缺乏，而紫菜含碘多，易誘發甲狀腺腫大，二者同食可使體內碘元素處於平衡狀態。

吃對不吃錯

紫菜營養豐富，味道鮮美，可採用多種烹飪方法，如：涼拌、炒食、製餡、脆爆等。

主要營養成分（每100公克可食部分）

熱量	207 千卡
蛋白質	26.7 克
脂肪	1.1 克
碳水化合物	44.1 克
維生素A	228 微克
維生素B_1	0.27 毫克
維生素B_2	0.12 毫克
維生素C	2 毫克
維生素E	1.82 毫克
鈣	264 毫克
鉀	1796 毫克
鈉	710.5 毫克
鎂	105 毫克
鋅	2.47 毫克

海帶紫菜豆漿可以補鈣、降血壓。

◆降壓妙招

紫菜是海鮮食品，容易返潮變質，應將其裝入黑色食品袋置於低溫乾燥處，或放入冰箱中，可保持其味道和營養。

降壓食療方

紫菜豆腐湯

食材 免洗紫菜 5 克，豆腐 200 克，鹽、醬油、香油、胡椒粉各適量。

做法

❶ 將紫菜撕碎；豆腐洗淨，切塊。

❷ 沙鍋中加適量水，沸煮放入豆腐塊，待煮沸後放入鹽、醬油調味，加入紫菜再次煮沸，再放入胡椒粉拌勻，淋入香油即可。

功效作用

紫菜與豆類搭配可以預防老年人骨質疏鬆症，並緩解更年期症狀。

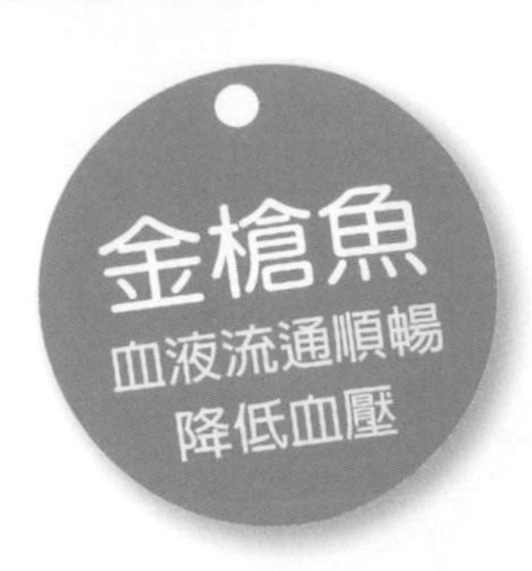

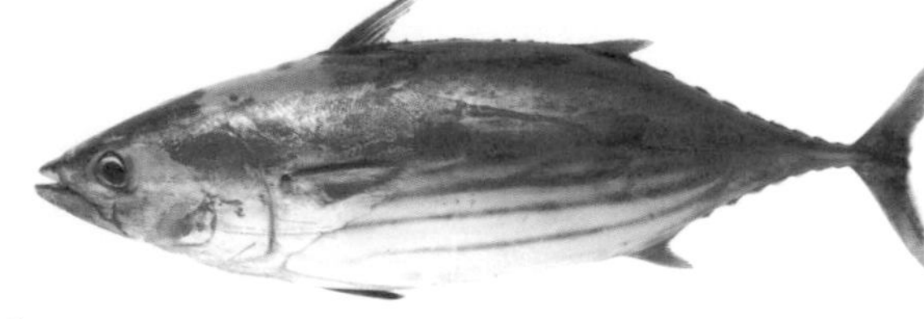

最大食用量：
每天宜吃 80 克。

降壓主力軍

ω-3 脂肪酸、鎂

降壓功效大解析

金槍魚中含有豐富的 ω-3 脂肪酸，可以提升體內一氧化氮的水平，能更好地舒張血管平滑肌，從而降低血壓。金槍魚所含的鎂，能使心臟正常工作，具有擴張血管的作用，使血壓平穩下降。

對併發症同樣有效

金槍魚所含的牛磺酸可以抑制交感神經的興奮，降低血液中膽固醇的含量，有效預防動脈硬化。其所含的 EPA，對生物體有調節作用，可使「壞」膽固醇不沉積，預防血栓的形成，保護心腦血管系統。

好食搭配更營養

金槍魚 + 白菜

二者同食可使營養更加均衡，且能更好吸收利用。

吃對不吃錯

金槍魚最佳食用方法是生魚片，味道鮮美，彈滑多汁。

紅燒金槍魚可以健腦。

主要營養成分（每100公克可食部分）

熱量	1498 千焦
蛋白質	9.0 克
脂肪	3.1 克
碳水化合物	75.1 克
維生素B_1	0.33 毫克
維生素B_2	0.1 毫克
維生素E	3.63 毫克
鈣	41 毫克
鉀	284 毫克
磷	229 毫克
鈉	4.3 毫克
鎂	107 毫克
鐵	5.1 毫克
鋅	1.87 毫克

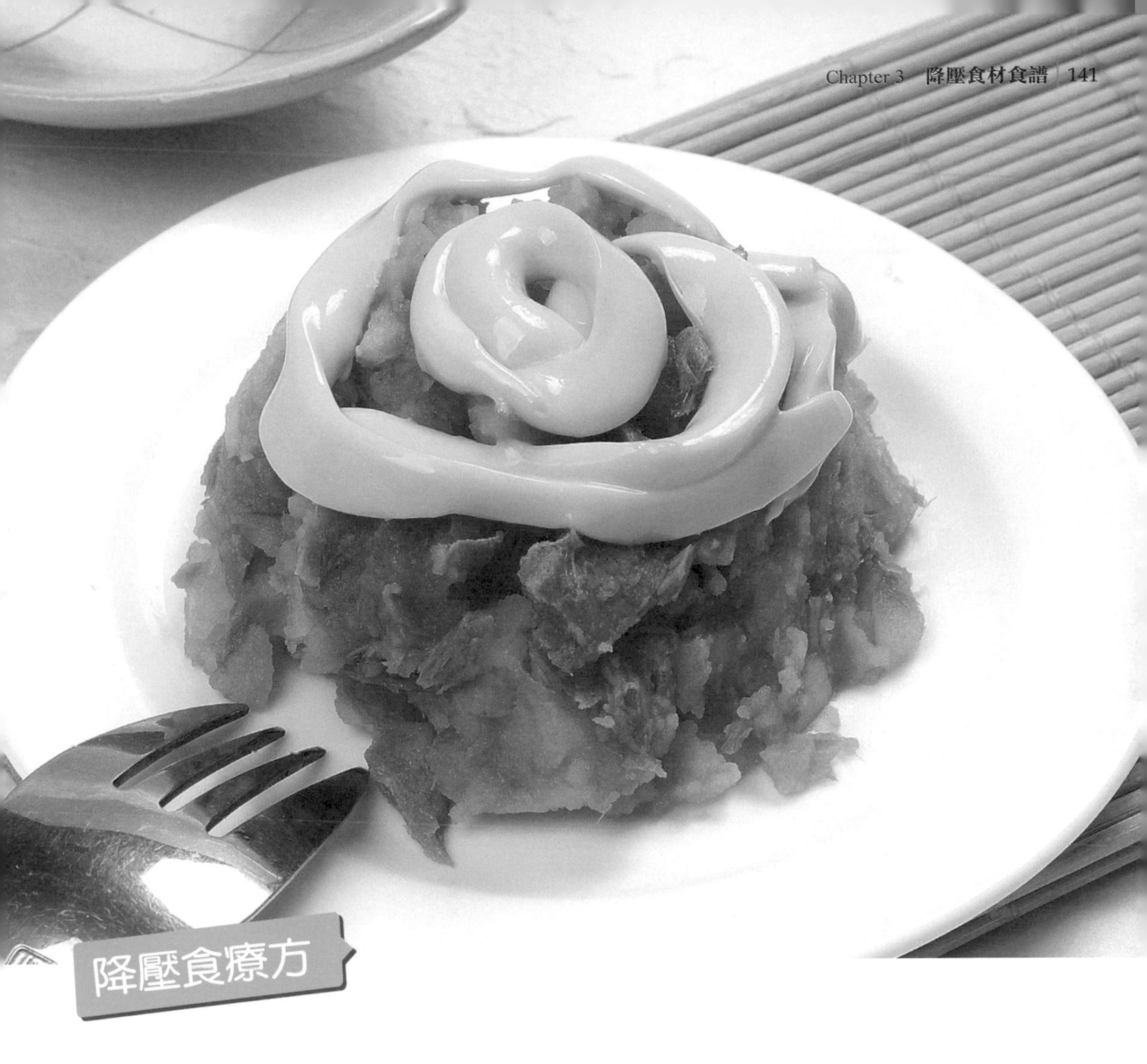

降壓食療方

金槍魚馬鈴薯沙拉

食材 罐頭金槍魚 80 克，馬鈴薯 200 克，洋蔥 40 克，沙拉醬、鹽、白胡椒粉各少許。

做法

❶ 金槍魚去掉水分，用手撕成小塊；洋蔥洗淨，切碎；馬鈴薯洗淨，去皮，切片。

❷ 馬鈴薯放蒸鍋中蒸 20 分鐘左右，稍涼，裝入保鮮袋，封口，用擀麵棍擀成泥，晾涼。

❸ 將馬鈴薯泥放入大碗中，加入金槍魚肉和洋蔥碎，放入沙拉醬、鹽和白胡椒粉，攪勻即可。

功效作用

這道菜適合兒童高血壓患者食用，可以降血壓，還有助於大腦發育，並促進食慾。

水產類

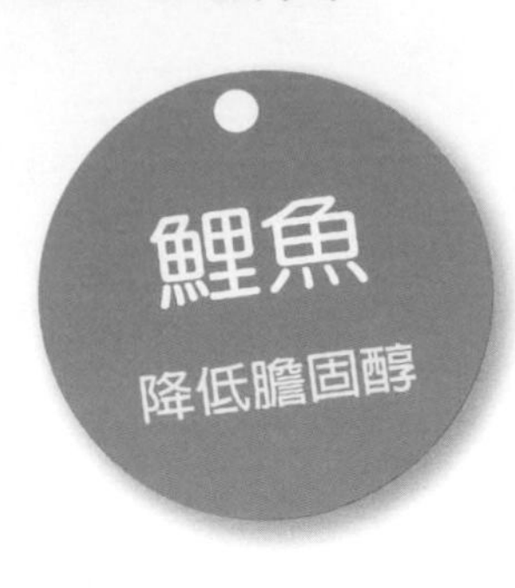

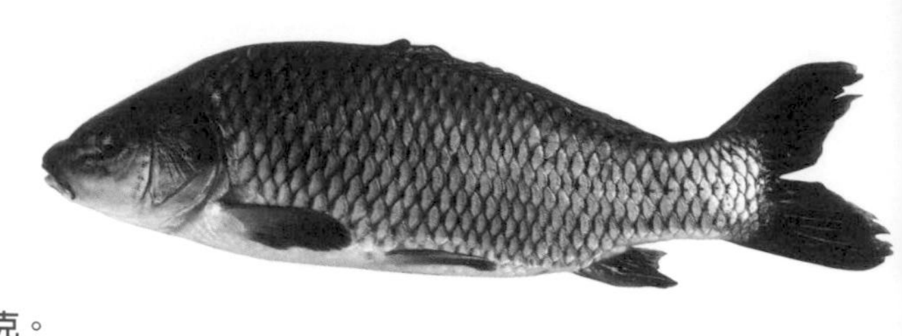

最大食用量：
每天宜吃 80 克。

降壓主力軍

鉀

降壓功效大解析

鯉魚含有豐富的鉀離子，能夠促進鈉從尿液中排泄，同時鉀還可以對抗鈉升高血壓的不利影響，對血管的損傷有防護作用，能夠有效降低血壓。此外還能增強肌肉的強度，幫助高血壓患者改善肌肉疲勞狀況。

主要營養成分（每100公克可食部分）

熱量	109 千卡
蛋白質	17.6 克
脂肪	4.1 克
碳水化合物	0.5 克
維生素A	25 微克
維生素B_1	0.03 毫克
維生素B_2	0.09 毫克
維生素C	—
維生素E	1.27 毫克
鈣	50 毫克
鉀	334 毫克
鈉	53.7 毫克
鎂	33 毫克
鋅	2.08 毫克

對併發症同樣有效

鯉魚的脂肪大部分是由不飽和脂肪酸組成，脂肪成液態，具有良好的降低膽固醇的作用，長期食用，不僅能增加營養，維護健康，還能防治冠狀動脈疾病。鯉魚中的菸鹼酸具有降低膽固醇與三酸甘油酯的功能，同時可以擴張血管，促進血液循環。

好食搭配更營養

鯉魚＋花生

鯉魚中的不飽和脂肪酸易被氧化，花生中的維生素 E 有抗氧化的作用，二者搭配食用，有利於營養更好地吸收利用。

吃對不吃錯

鯉魚的烹調方法較多，以紅燒、乾燒、糖醋為主。

清燉鯉魚是比較健康的食用方式。

◆降壓妙招

將處理乾淨的鯉魚，放入盆中倒一些黃酒，不僅能去除魚的腥味，還能使魚的味道更加鮮美。

降壓食療方

紅燒鯉魚塊

食材 鯉魚 1 條，蔥段、薑片、蒜片、白糖、醋、生抽各 5 克，料酒 10 克，鹽、澱粉、胡椒粉各適量。

做法

❶ 鯉魚洗淨剁成塊，加薑片、料酒、鹽、胡椒粉醃漬，炸至金黃色撈出；用生抽、白糖、醋、鹽、料酒、澱粉、水調成芡汁。

❷ 油鍋燒熱，爆香蔥段、蒜片，倒調味汁燒開，下入魚塊燜 5 分鐘即可。

功效作用

鯉魚富含蛋白質，而且優質、齊全，易於消化和吸收，經常食用可以增強體質，提高抵抗疾病的能力。

水產類

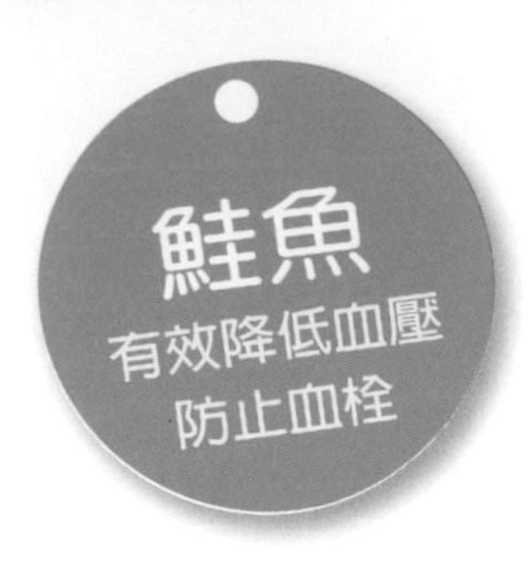

最大食用量：
每天宜吃 60 ～ 80 克。

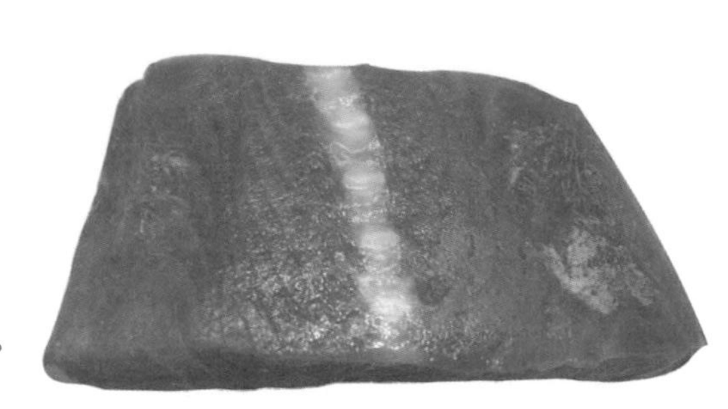

降壓主力軍

ω-3 脂肪酸

降壓功效大解析

富含 ω-3 脂肪酸，能有效降壓。在魚類中，鮭魚含有較多的 ω-3 脂肪酸，可有效降低血壓、防止血栓。高血壓患者常吃鮭魚能發揮輔助降壓的作用。

對併發症同樣有效

鮭魚中含有豐富的 ω-3 脂肪酸，能降低血液中三酸甘油酯水平，並能升高高密度脂蛋白膽固醇，增強血管彈性。

好食搭配更營養

鮭魚 + 綠芥末

生吃鮭魚，一定要配上綠芥末，不僅可以調味，還有殺菌作用。

吃對不吃錯

鮭魚在烹調中主要採用燒、燉、蒸、醬、燻或醃等方法。

主要營養成分（每100公克可食部分）

熱量	139 千卡
蛋白質	17.2 克
脂肪	7.8 克
碳水化合物	0 克
維生素A	45 微克
維生素B_1	0.07 毫克
維生素B_2	0.18 毫克
維生素C	—
維生素E	0.78 毫克
鈣	13 毫克
鉀	361 毫克
鈉	63.3 毫克
鎂	36 毫克
鋅	1.11 毫克

蜜汁鮭魚是烤的，高血壓患者可以選用其他烹調方式。

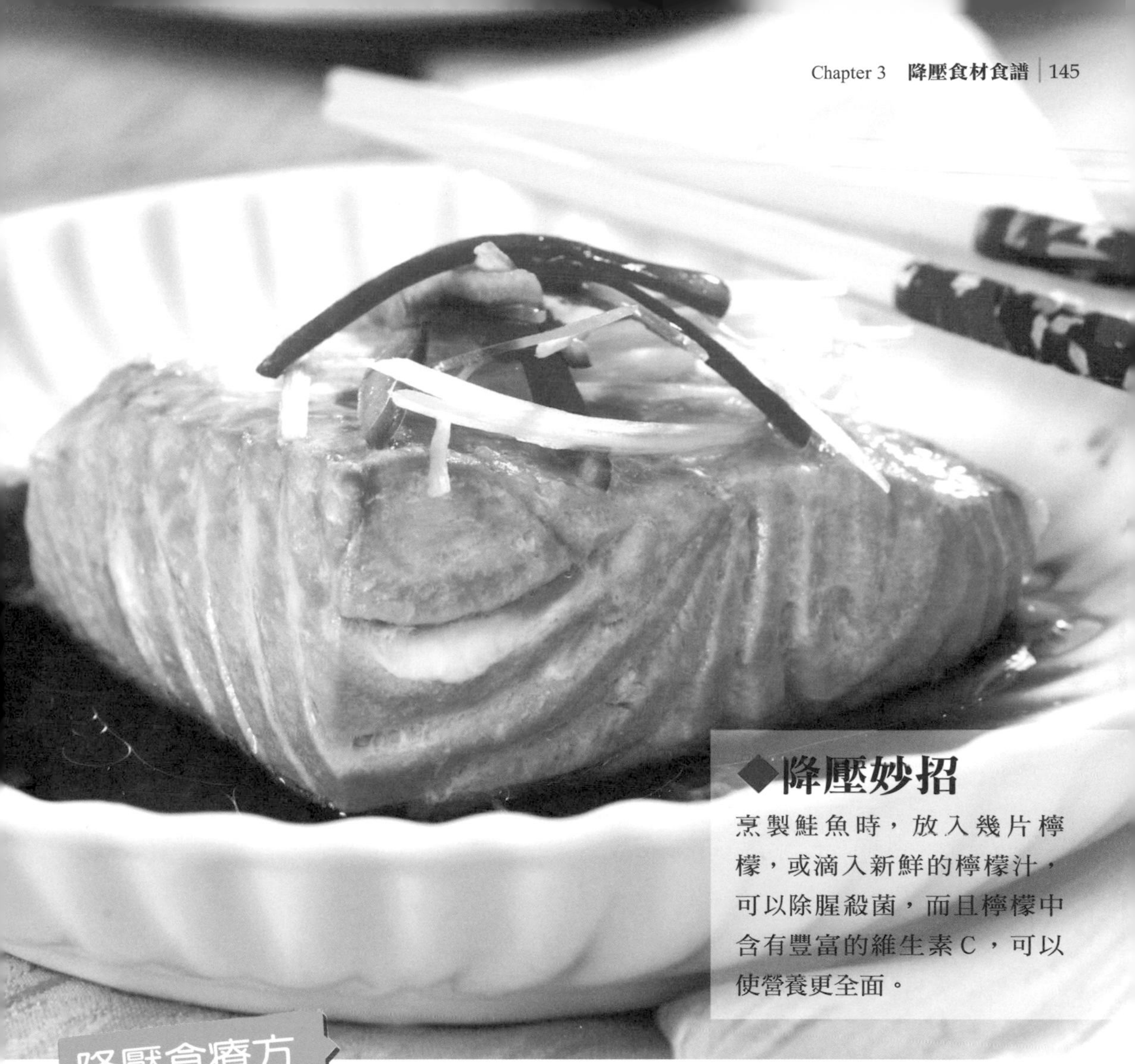

◆降壓妙招

烹製鮭魚時，放入幾片檸檬，或滴入新鮮的檸檬汁，可以除腥殺菌，而且檸檬中含有豐富的維生素 C，可以使營養更全面。

降壓食療方

清蒸鮭魚

食材 鮭魚肉 300 克，香油、鹽、蔥絲、薑絲各適量。

做法

1. 鮭魚肉洗淨，切段，撒少許鹽抓勻，醃漬 30 分鐘。
2. 取盤，放入鮭魚，放上蔥絲、薑絲、香油，放入燒沸的蒸鍋大火蒸 10 分鐘即可（可用紅辣椒絲裝飾）。

功效作用

這道菜適合兒童高血壓患者食用，健腦益智，增進食慾，還能降血壓。

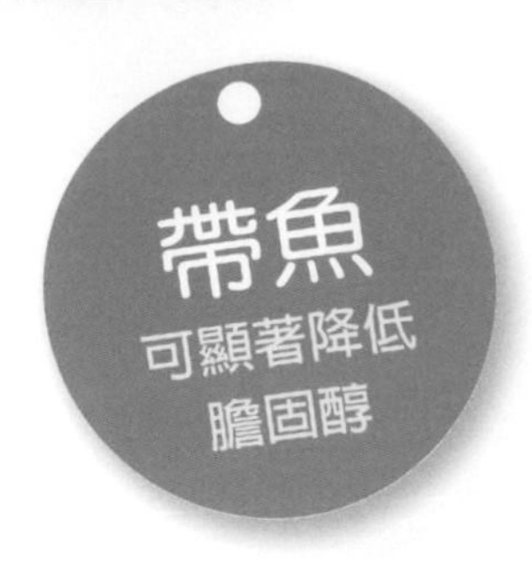

最大食用量：
每天宜吃 80 克。

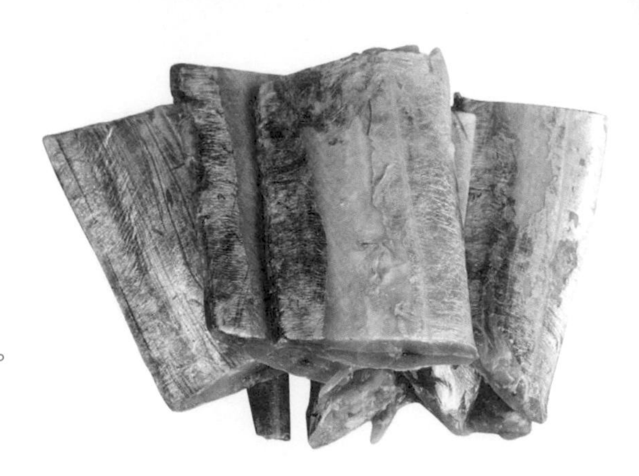

降壓主力軍

鎂

降壓功效大解析

帶魚含有豐富的鎂元素，可活化鈣泵，泵入鉀離子，限制鈉內流，還能減少應激誘導的去甲腎上腺素的釋放，從而發揮降低血壓的作用，對心血管系統也有很好的保護作用。

對併發症同樣有效

帶魚所含的菸鹼酸，能參與脂肪的代謝，可以減少血液中的低密度脂蛋白及三酸甘油酯，還可增加高密度脂蛋白。其所含的維生素 B_2，有益於破損血管的修復，使膽固醇不易沉積，促使血液中的脂肪加速排出。

好食搭配更營養

帶魚＋荸薺

荸薺質嫩多汁，與帶魚一起熬湯食用對糖尿病多尿者有一定的輔助療效。

吃對不吃錯

帶魚烹飪方法多樣，但能最大限度保留其營養物質的烹飪方法有清蒸、水煮或燉熬的方法，可連湯汁一起食用。

主要營養成分（每100公克可食部分）

營養成分	含量
熱量	127 千卡
蛋白質	17.7 克
脂肪	4.9 克
碳水化合物	3.1 克
維生素A	29 微克
維生素B_1	0.02 毫克
維生素B_2	0.06 毫克
維生素C	—
維生素E	0.82 毫克
鈣	28 毫克
鉀	280 毫克
鈉	150.1 毫克
鎂	43 毫克
鋅	0.70 毫克

清蒸帶魚時可放入適量的醋。

◆降壓妙招

帶魚鱗中含有的不飽和脂肪酸有防治高血壓及冠狀動脈疾病的功效，因此在烹飪帶魚時不要刮掉魚鱗。

降壓食療方

糖醋帶魚

食材 帶魚 500 克，蔥絲、薑絲、蒜片、醬油、醋、紹酒、糖、花椒油各適量。

做法

❶ 將帶魚去頭、尾、內臟，洗淨，剁成 5 公分左右的段，用鹽略醃。

❷ 鍋中多放些油燒熱，下帶魚段炸熟，兩面呈金黃色時出鍋，瀝乾油待用。

❸ 鍋中留底油，下蔥絲、薑絲、蒜片煸炒，放入炸好的帶魚，烹入紹酒、醋、醬油，加少許湯，放糖，入味後淋花椒油，炒勻即成。

功效作用

帶魚可以保護心血管系統，預防高血壓、脂肪肝，搭配可以軟化血管的醋功效更好。

水產類

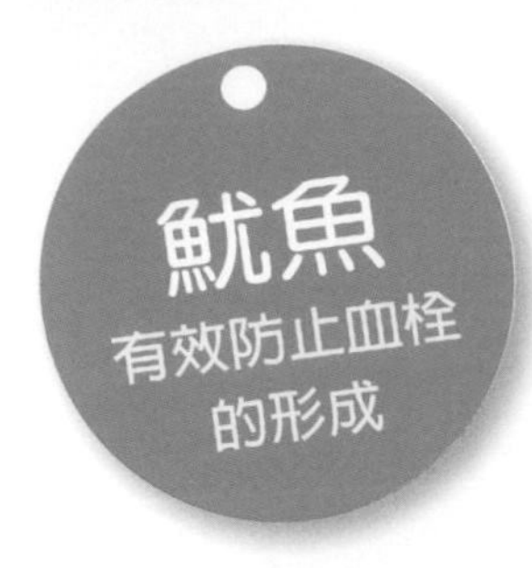

最大食用量：
每天宜吃 80 克。

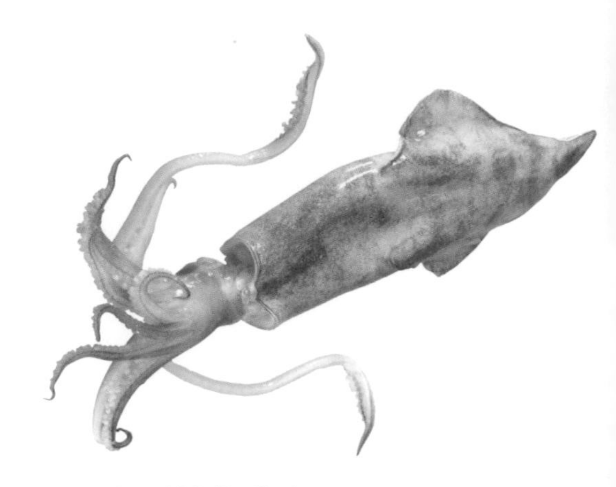

降壓主力軍

不飽和脂肪酸 EPA

降壓功效大解析

魷魚中的 EPA 不飽和脂肪酸，具有防止血小板黏連、凝聚的功能，因此它可以有效防止血栓的形成，預防中風。

對併發症同樣有效

魷魚中含有的豐富的牛磺酸，可抑制血小板凝集，降低血脂，保持正常血壓和防止動脈硬化，對心肌細胞有保護作用，能夠降低血液中膽固醇的含量。

好食搭配更營養

魷魚＋辣椒

二者合用能使營養更加全面，且易消化。

吃對不吃錯

魷魚適用於炒、烤、燒、燉等烹調方法。

主要營養成分（每100公克可食部分）

熱量	313 千卡
蛋白質	60.0 克
脂肪	4.6 克
碳水化合物	7.8 克
維生素A	—
維生素B_1	0.02 毫克
維生素B_2	0.13 毫克
維生素C	—
維生素E	9.72 毫克
鈣	87 毫克
鉀	1131 毫克
鈉	965.3 毫克
鎂	192 毫克
鋅	11.24 毫克

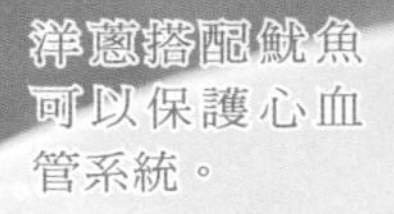
洋蔥搭配魷魚可以保護心血管系統。

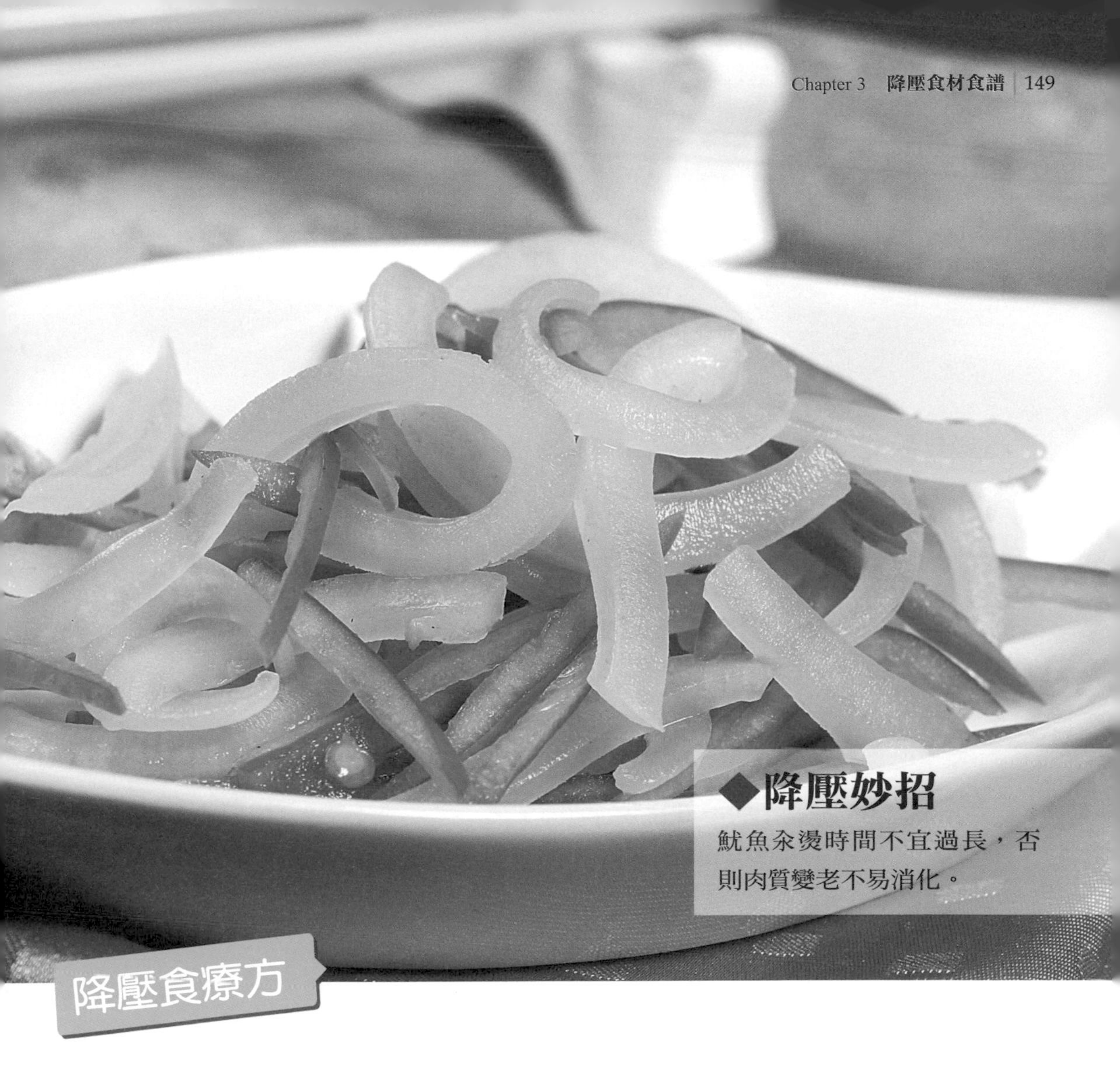

◆降壓妙招

魷魚汆燙時間不宜過長，否則肉質變老不易消化。

降壓食療方

青椒魷魚絲

食材 魷魚 300 克，青椒 100 克，薑末、蒜末、料酒各 5 克，鹽、香油各少許。

做法

❶ 魷魚收拾乾淨，切絲；青椒去蒂及子，洗淨切絲。

❷ 鍋置火上，倒入清水燒沸，將魷魚絲汆燙至熟，撈出瀝乾。

❸ 鍋內倒油，燒至六成熱，下薑末、蒜末煸香，倒入魷魚絲，加料酒、鹽翻炒，倒入青椒絲，翻炒片刻後，點香油調味即可。

功效作用

這道菜可以降低膽固醇，抗凝血，能夠預防高血壓並發中風的發生。

水產類

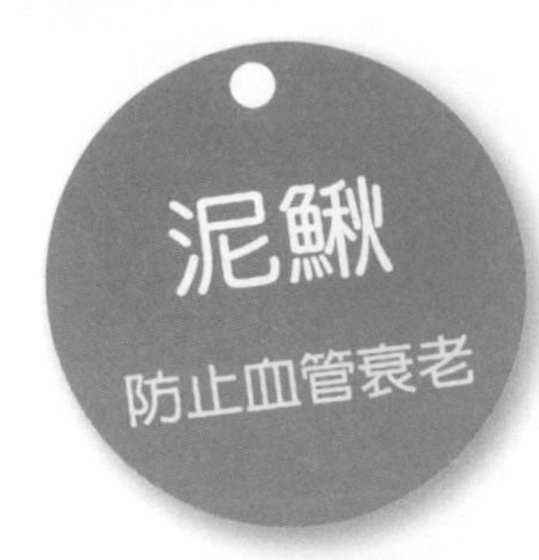

泥鰍

防止血管衰老

最大食用量：
每天宜吃 80 克。

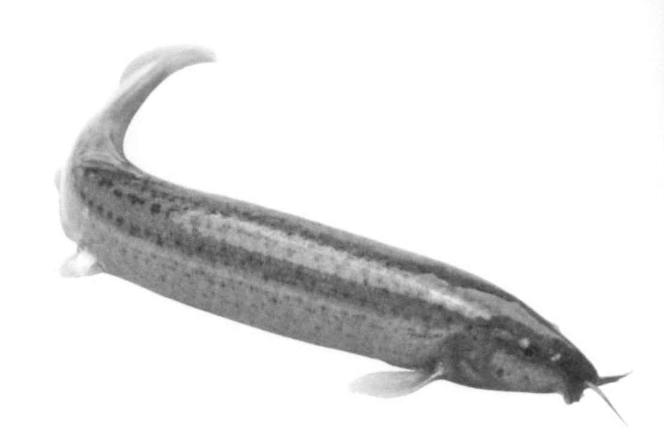

降壓主力軍

菸鹼酸、鈣

降壓功效大解析

泥鰍中的菸鹼酸，能夠擴張血管，降低膽固醇，促進血液循環，降低血壓。泥鰍還含有豐富的鈣質，有利於尿鈉的排泄，具有穩定血壓的功效。

對併發症同樣有效

泥鰍所含脂肪成分較低，膽固醇更少，屬高蛋白低脂肪食品，且含一種類似 EPA 的不飽和脂肪酸，有利於增加血管的彈性，降低血脂濃度。

好食搭配更營養

泥鰍 + 豆腐

二者同食可緩解消渴症狀，具有很好的進補和食療功用。

吃對不吃錯

泥鰍適用於炒、爆、燒、燉等烹調方法。而且，泥鰍死後組胺酸會轉化為組織胺，對身體有害，因此泥鰍宜現殺現吃。

主要營養成分（每100公克可食部分）

營養成分	含量
熱量	96 千卡
蛋白質	17.9 克
脂肪	2.0 克
碳水化合物	1.7 克
維生素A	14 微克
維生素B_1	0.10 毫克
維生素B_2	0.33 毫克
維生素C	—
維生素E	0.79 毫克
鈣	299 毫克
鉀	282 毫克
鈉	74.8 毫克
鎂	28 毫克
鋅	2.76 毫克

香辣泥鰍有補中益氣、養腎生精功效，對調節性功能有較好的作用。

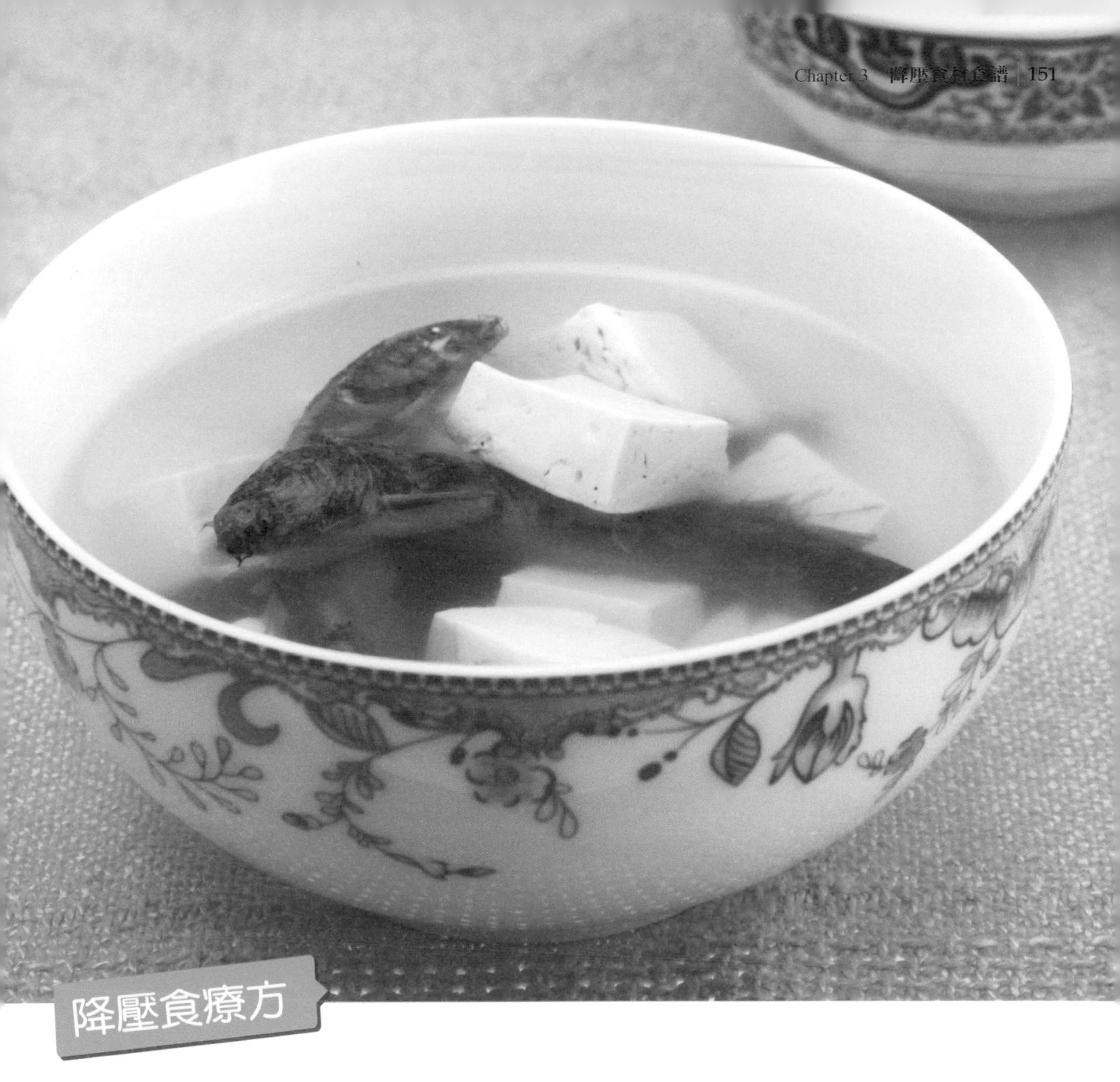

降壓食療方

泥鰍燉豆腐

食材 活泥鰍 250 克、豆腐 1/2 塊，蔥段、薑片、鹽、植物油各適量。

做法

❶ 活泥鰍宰殺，去鰓和內臟，沖洗乾淨；豆腐洗淨，切塊。

❷ 鍋置火上燒熱，倒入適量植物油，放入泥鰍段略煎，淋入適量清水，放入豆腐、蔥段、薑片，大火煮開後轉小火煮至湯色發白，加少許鹽調味即可。

功效作用

泥鰍脂肪含量較低，膽固醇更少，屬高蛋白低脂肪食品，且含一種不飽和脂肪酸，有利於人體抗血管衰老，對老年人和心血管患者有益。

水產類

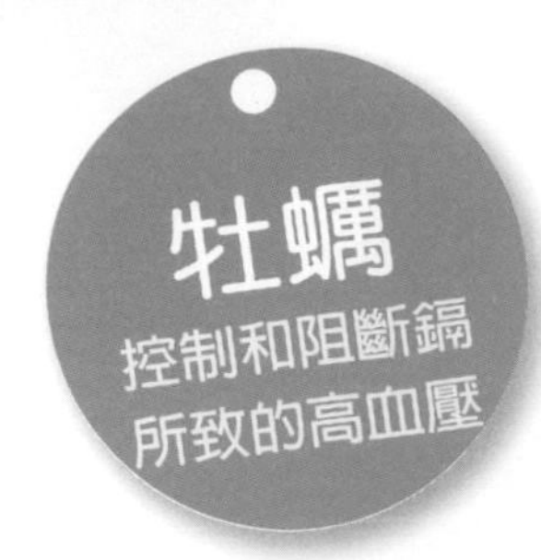

牡蠣

控制和阻斷鎘所致的高血壓

最大食用量：
每天宜吃 15 ～ 30 克。

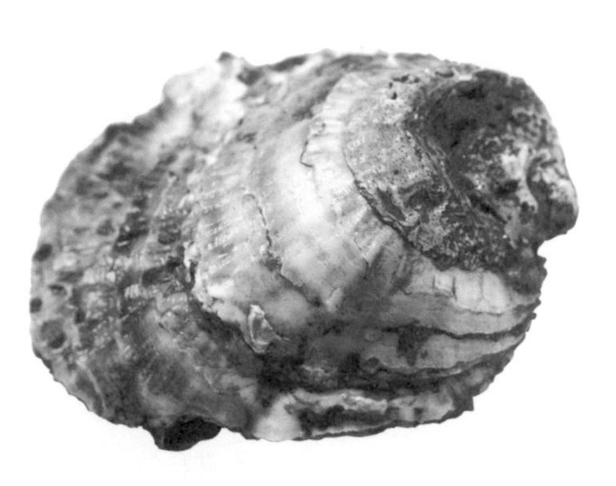

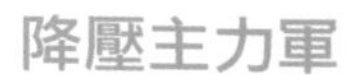

降壓主力軍

鋅

降壓功效大解析

牡蠣肉中含有豐富的鋅元素，能夠改變身體的鋅鎘比值，降低並減少鎘對人體的危害，可有效地控制和阻斷鎘所致高血壓，有利於穩定高血壓患者的病情。

對併發症同樣有效

牡蠣中含有的牛磺酸，可抑制血小板凝集，降低血脂，保持人體正常血壓和防止動脈硬化，對心肌細胞有保護作用，可抗心律失常。其所含的維生素 B 群，可維護周圍神經系統的健康，有預防和輔助治療糖尿病導致神經病變的功效。

好食搭配更營養

牡蠣 + 小米

牡蠣中缺乏色胺酸、甲硫胺酸，搭配甲硫胺酸和色胺酸含量較高的小米，更能發揮牡蠣的營養作用。

吃對不吃錯

鮮牡蠣肉通常有清蒸、生炒和煮湯等多種烹飪方法。

主要營養成分（每100公克可食部分）

熱量	73 千卡
蛋白質	5.3 克
脂肪	2.1 克
碳水化合物	8.2 克
維生素A	27 微克
維生素B_1	0.01 毫克
維生素B_2	0.13 毫克
維生素C	—
維生素E	0.81 毫克
鈣	131 毫克
鉀	200 毫克
鈉	462.1 毫克
鎂	65 毫克
鋅	9.39 毫克

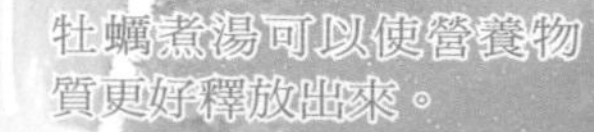

牡蠣煮湯可以使營養物質更好釋放出來。

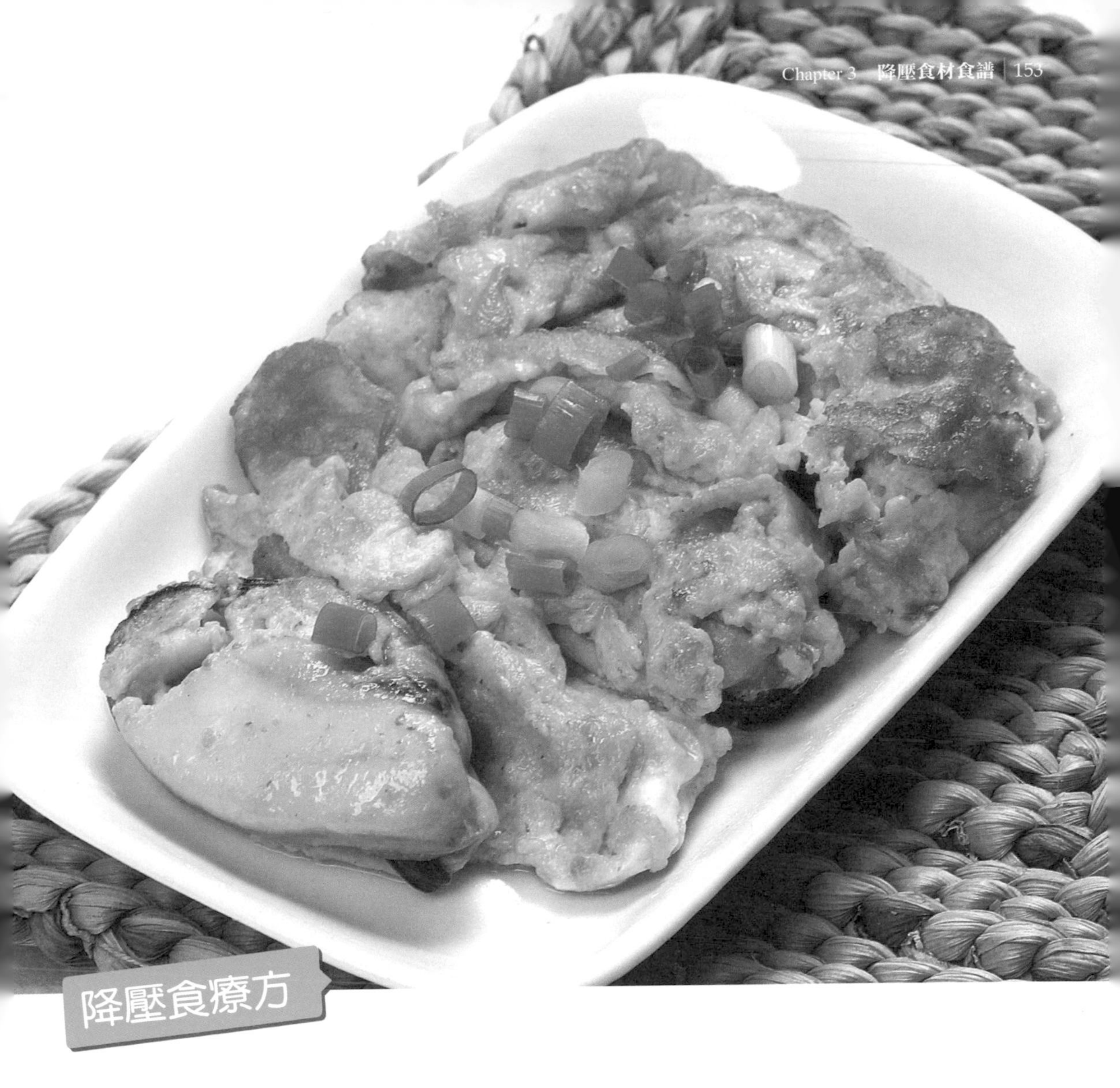

降壓食療方

牡蠣煎蛋

食材 去殼牡蠣 50 克，雞蛋 1 顆，蔥花 5 克，鹽、花椒粉各少許。

做法

❶ 牡蠣洗淨；雞蛋洗淨，磕入碗內，打散，放入牡蠣、蔥花、花椒粉、鹽，攪拌均勻。

❷ 鍋置火上，倒入適量植物油，待油溫燒至六成熱，淋入蛋液煎至兩面呈金黃色即可。

功效作用

牡蠣是眾所周知的高鋅食物，與蛋白質豐富的雞蛋搭配，可以護腦健腦，預防妊娠高血壓。

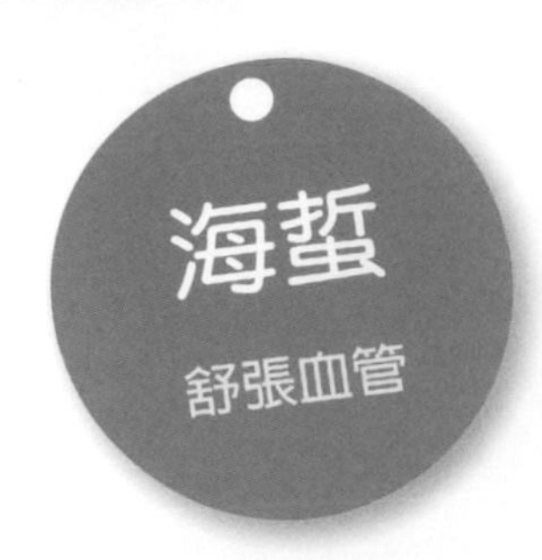

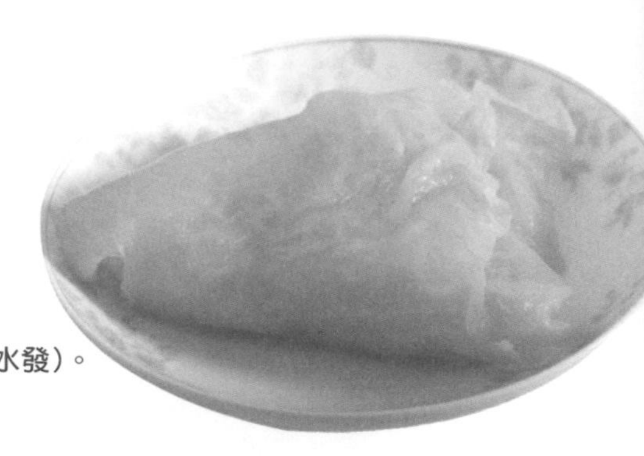

最大食用量：
每天宜吃 40 ～ 50 克（水發）。

降壓主力軍

乙醯膽鹼

降壓功效大解析

海蜇頭原液中有類似乙醯膽鹼的物質，能減弱心肌收縮力，降低血壓，對各期高血壓均有良好的效果，尤其是對早期高血壓療效最佳。此外，海蜇還具有擴張血管的作用，可輔助降壓。

對併發症同樣有效

海蜇中含有豐富的鈣，具有刺激胰臟 β 細胞的作用，能夠促進胰島素的正常分泌，同時還能避免骨質疏鬆。海蜇中的不飽和脂肪酸，能降低血液中的膽固醇和三酸甘油酯，對預防心血管疾病、改善內分泌都起著關鍵的作用。

好食搭配更營養

海蜇＋木耳

二者搭配具有潤腸通便、嫩白美膚，並有降壓的功效。

吃對不吃錯

海蜇最常見的食用方法就是涼拌，可搭配各種蔬菜，使其營養更加豐富多樣。

主要營養成分（每100公克可食部分）

營養成分	含量
熱量	33 千卡
蛋白質	3.7 克
脂肪	0.3 克
碳水化合物	3.8 克
維生素A	—
維生素B_1	0.03 毫克
維生素B_2	0.05 毫克
維生素C	—
維生素E	2.13 毫克
鈣	150 毫克
鉀	160 毫克
鈉	325.0 毫克
鎂	124 毫克
鋅	0.55 毫克

白菜拌海蜇適合處於更年期的高血壓患者食用。

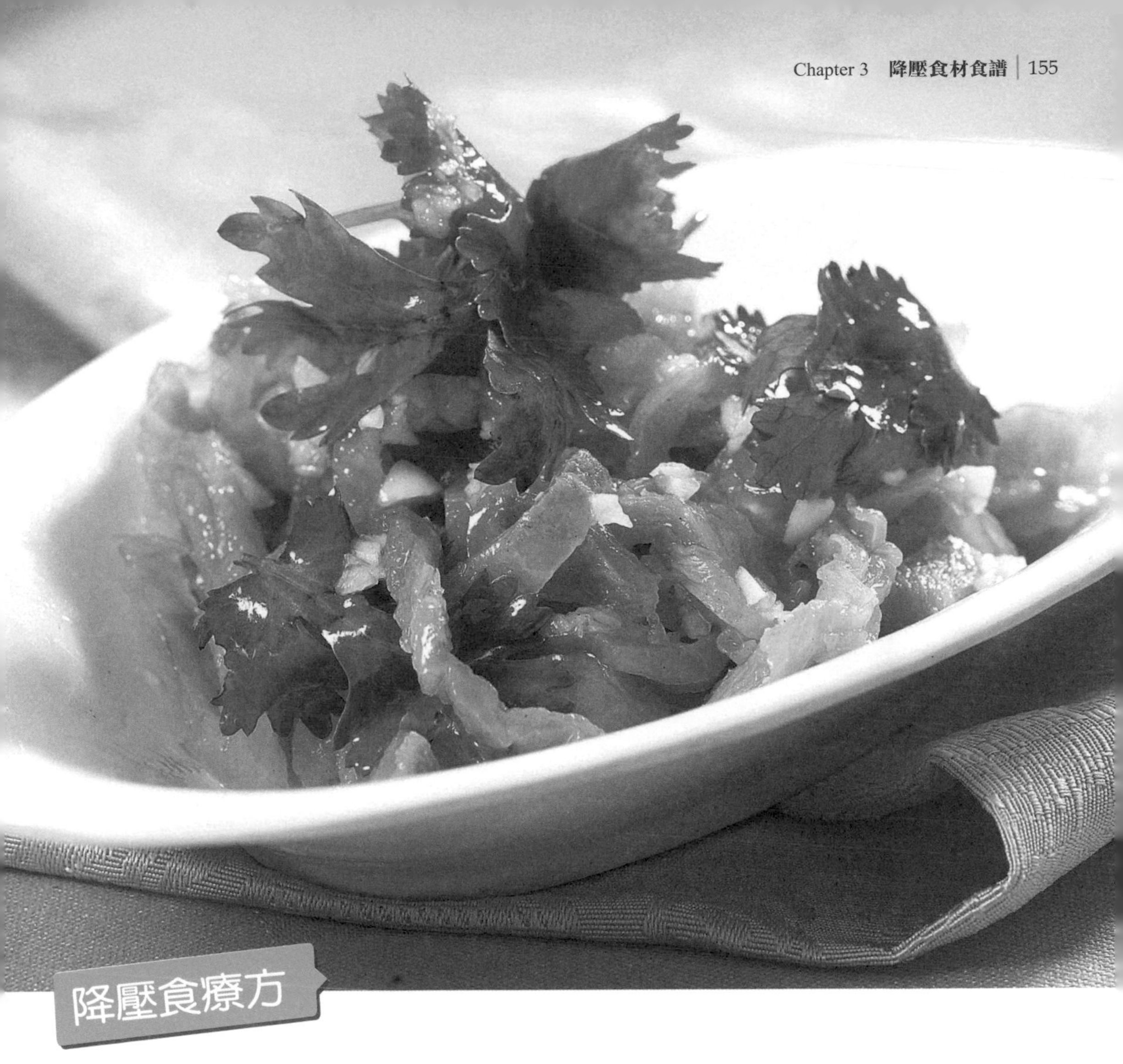

降壓食療方

香菜拌蜇皮

食材 海蜇皮 150 克，香菜 50 克，陳醋、白糖、蒜末、鹽、雞精、香油各適量。

做法

1. 海蜇皮放入清水中浸泡去鹽分，洗淨，切絲；香菜擇洗乾淨，切段。
2. 取小碗，放入陳醋、白糖、蒜末、鹽、雞精和香油攪拌均勻，對成調味汁。
3. 取盤，放入蟄皮絲和香菜段，淋入調味汁拌勻即可。

功效作用

這道菜作為開胃菜在飯前食用，可以增加食慾，擴張血管，輔助降壓。

水產類

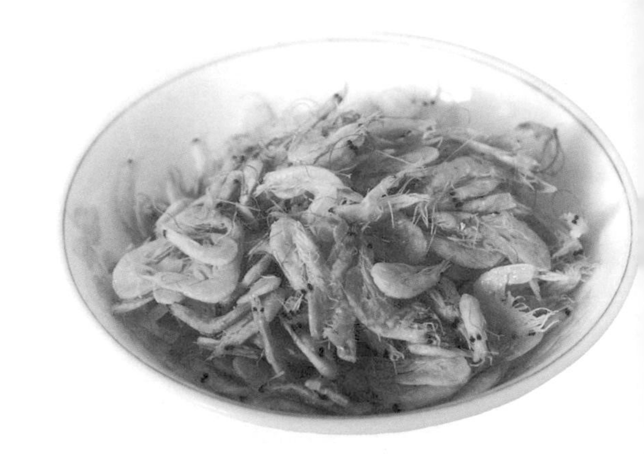

最大食用量：
每天宜吃 10 克。

降壓主力軍

鈣

降壓功效大解析

蝦皮中含有豐富的鈣質， 能夠促進尿鈉的排泄，減輕鈉對血壓的不利影響，有利於降低血壓。因此，適當進補含鈣量多的蝦皮，可使血壓保持穩定，並能防止腦血管意外的發生。但因蝦皮中鹽分較高，因此應適量。

對併發症同樣有效

蝦皮中含有豐富的鎂元素，對心臟活動具有重要的調節作用，能很好地保護心血管系統，可減少血液中的膽固醇含量，對於預防動脈硬化、高血壓及心肌梗塞有一定的作用。

好食搭配更營養

蝦皮 + 豆腐

蝦皮與豆腐均含有豐富的鈣元素，二者合用更能強化鈣的吸收，具有較強的預防骨質疏鬆的功效。

吃對不吃錯

蝦皮含鈣量豐富，有「 鈣庫」之稱，常見的做法有炒、燉湯等。

主要營養成分（每100公克可食部分）

熱量	53 千卡
蛋白質	30.7 克
脂肪	2.2 克
碳水化合物	2.5 克
維生素A	19 微克
維生素B_1	0.02 毫克
維生素B_2	0.14 毫克
維生素C	—
維生素E	0.92 毫克
鈣	991 毫克
鉀	617 毫克
鈉	5057.7 毫克
鎂	265 毫克
鋅	1.93 毫克

蝦皮南瓜可以補鈣。

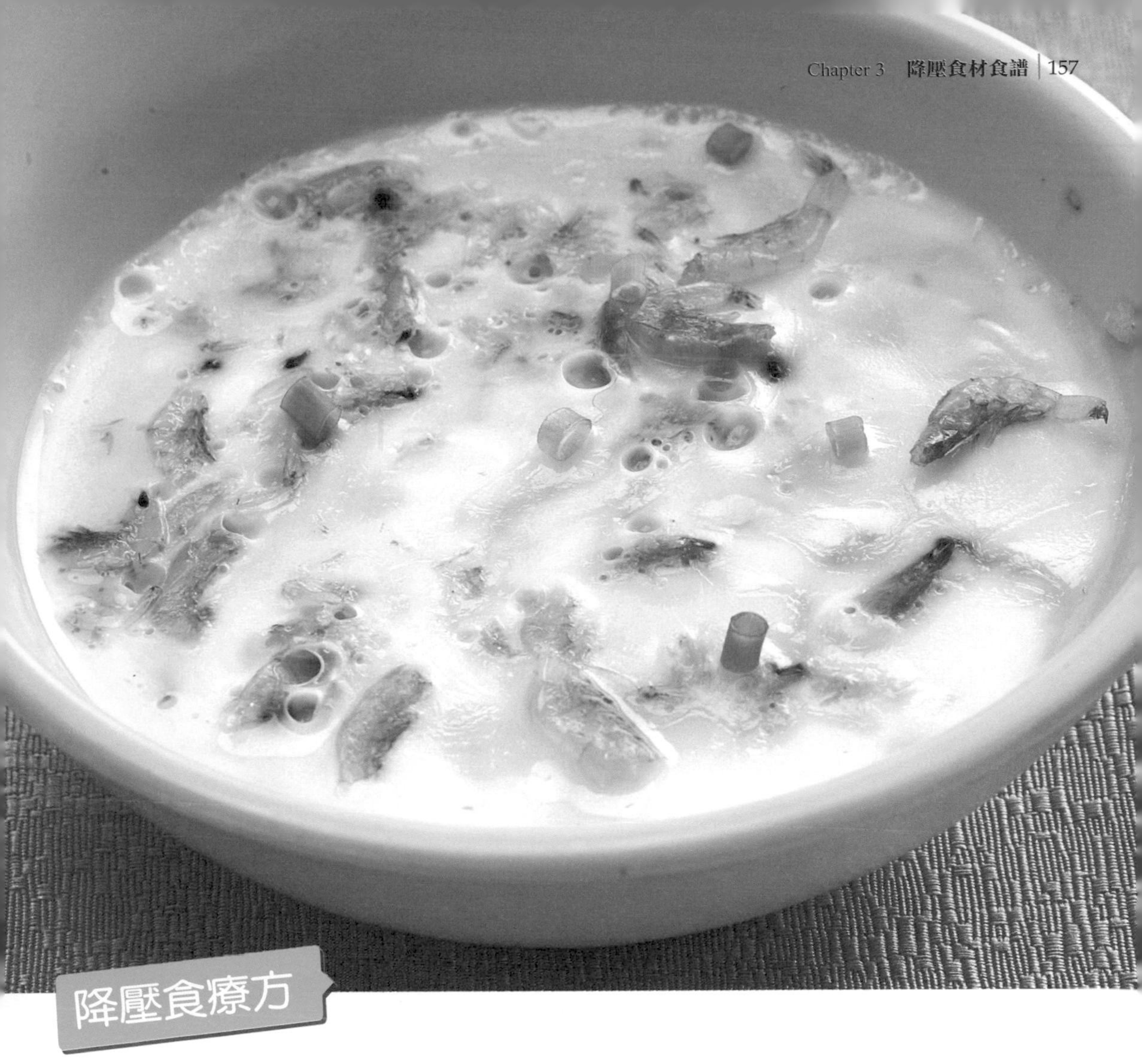

降壓食療方

蝦皮雞蛋羹

食材 雞蛋 1 顆、蝦皮 5 克，香油適量。

做法

❶ 蝦皮洗淨，浸泡去鹹味，撈出，切碎；雞蛋洗淨，打入碗中，攪散，放入切碎的蝦皮和適量清水攪拌均勻。

❷ 蒸鍋置火上，倒入適量冷水，放入盛有雞蛋、蝦皮的碗中，在碗上蓋一個盤子，待蒸鍋中的水開後再蒸 5 ～ 8 分鐘，取出，淋上香油即可。

功效作用

這道菜中鈣、鎂的含量都十分豐富，在降血壓、保護心血管的同時，還可以補鈣，適合老年人高血壓患者食用。

水果類

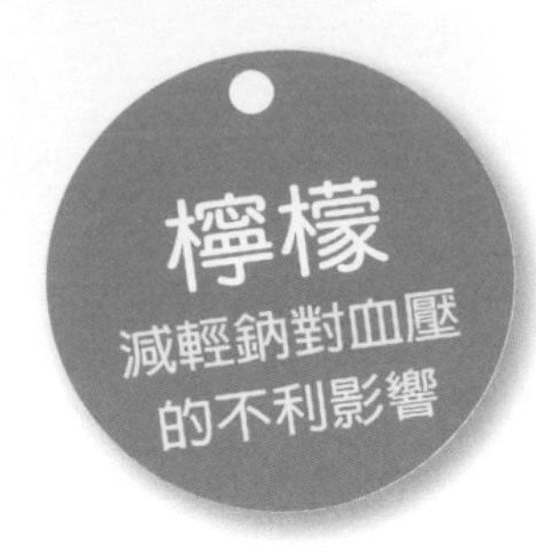

最大食用量：
每天宜吃１～２片。

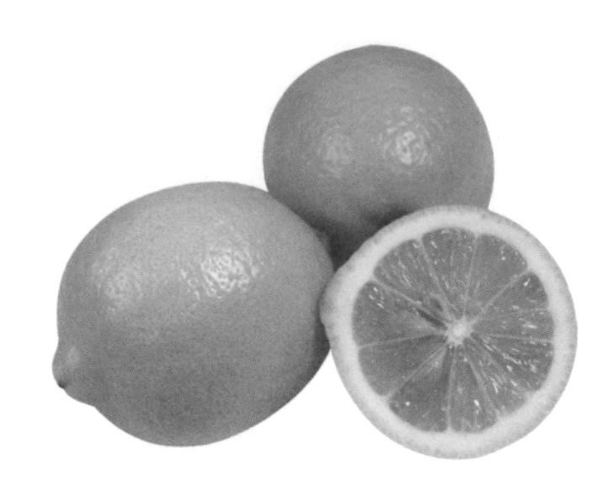

降壓主力軍

維生素Ｃ、維生素Ｐ、鈣

降壓功效大解析

檸檬富含維生素Ｃ和維生素Ｐ，能增強血管彈性和韌性，可預防和治療高血壓和心肌梗塞。檸檬中的鈣元素，能增加尿鈉排泄，減輕鈉對血壓的不利影響，從而降低血壓。

對併發症同樣有效

檸檬能緩解鈣離子促使血液凝固的作用，可預防心肌梗塞，其所含的檸檬酸有收縮、增固微血管的作用。

好食搭配更營養

檸檬＋蘆薈

有益於口腔黏膜損害者。

吃對不吃錯

檸檬可以直接食用，也可以打檸檬汁飲用。

檸檬涼麵味道清爽，適合孕婦食用。

主要營養成分（每100公克可食部分）

營養成分	含量
熱量	35 千卡
蛋白質	1.1 克
脂肪	1.2 克
碳水化合物	6.2 克
維生素A	—
維生素B_1	0.05 毫克
維生素B_2	0.02 毫克
維生素C	22 毫克
維生素E	1.14 毫克
鈣	101 毫克
鉀	209 毫克
鈉	1.1 毫克
鎂	37 毫克
鋅	0.65 毫克

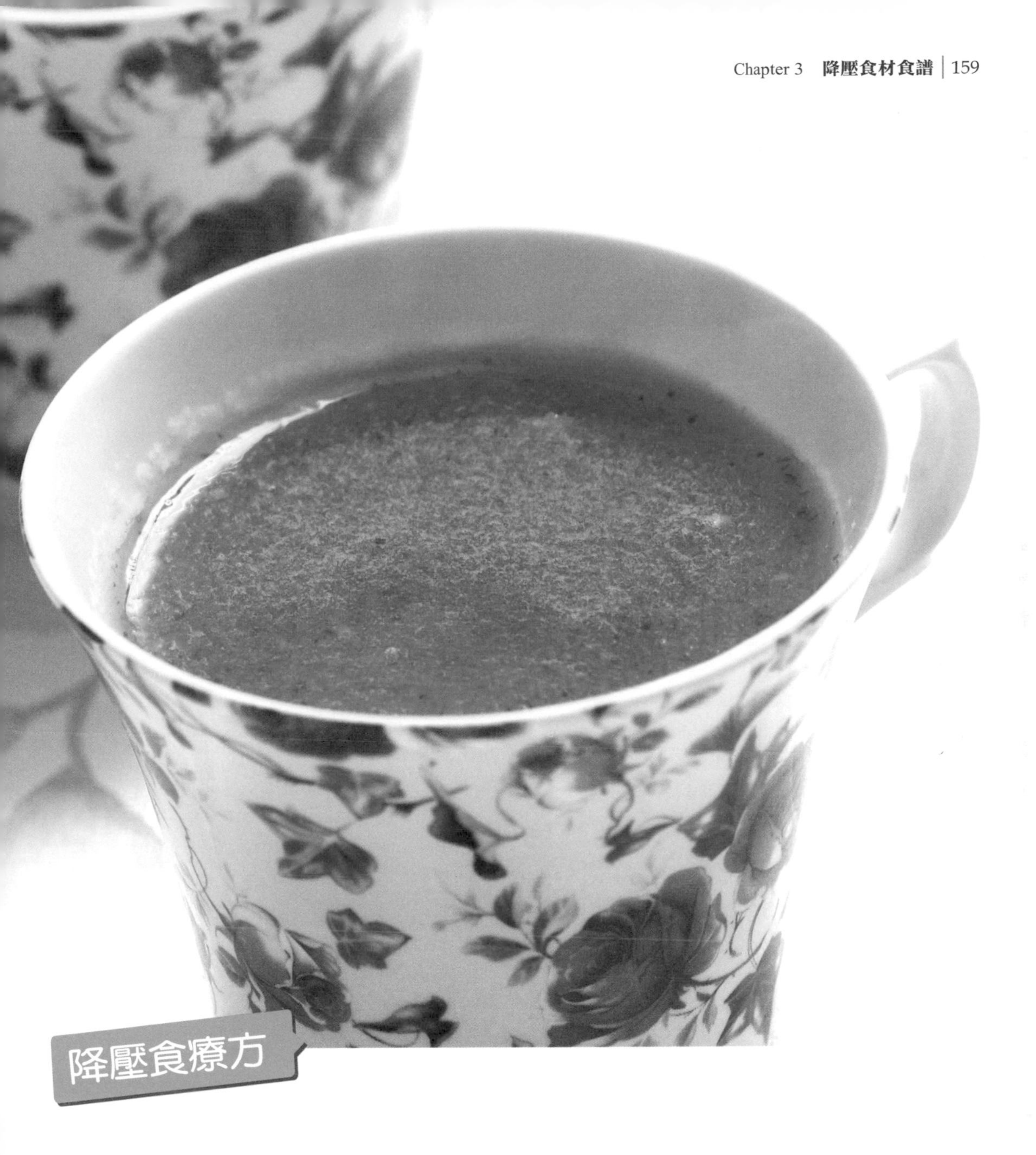

降壓食療方

黃瓜檸檬飲

食材 黃瓜 200 克，檸檬 50 克。

做法

❶ 黃瓜洗淨、切丁；檸檬去皮，切塊。

❷ 將黃瓜、檸檬放入果汁機中，加入適量飲用水攪打即可。

功效作用

這道飲品適合妊娠高血壓患者飲用，在預防妊娠高血壓的同時，還可以緩解孕吐。

水果類

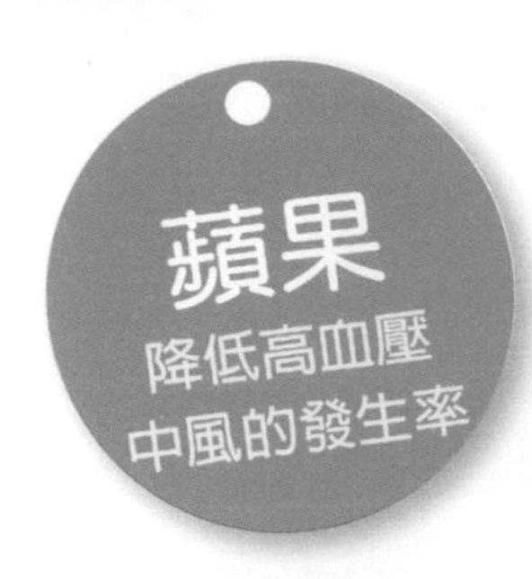

最大食用量：
每天宜吃 1 顆。

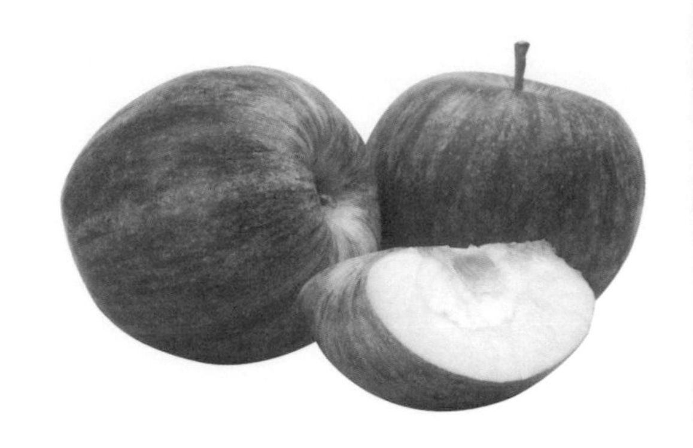

降壓主力軍

鉀、維生素 C

降壓功效大解析

蘋果含有充足的鉀，可與體內過剩的鈉結合併排出體外，從而降低血壓。同時，鉀離子能有效保護血管，並降低高血壓、中風的發生率。蘋果中的維生素 C，具有擴張血管、降低血壓的功效。

對併發症同樣有效

蘋果的果膠進入人體後，能與膽汁酸結合，吸收多餘的膽固醇和三酸甘油酯，然後排出體外。同時，蘋果分解的乙酸有利於這兩種物質的分解代謝。蘋果所含的類黃酮能抑制低密度脂蛋白氧化，預防動脈硬化。

好食搭配更營養

蘋果＋洋蔥

二者同食可保護心臟，減少心臟病發病率。

吃對不吃錯

吃蘋果時細嚼慢嚥，不僅有利於消化，更重要的是有利於營養的吸收。

蘋果什錦飯適合小朋友食用。

主要營養成分（每100公克可食部分）

熱量	52 千卡
蛋白質	0.2 克
脂肪	0.2 克
碳水化合物	13.5 克
維生素A	3 微克
維生素B_1	0.06 毫克
維生素B_2	0.02 毫克
維生素C	4 毫克
維生素E	2.12 毫克
鈣	4 毫克
鉀	119 毫克
鈉	1.6 毫克
鎂	4 毫克
鋅	0.19 毫克

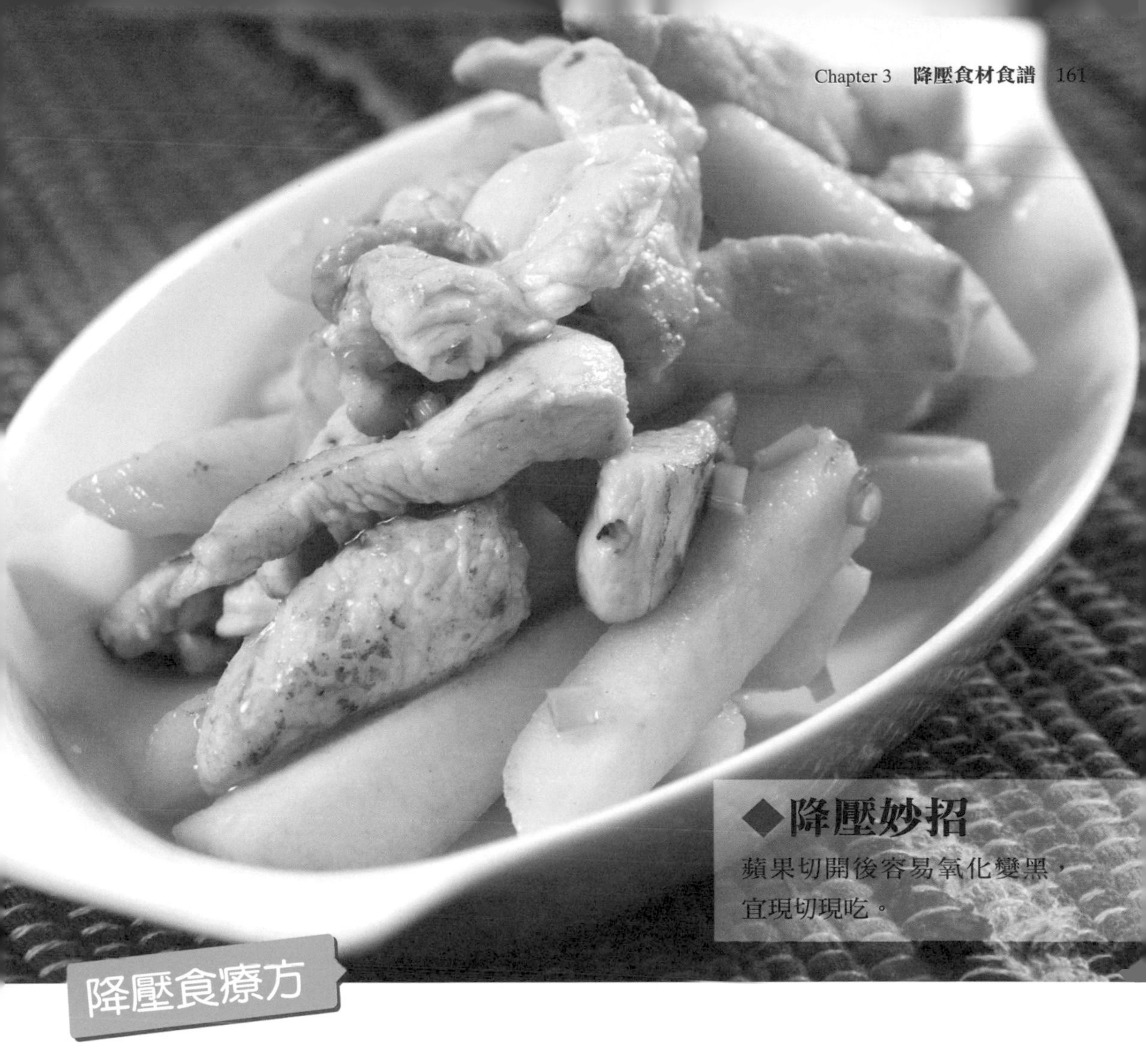

◆降壓妙招

蘋果切開後容易氧化變黑，宜現切現吃。

降壓食療方

蘋果炒雞柳

食材 蘋果、雞胸肉各 150 克，薑絲、太白粉水、蔥花、料酒、植物油、鹽、雞精各適量。

做法

1. 蘋果洗淨，去皮除核，切絲；雞胸肉洗淨，切絲，用料酒和太白粉水抓勻，醃漬 15 分鐘。
2. 炒鍋置火上，倒入適量植物油，待油溫燒至七成熱，放蔥花、薑絲炒香，放入雞肉絲煸熟，倒入蘋果絲翻炒 1 分鐘，用鹽和雞精調味即可。

功效作用

這道菜可以補充維生素和蛋白質，發揮降壓作用，而且還可以緩解便祕。

水果類

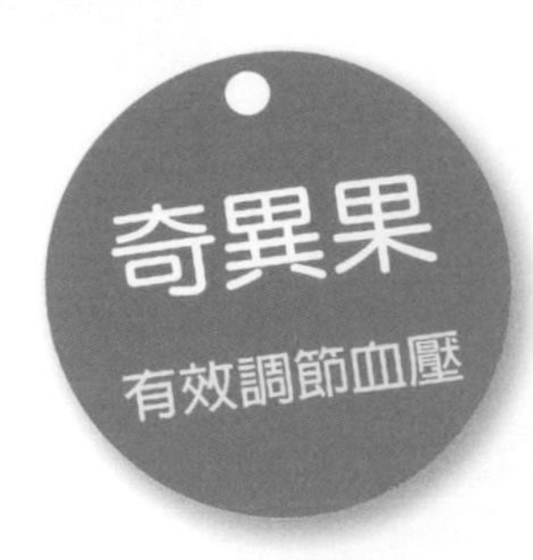

最大食用量：
每天宜吃 1 顆。

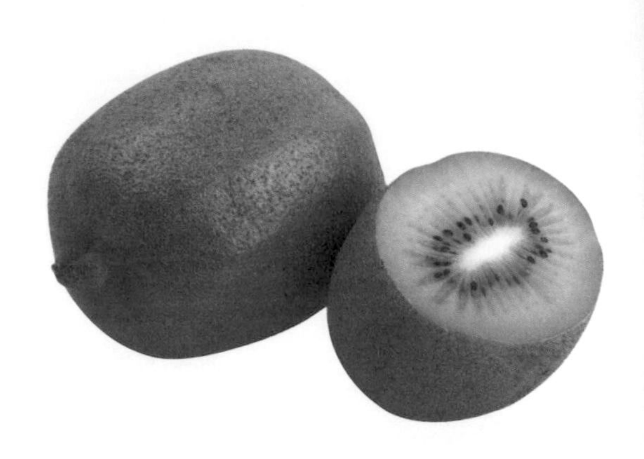

降壓主力軍

葉黃素、鉀

降壓功效大解析

所含葉黃素和鉀均有降血壓效果。奇異果富含抗氧化劑葉黃素，研究證實葉黃素具有降低血壓的作用。此外，奇異果中的鉀對於調節血壓也發揮著重要作用。

對併發症同樣有效

有益冠狀動脈疾病、動脈硬化。奇異果具有降低膽固醇的作用，適合高血壓合併冠狀動脈疾病、動脈硬化患者食用。

好食搭配更營養

奇異果 + 含鐵食物

奇異果宜和富含鐵的食物一起食用，因為奇異果所富含的維生素C能促進食物中鐵的吸收。

吃對不吃錯

可以直接食用或者打製成汁飲用。

主要營養成分（每100公克可食部分）

熱量	56 千卡
蛋白質	0.8 克
脂肪	0.6 克
碳水化合物	14.5 克
維生素A	22 微克
維生素B_1	0.05 毫克
維生素B_2	0.02 毫克
維生素C	62 毫克
維生素E	2.43 毫克
鈣	27 毫克
鉀	144 毫克
鈉	10 毫克
鎂	12 毫克
鋅	0.57 毫克

雪梨奇異果豆漿可以止咳、防感冒。

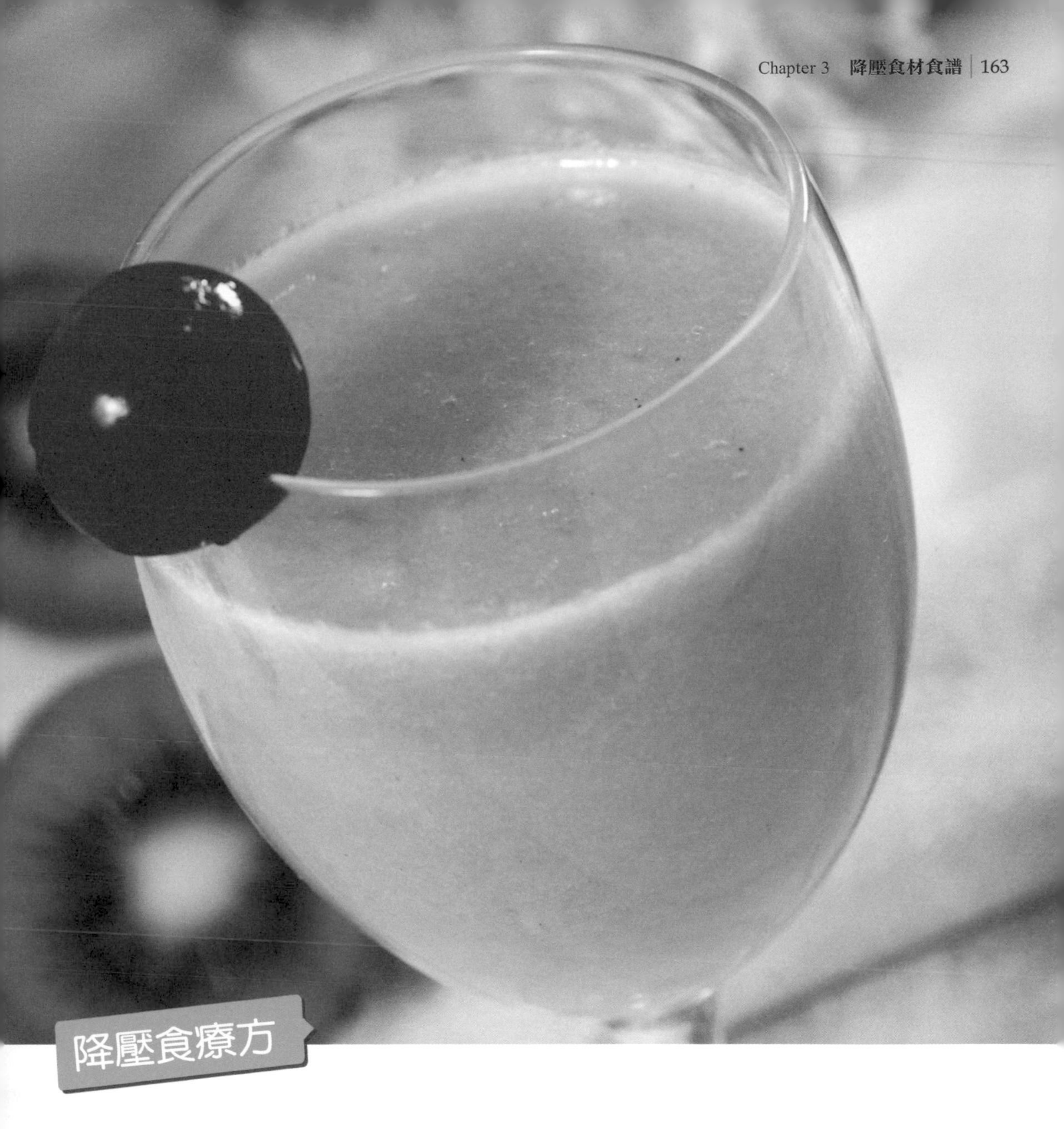

降壓食療方

奇異果杏汁

食材 奇異果 200 克，杏 50 克。

做法

1. 奇異果洗淨，去皮，切小丁；杏洗淨，去核，切小丁。
2. 奇異果丁和杏肉丁一同放入榨汁機中榨汁即可。

功效作用

奇異果富含大量的維生素 C，在降血壓的同時還可以預防感冒。杏具有止咳功效，可以緩解感冒咳嗽症狀。

水果類

最大食用量：
每天宜吃 1～2 根。

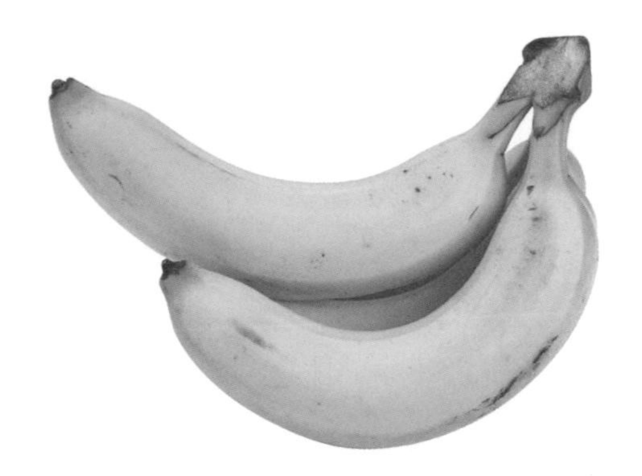

降壓主力軍

鉀

降壓功效大解析

香蕉中含有豐富的鉀，可維持體內的鈉鉀平衡和酸鹼平衡，使神經肌肉保持正常，心肌收縮協調，對高血壓及心腦血管疾病的患者有益。

對併發症同樣有效

香蕉中含有水溶性及不溶性兩種的膳食纖維。水溶性膳食纖維會徹底吸收腸內的膽汁酸，而不溶性膳食纖維會促進膽固醇的代謝。

好食搭配更營養

燕麥＋香蕉

二者搭配，更有助於提高血清素含量，改善睡眠。

香蕉＋牛奶

牛奶中含有一定量的維生素 B_{12}，若與香蕉同食，香蕉中的葉酸可提高人體對維生素 B_{12} 的吸收率。

主要營養成分（每100公克可食部分）

營養成分	含量
熱量	91 千卡
蛋白質	1.4 克
脂肪	0.2 克
碳水化合物	22.0 克
維生素A	10 微克
維生素B_1	0.02 毫克
維生素B_2	0.04 毫克
維生素C	8 毫克
維生素E	0.24 毫克
鈣	7 毫克
鉀	256 毫克
鈉	0.8 毫克
鎂	43 毫克
鋅	0.18 毫克

香蕉拌桃可以選擇鮮桃也可以選擇桃罐頭。

◆降壓妙招

香蕉屬熱帶水果，適宜的儲存溫度是 11 ～ 18℃，所以不能放冰箱裡保存。

降壓食療方

香蕉燕麥粥

食材 香蕉 1 根，燕麥片、牛奶各 100 克。

做法

❶ 香蕉去皮，切小丁。

❷ 鍋置火上，倒入適量清水燒開，放入燕麥片，大火燒開後轉小火煮至粥稠，涼至溫熱，淋入牛奶，放上香蕉丁即可。

功效作用

粥可以使食材的營養素全部釋放出來，更利於人體的吸收和利用，香蕉燕麥粥在降壓的同時還可以促進排便，緩解便祕。

水果類

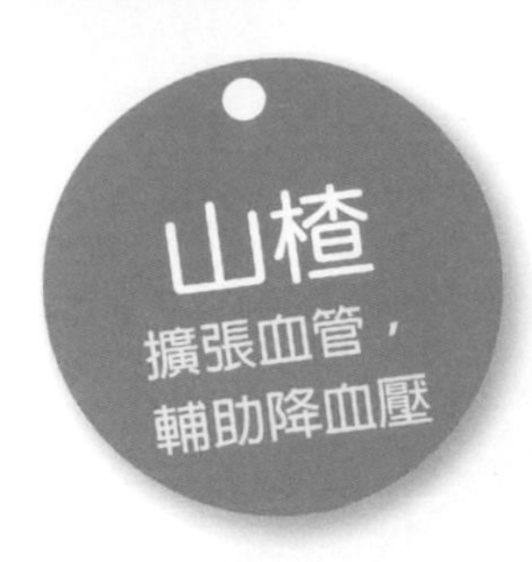

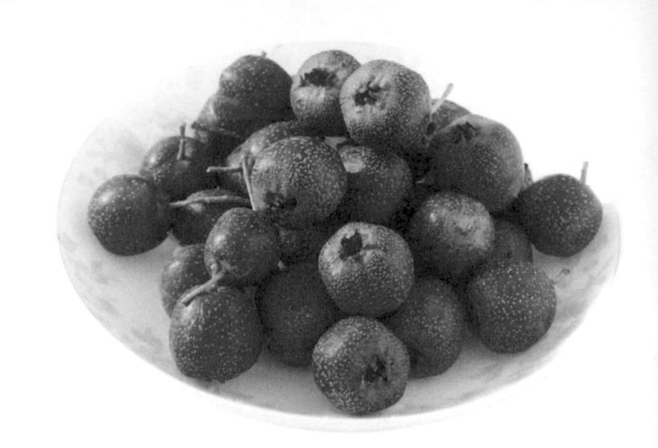

最大食用量：
每天宜吃 40 克。

降壓主力軍

山萜類、黃酮類、鈣

降壓功效大解析

山楂中含有山萜類及黃酮類等藥物成分，具有顯著的擴張血管及降壓作用，有調節血脂及膽固醇含量的功能。山楂中含有豐富的鈣，具有降低血脂，防止血栓的形成，降低血壓的功效。

對併發症同樣有效

山楂中有機酸和維生素 C 的含量較高，調節脂質代謝，增加或促進體內脂質的轉化，能顯著降低血清膽固醇及三酸甘油酯，有效防治動脈粥樣硬化。

好食搭配更營養

山楂 + 枸杞

具有祛脂降脂之功效，適於動脈硬化及高脂血症等患者飲用。

吃對不吃錯

山楂適宜於與難消化的肉類等一起烹飪，這樣有利於消化。

主要營養成分（每100公克可食部分）

熱量	369 千卡
蛋白質	0.58 克
脂肪	0.6 克
碳水化合物	25.1 克
維生素A	17 微克
維生素B_1	0.02 毫克
維生素B_2	0.02 毫克
維生素C	53 毫克
維生素E	7.32 毫克
鈣	52 毫克
鉀	299 毫克
鈉	5.4 毫克
鎂	19 毫克
鋅	0.28 毫克

山楂與金銀花乾品泡飲
可以緩解感冒症狀。

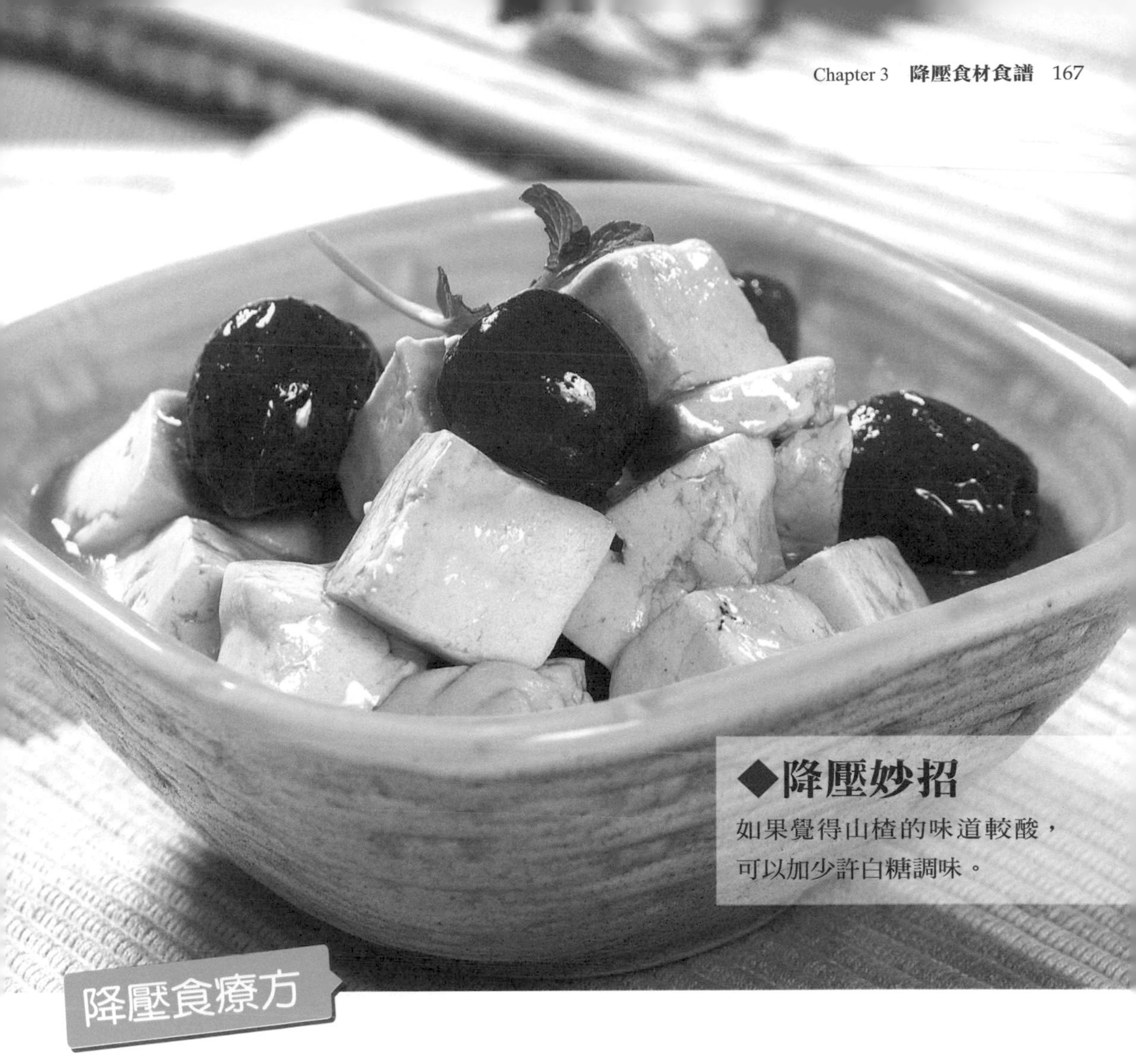

◆降壓妙招

如果覺得山楂的味道較酸，可以加少許白糖調味。

降壓食療方

山楂燒豆腐

食材 鮮山楂 50 克，豆腐 300 克，蔥花、薑末各 10 克，鹽、太白粉水各少許。

做法

❶ 山楂用清水浸泡 5 分鐘，洗淨，去蒂，除子，切小塊；豆腐洗淨，切小塊。

❷ 鍋置火上，倒油燒至七成熱，炒香蔥花、薑末，放入豆腐塊翻炒均勻，加少量清水大火燒開，轉小火燒 5 分鐘，下入山楂略炒，加鹽調味，用太白粉水勾芡即可。

功效作用

山楂具有開胃理氣、活血化瘀的功效，而且維生素 C 含量豐富。豆腐含有鈣、蛋白質、大豆異黃酮等，可以預防高血壓、延緩衰老。

水果類

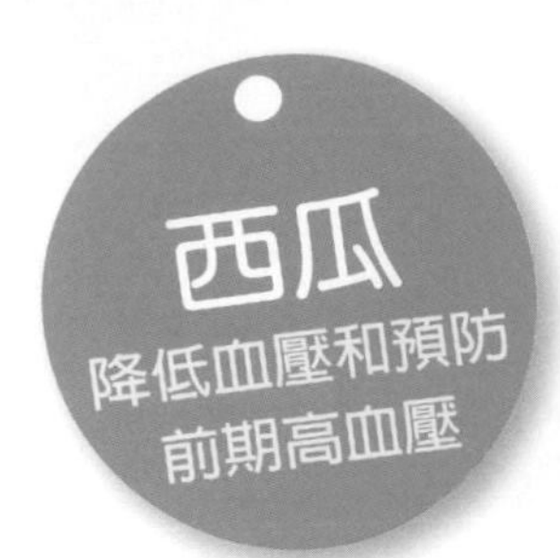

最大食用量：
每天宜吃 150 ～ 200 克。

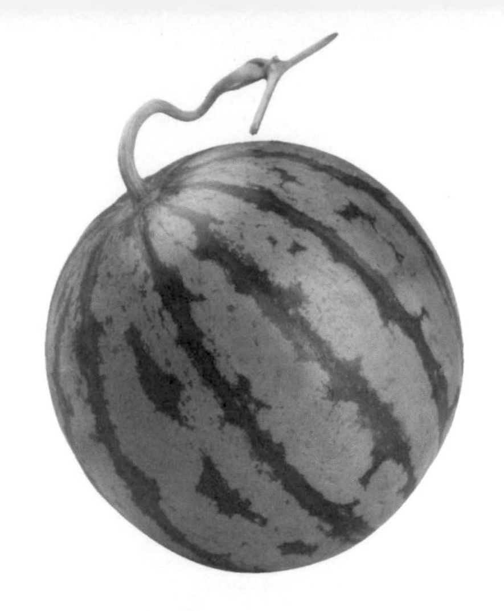

降壓主力軍

鉀

降壓功效大解析

西瓜中含有豐富的鉀元素，可以對抗鈉升高血壓的不利影響，對血管的損傷有防護作用。此外，西瓜能利尿，具有輔助降壓的作用，常吃西瓜可降低血壓和預防前期高血壓。

對併發症同樣有效

西瓜中所含的甜菜鹼，具有降低膽固醇和軟化血管的功能。西瓜含有的抗氧化劑番茄紅素，具有超強的抗氧化力，能阻止自由基的破壞，防止壞膽固醇氧化而沉積血管壁，可預防心血管疾病。

好食搭配更營養

西瓜＋綠豆

西瓜宜與綠豆搭配食用，因為西瓜和綠豆均具有清熱解暑、生津止渴的作用，夏季食用解暑的效果更好。

吃對不吃錯

用西瓜皮做一道清爽可口的涼拌小菜，不僅開胃，還有益健康。

冰糖蜜桃西瓜適合夏季食用，可降壓清胃。

主要營養成分（每100公克可食部分）

熱量	25 千卡
蛋白質	0.6 克
脂肪	0.1 克
碳水化合物	5.8 克
維生素A	75 微克
維生素B_1	0.02 毫克
維生素B_2	0.03 毫克
維生素C	6 毫克
維生素E	0.10 毫克
鈣	8 毫克
鉀	87 毫克
鈉	3.2 毫克
鎂	8 毫克
鋅	0.10 毫克

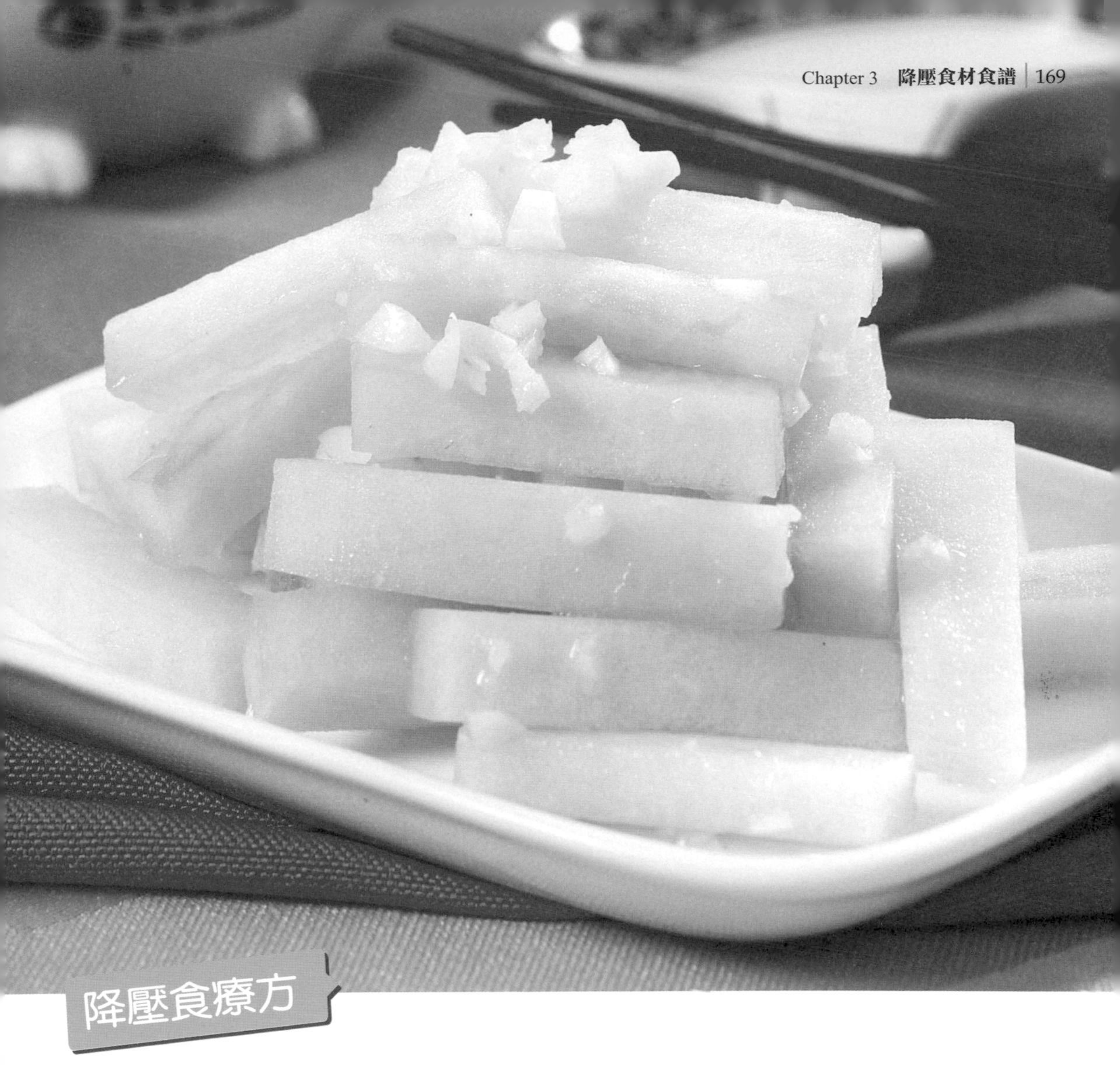

降壓食療方

涼拌西瓜皮

食材 西瓜皮 250 克，蒜末、鹽、雞精、香油各適量。

做法

1. 削去西瓜皮的外皮，片去紅瓤，洗淨，切條。
2. 取小碗，放入鹽、雞精、蒜末和香油攪拌均勻，對成調味汁。
3. 取盤，放入切好的西瓜皮，淋入調味汁拌勻即可。

功效作用

西瓜皮具有很好的清熱降壓作用，尤其是其利尿效果甚佳，有助於高血壓患者排出體內的鈉。

水果類

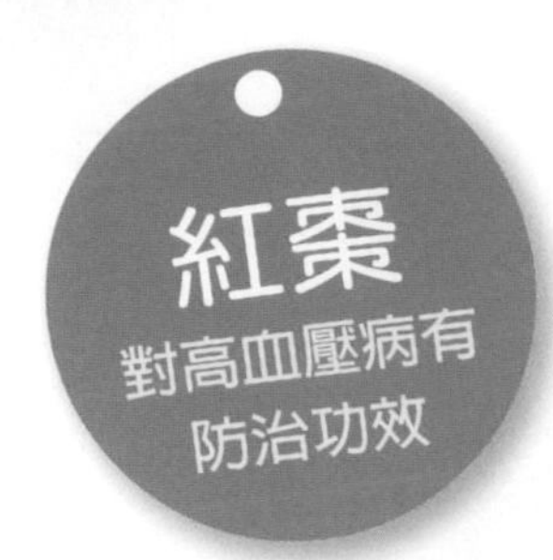

最大食用量：
每天宜吃 5～10 顆。

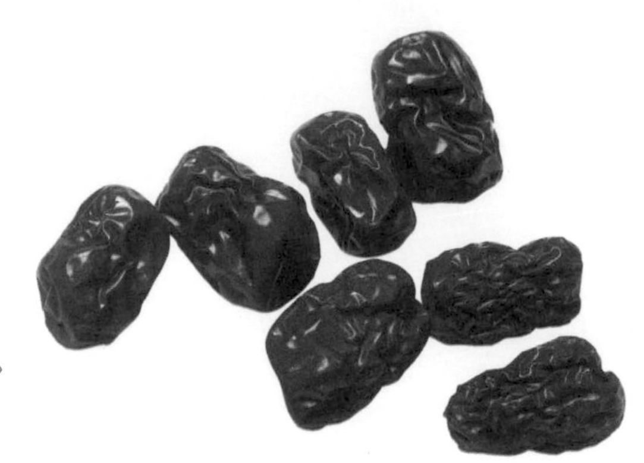

降壓主力軍

芸香苷、維生素 C

降壓功效大解析

紅棗所含的芸香苷，能夠軟化血管，降低血壓，對高血壓病有防治功效。紅棗中含有豐富的維生素 C，能夠促進人體合成氮氧化物，而氮氧化物具有擴張血管的作用，有助於降低血壓。

對併發症同樣有效

紅棗中含有的環腺苷酸，具有擴張血管、抗過敏作用。同時還具有增強心肌收縮力，改善心肌營養的作用。

好食搭配更營養

紅棗＋糯米

二者同食具有溫中祛寒的功效，還可改善脾胃氣虛。

吃對不吃錯

紅棗可以做湯或者直接食用。但是腸胃不好的人食用時可將棗皮去掉。

主要營養成分（每100公克可食部分）

熱量	264 千卡
蛋白質	1.1 克
脂肪	0.3 克
碳水化合物	30.5 克
維生素A	40 微克
維生素B_1	0.06 毫克
維生素B_2	0.09 毫克
維生素C	243 毫克
維生素E	0.78 毫克
鈣	22 毫克
鉀	375 毫克
鈉	1.2 毫克
鎂	25 毫克
鋅	1.52 毫克

紅棗百合蒸南瓜可以潤肺養心。

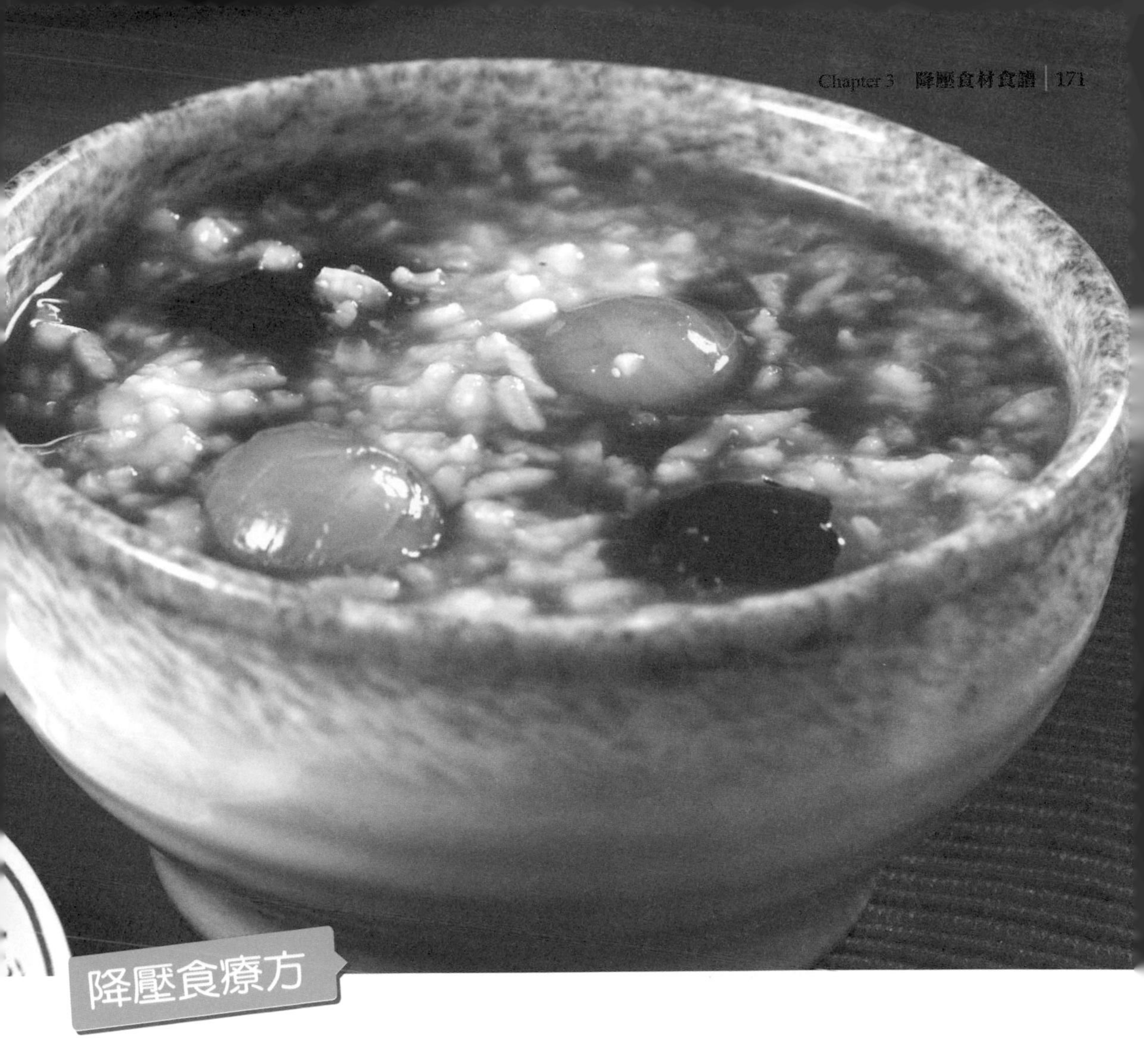

降壓食療方

桂圓紅棗粥

食材 桂圓肉、紅棗各 5 顆，糯米 100 克，紅糖適量。

做法

1. 將糯米淘洗乾淨，用冷水浸泡 1 小時；桂圓肉去雜質，洗淨；紅棗洗淨，去核。
2. 鍋置火上，加入適量冷水和桂圓、紅棗，用中火煮沸，加入糯米，用大火煮沸，再用小火慢煮成粥，加入適量紅糖即可。

功效作用

桂圓紅棗粥在降壓的同時，還可以養心安神、養肝護腎，適合老年人高血壓患者食用，但是患有糖尿病的人不宜食用。

水果類

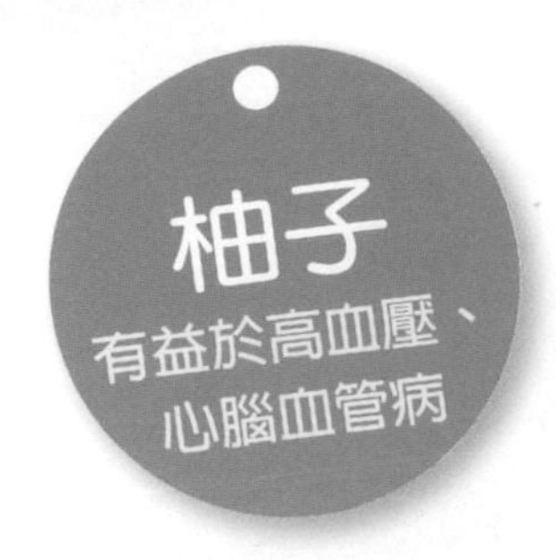

最大食用量：
每天宜吃 40 克。

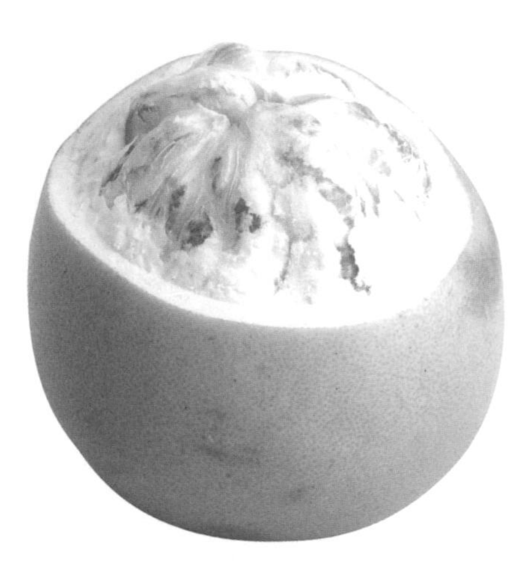

降壓主力軍

鉀、維生素 C

降壓功效大解析

柚子中含有高血壓患者必需的天然微量元素鉀，幾乎不含鈉，有益於高血壓、心腦血管病。此外，柚子還富含維生素 C，具有擴張血管的作用，有利於高血壓患者控制病情。

對併發症同樣有效

柚子含有生理活性物質皮苷，可降低血液的黏滯度，減少血栓的形成，對心腦血管疾病有較好的預防作用。柚子中的果膠，可以減少動脈壁的損壞程度，有效預防動脈粥樣硬化。

好食搭配更營養

柚子 + 番茄

是高血壓患者的理想食品。

吃對不吃錯

將柚子做成柚子茶，不僅分解掉柚子中不利於人體的成分，還增加人體所需的微量元素。

主要營養成分（每100公克可食部分）

熱量	41 千卡
蛋白質	0.8 克
脂肪	0.2 克
碳水化合物	9.5 克
維生素A	2 微克
維生素B_1	—
維生素B_2	0.03 毫克
維生素C	23 毫克
維生素E	—
鈣	4 毫克
鉀	119 毫克
鈉	3.0 毫克
鎂	4 毫克
鋅	0.40 毫克

白菜與柚子一起煮湯飲用可以美白養顏。

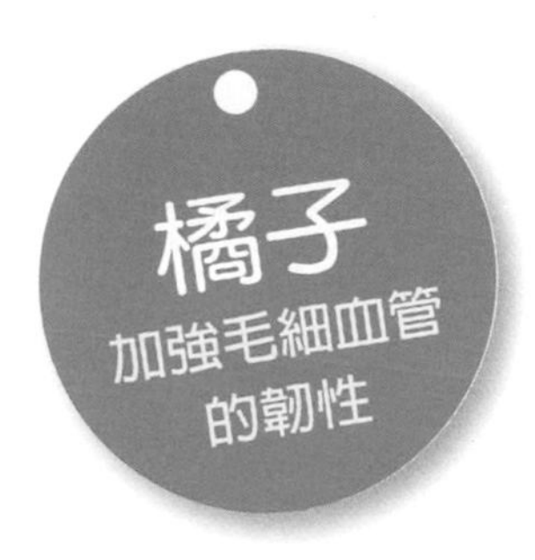

最大食用量：
每天宜吃 1 ～ 2 顆。

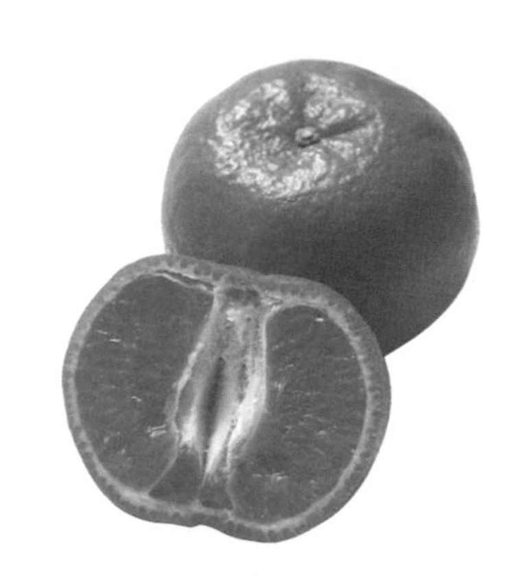

降壓主力軍

橘皮苷、維生素 C

降壓功效大解析

橘子中的橘皮苷可以加強微血管的韌性，降低血壓，擴張心臟的冠狀動脈，可以有效預防冠狀動脈疾病和動脈硬化。橘子中的維生素 C，能夠擴張血管，輔助降低血壓。

對併發症同樣有效

橘子含有的維生素 C、檸檬酸等十餘種營養物質，可加速膽固醇轉化，防止動脈硬化。橘子的絲絡中含有維生素 P，能使人的血管保持正常的密度和彈性，減少血管壁的滲透性和脆性。

好食搭配更營養

橘子 + 核桃

可促進糖尿病患者吸收核桃中的鐵，預防貧血、增強體質。

吃對不吃錯

食用橘子時不宜撕去橘絡，其能使血管保持正常彈性和密度，減少血管壁的脆性和滲透性。

主要營養成分（每100公克可食部分）

熱量	43 千卡
蛋白質	0.80 克
脂肪	0.10 克
碳水化合物	10.20 克
維生素A	82 微克
維生素B_1	0.04 毫克
維生素B_2	0.03 毫克
維生素C	35 毫克
維生素E	1.22 毫克
鈣	24 毫克
鉀	128 毫克
鈉	0.80 毫克
鎂	14 毫克
鋅	0.13 毫克

橘子燕麥餅適合兒童高血壓患者食用。

水果類

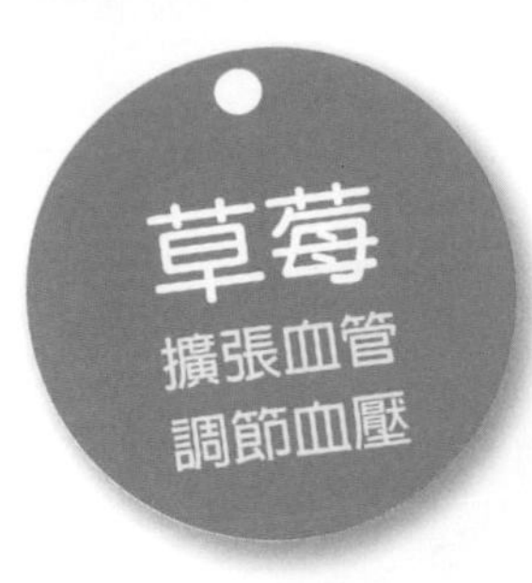

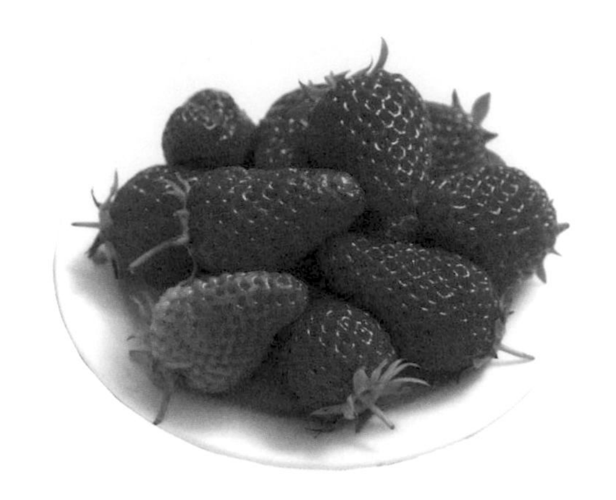

最大食用量：
每天宜吃 150 克。

降壓主力軍

維生素 C、鉀

降壓功效大解析

草莓含有豐富的維生素 C，能夠促進人體合成氮氧化物，而氮氧化物具有擴張血管的作用，從而有助於降低血壓。草莓中含有的鉀，有助於鈉的代謝和排出，因此具有調節血壓的功能，可減少降壓藥的服用量。

對併發症同樣有效

草莓中的膳食纖維，可促進腸蠕動，減少食物在腸道中的停留時間，可緩解便祕症狀。此外，還能減慢人體對葡萄糖的吸收速度，使餐後血糖不會急劇上升，並降低人體對胰島素的需求，從而有利於糖尿病病情的改善。

好食搭配更營養

草莓＋優格

草莓含維生素 K、優格含鈣，二者搭配適合高血壓者食用。

吃對不吃錯

草莓可以直接食用，或者飲用草莓汁。

草莓奶昔酸爽可口，適合兒童及妊娠高血壓患者食用。

主要營養成分（每100公克可食部分）

項目	含量
熱量	30 千卡
蛋白質	1.0 克
脂肪	0.2 克
碳水化合物	7.1 克
維生素A	5 微克
維生素B_1	0.02 毫克
維生素B_2	0.03 毫克
維生素C	47 毫克
維生素E	0.71 毫克
鈣	18 毫克
鉀	131 毫克
鈉	4.2 毫克
鎂	12 毫克
鋅	0.14 毫克

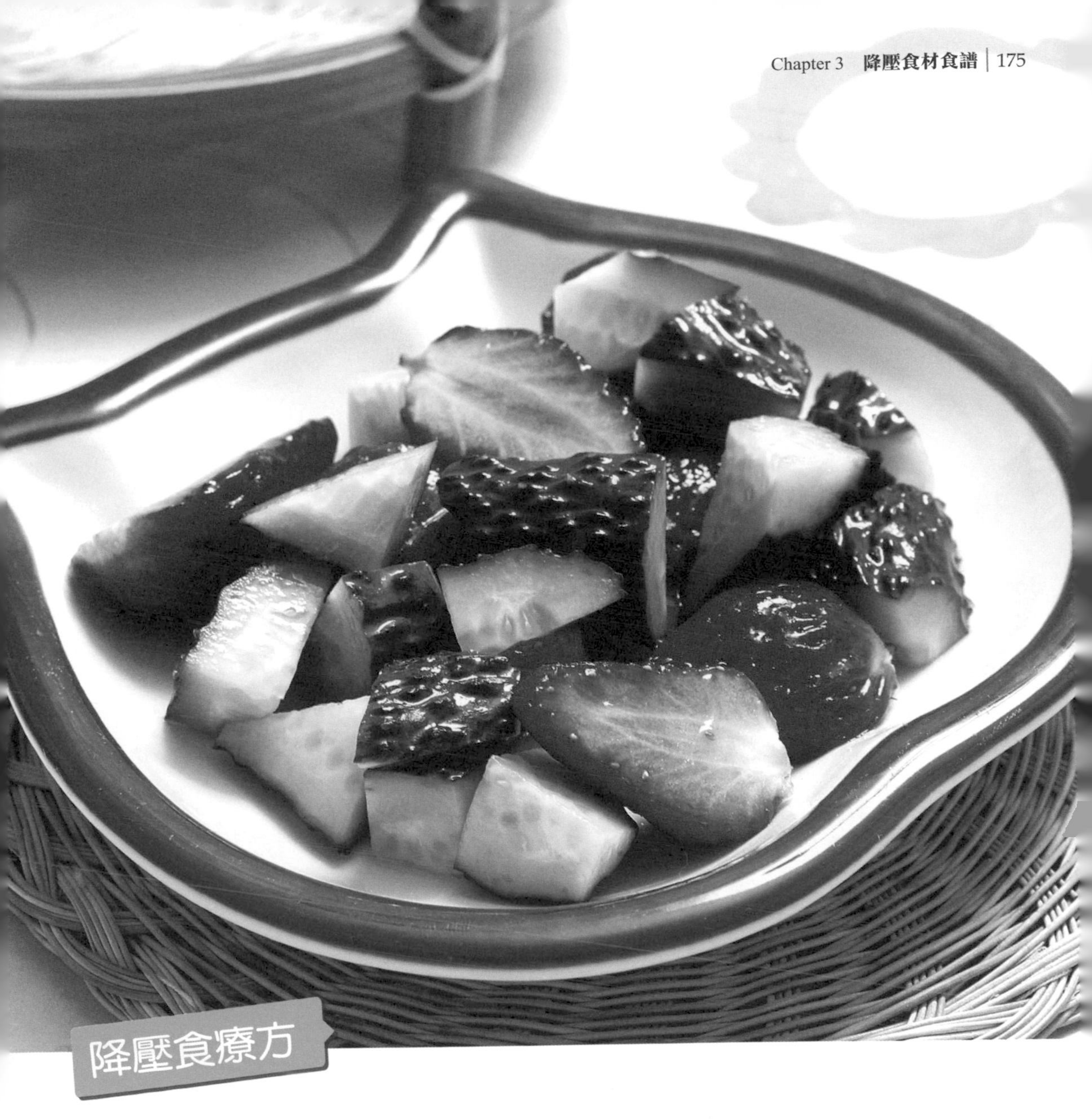

降壓食療方

草莓拌黃瓜

食材 草莓 150 克，黃瓜 100 克。

做法

❶ 草莓洗淨、去蒂，對半切開，黃瓜洗淨切塊。
❷ 取碗加鹽、味精、香油調成調味汁。
❸ 取盤放入草莓、黃瓜塊加汁拌勻即可。

功效作用

這道菜適合高血壓患者在炎熱的夏季食用，可以清暑降壓、養心安神，補充營養。

水果類

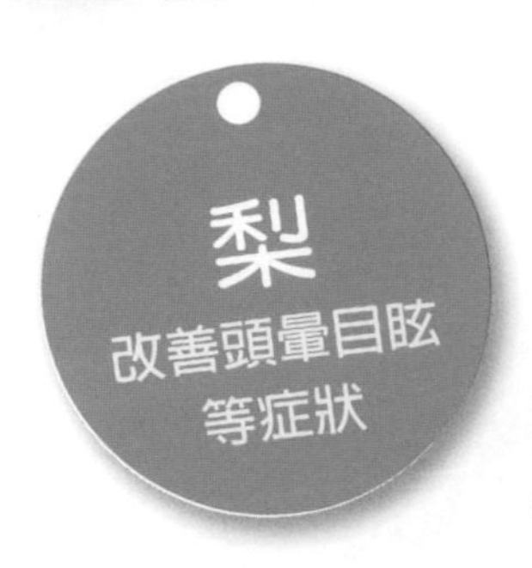

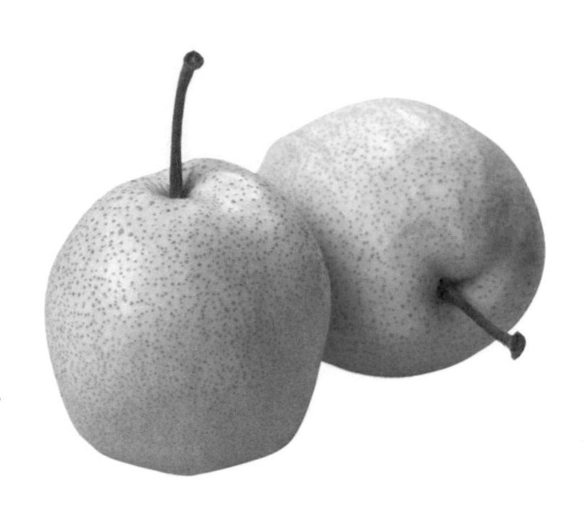

最大食用量：
每天宜吃 60 ～ 80 克。

降壓主力軍

維生素 C

降壓功效大解析

梨中含有的豐富的維生素 C，能夠促進人體合成氮氧化物，而氮氧化物具有擴張血管的作用，從而有助於降低血壓。此外，梨性涼並能清熱鎮靜，常食能使血壓恢復正常，改善頭暈目眩等症狀。

對併發症同樣有效

梨含有豐富的膳食纖維，能夠調整脂類和糖類的代謝，降低血液中膽固醇的含量，預防動脈硬化及心腦血管疾病。梨中豐富的維生素 B 群，能保護心臟，減輕疲勞，增強心肌活力。

好食搭配更營養

梨 + 銀耳

二者搭配食用，有清肺熱、利咽生津、清熱解毒、滋陰潤燥等功效。

吃對不吃錯

梨既可以生食，也可以和其他食材一起煲湯食用。

川貝燉雪梨既可以降血壓，又可以止咳平喘。

主要營養成分（每100公克可食部分）

熱量	44 千卡
蛋白質	0.4 克
脂肪	0.2 克
碳水化合物	12.9 克
維生素A	6 微克
維生素B_1	0.03 毫克
維生素B_2	0.06 毫克
維生素C	6 毫克
維生素E	1.34 毫克
鈣	9 毫克
鉀	92 毫克
鈉	2.1 毫克
鎂	8 毫克
鋅	0.46 毫克

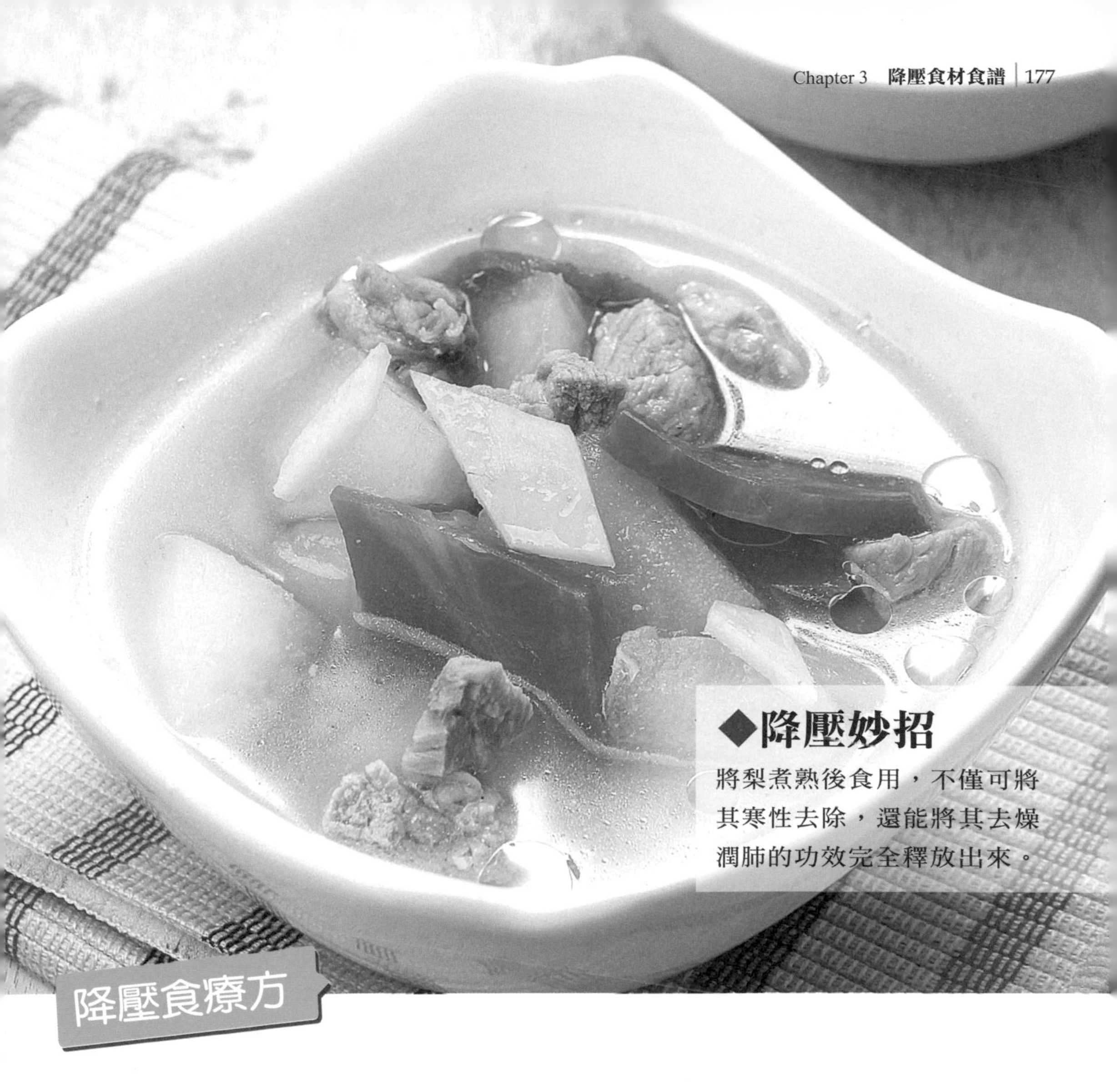

◆降壓妙招

將梨煮熟後食用，不僅可將其寒性去除，還能將其去燥潤肺的功效完全釋放出來。

降壓食療方

紅蘿蔔雪梨燉瘦肉

食材 豬瘦肉 100 克，雪梨 2 顆，紅蘿蔔 1 根，薑片、鹽各適量。

做法

❶ 豬瘦肉洗淨，切成小塊；雪梨洗淨去核，切小塊；紅蘿蔔洗淨切片。

❷ 鍋中加入冷水，然後把豬瘦肉、雪梨、紅蘿蔔、薑片放入鍋內，大火燒開，再用小火慢燉 30 分鐘，最後加鹽調味即可。

功效作用

紅蘿蔔富含胡蘿蔔素，雪梨富含維生素 C，豬瘦肉富含蛋白質，三者搭配可以清除膽固醇、擴張血管，輔助降壓。

水果類

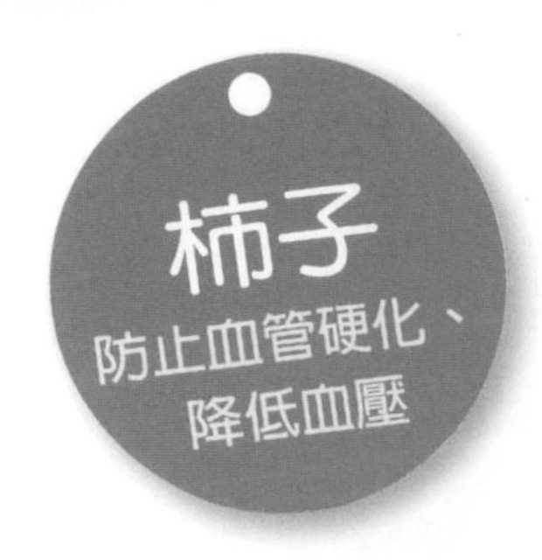

最大食用量：
每天宜吃 100 克。

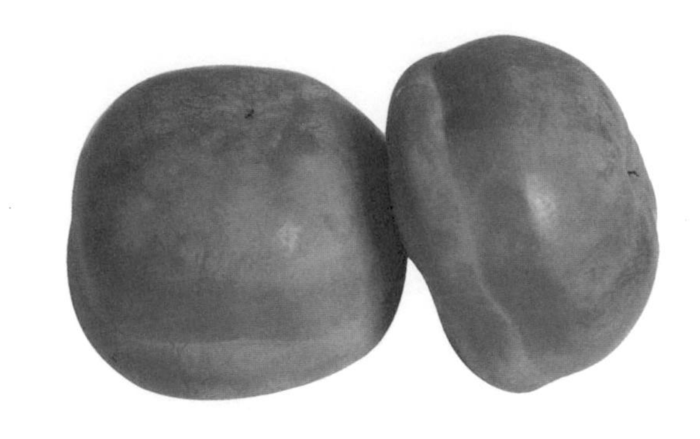

降壓主力軍

鉀

降壓功效大解析

柿子含鉀量高，而且富含的維生素 P，具有降低微血管通透性、防止毛細血管破裂、防止血管硬化等作用，可降低血壓。柿子葉也有較好的降壓功效，是防治高血壓的良藥。

對併發症同樣有效

柿子有助於軟化血管，增加冠狀動脈流量，改善心血管功能，有效預防冠狀動脈疾病、心絞痛。柿子富含的果膠，有良好的潤腸通便的功效，對於防治便祕，保持腸道菌群生長有很好的作用。

好食搭配更營養

柿子＋楊桃

楊桃味酸，與柿子同食有清熱降火的功效。

主要營養成分（每100公克可食部分）

熱量	71 千卡
蛋白質	0.4 克
脂肪	0.1 克
碳水化合物	18.5 克
維生素A	20 微克
維生素B_1	0.02 毫克
維生素B_2	0.02 毫克
維生素C	30 毫克
維生素E	1.12 毫克
鈣	9 毫克
鉀	151 毫克
鈉	0.8 毫克
鎂	19 毫克
鋅	0.08 毫克

柿餅花生湯可以
降壓補氣血。

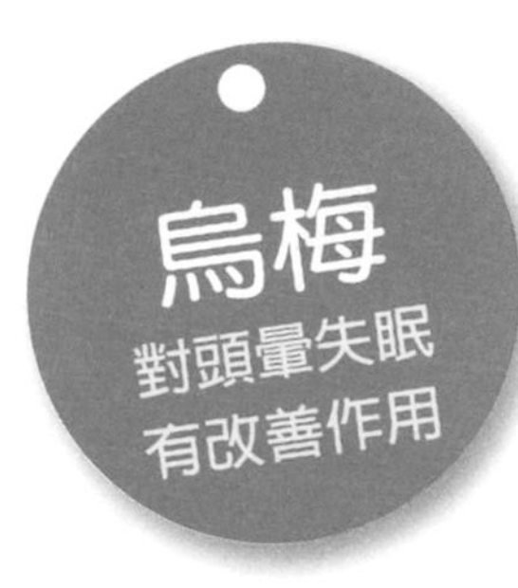

最大食用量：
每天宜吃 5～10 **克。**

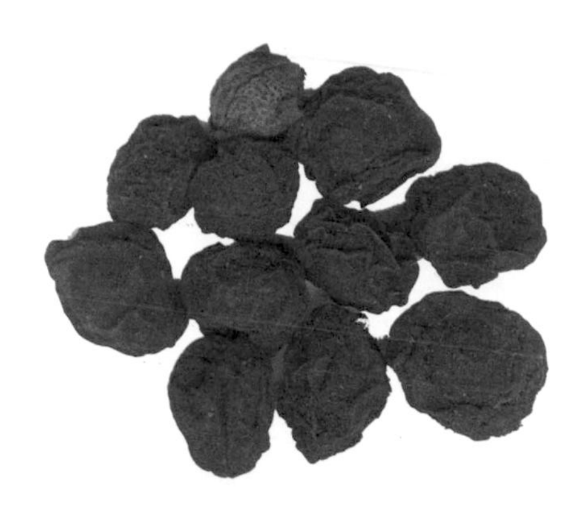

降壓主力軍

鉀、檸檬酸、蘋果酸

降壓功效大解析

烏梅中含鉀多而含鈉較少，能對抗鈉升高血壓的不利影響，對血管的損傷有防護作用，有益於高血壓患者。此外，烏梅含有的檸檬酸、蘋果酸具有降壓、安眠、清熱生津的功效，適宜有頭暈失眠症狀的高血壓患者食用。

對併發症同樣有效

烏梅含有的維生素 C，能將膽固醇氧化，變成膽酸排出，降低血液中膽固醇的含量，減少動脈硬化的機率。還能保護血管健康，使血液流通順暢。

好食搭配更營養

烏梅＋紅棗

烏梅搭配紅棗一起食用，具有和胃止嘔的功效。

主要營養成分（每100公克可食部分）

熱量	219 千卡
蛋白質	6.8 克
脂肪	2.3 克
碳水化合物	76.6 克
維生素A	—
維生素B_1	0.07 毫克
維生素B_2	0.54 毫克
維生素C	4 毫克
維生素E	7.12 毫克
鈣	33 毫克
鉀	161 毫克
鈉	19.3 毫克
鎂	137 毫克
鋅	7.65 毫克

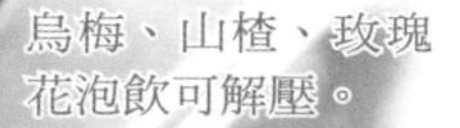
烏梅、山楂、玫瑰花泡飲可解壓。

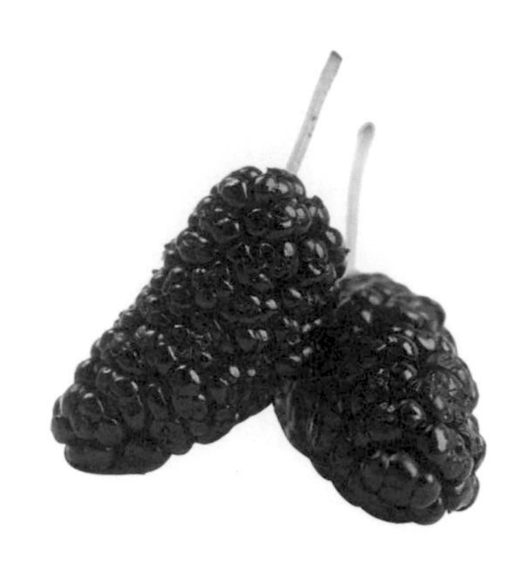

最大食用量：
每天宜吃 30 ～ 50 克。

降壓主力軍

膳食纖維、硒

降壓功效大解析

桑椹中的膳食纖維，可避免膽固醇沉積在血管壁上升高血壓。同時還能促進鈉的排出，降低血壓。桑葚中含有的硒，也能夠抑制血壓升高。

對併發症同樣有效

桑葚中的脂肪酸具有調節血脂，防止血管硬化等作用；桑葚中含有抗氧化能力很強的花青素，可清除自由基，保護胰島 β 細胞，促進胰島素分泌，降低血糖。

好食搭配更營養

桑葚＋枸杞子

桑葚和枸杞子均具有補益肝腎的作用，二者同食效果更佳。

桑葚枸杞燜飯可養腎。

主要營養成分（每100公克可食部分）

熱量	49 千卡
蛋白質	1.7 克
脂肪	0.4 克
碳水化合物	13.8 克
維生素A	5 微克
維生素B_1	0.02 毫克
維生素B_2	0.06 毫克
維生素C	—
維生素E	9.87 毫克
鈣	37 毫克
鉀	32 毫克
鈉	2.0 毫克
鎂	—
鋅	0.26 毫克

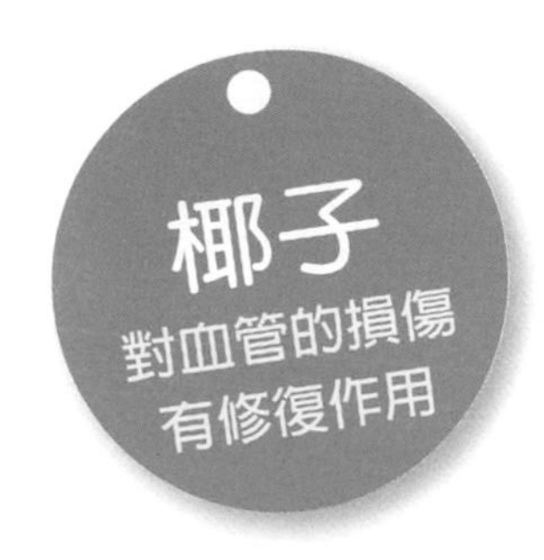

最大食用量：
每天宜吃椰肉 100 ～ 200 克，
椰漿 150 ～ 200 毫升。

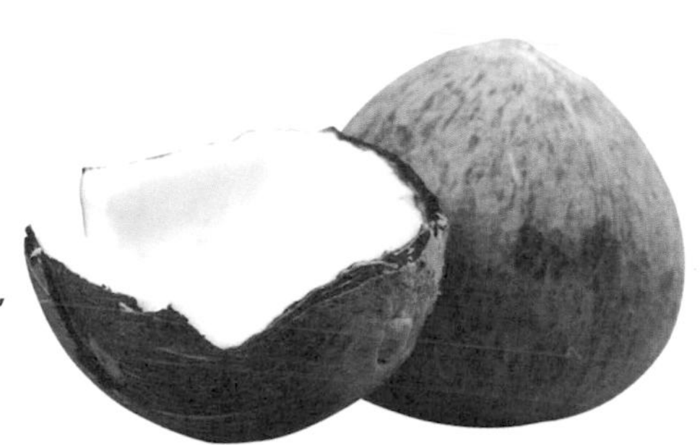

降壓主力軍

鎂、鉀

降壓功效大解析

椰子含有的鎂，能穩定血管平滑肌細胞膜的鈣通道，活化鈣泵，泵入鉀離子，限制鈉內流，還能減少應激誘導的去甲腎上腺素釋放，發揮降低血壓的作用。椰子含有的鉀，對血管的損傷有修復作用，有助於緩解高血壓患者的病情。

對併發症同樣有效

椰子中的維生素 C，能促進膽固醇分解，有效降低膽固醇水平，還能增強脂蛋白脂肪酶的活性，促進低密度脂蛋白和三酸甘油酯的分解，較好地改善血脂水平。此外，還可維持胰島素的功能，促進組織對葡萄糖的利用。

好食搭配更營養

椰子＋糯米＋雞肉

適用於早洩、陽痿、四肢乏力、食慾不振等症狀。

吃對不吃錯

椰子可以直接食用，也可以與其他食材搭配燉煮。

主要營養成分（每100公克可食部分）

熱量	231 千卡
蛋白質	4.0 克
脂肪	12.1 克
碳水化合物	31.3 克
維生素A	—
維生素B_1	0.01 毫克
維生素B_2	0.01 毫克
維生素C	6 毫克
維生素E	—
鈣	2 毫克
鉀	475 毫克
鈉	55.6 毫克
鎂	65 毫克
鋅	0.92 毫克

椰香糯米瓷口感甜潤，養心降壓。

水果類

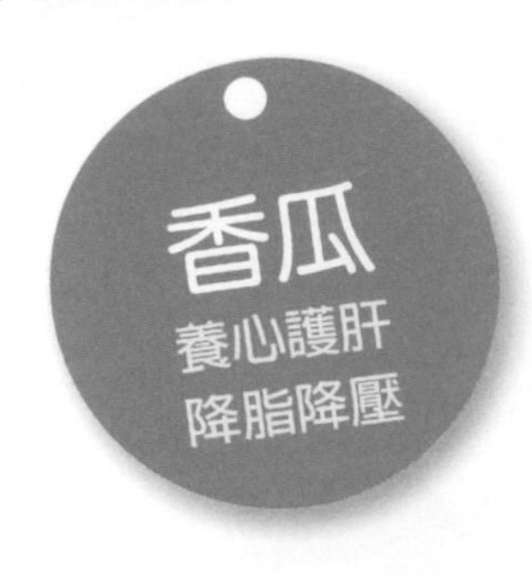

最大食用量：
每天宜吃 80 克。

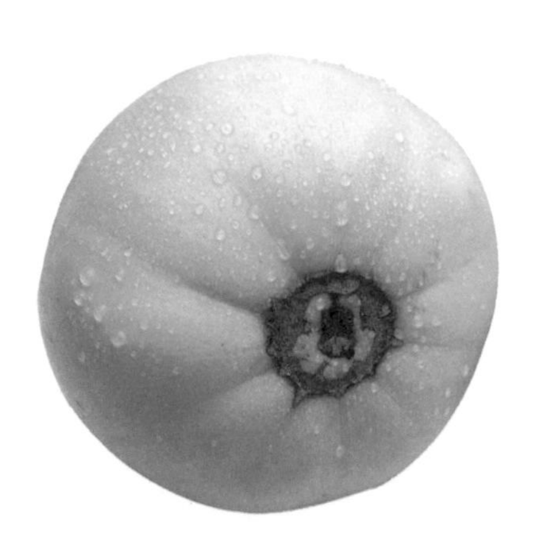

降壓主力軍

鉀、膳食纖維

降壓功效大解析

香瓜中所含的鉀，有助於鈉的代謝和排出，降低血壓，同時還有助於減少降壓藥的用量。其所含的膳食纖維，具有調整醣類和脂類代謝的作用，可避免膽固醇沉積在血管壁上升高血壓。

對併發症同樣有效

香瓜中的維生素 C，能促進膽固醇分解，有效降低膽固醇水平，非常適合血脂異常的患者經常食用。此外，香瓜還有利於人體心臟、肝臟以及腸道系統的活動，促進內分泌和造血機能。

好食搭配更營養

香瓜＋肉類

吃肉後再吃點香瓜，有利於促進營養吸收。

吃對不吃錯

香瓜可以直接食用，也可以與其他食材搭配煮食。

主要營養成分（每100公克可食部分）

熱量	26 千卡
蛋白質	0.4 克
脂肪	0.1 克
碳水化合物	6.2 克
維生素A	5 微克
維生素B_1	0.02 毫克
維生素B_2	0.03 毫克
維生素C	15 毫克
維生素	0.47 毫克
鈣	14 毫克
鉀	139 毫克
鈉	8.8 毫克
鎂	11 毫克
鋅	0.09 毫克

香瓜打成汁更能保留其營養素。

最大食用量：
每天宜吃 50 克。

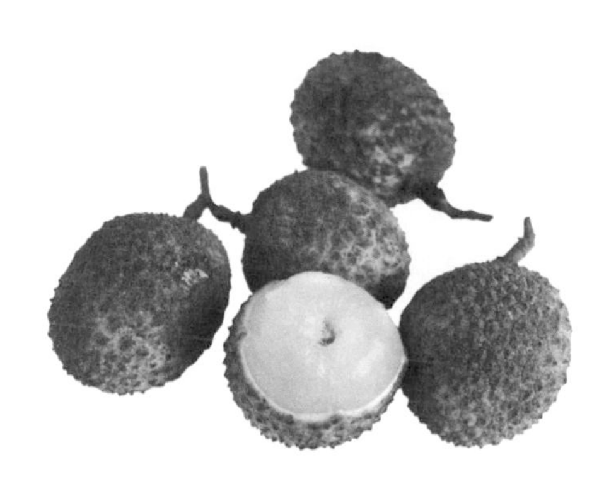

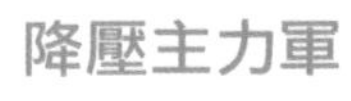

降壓主力軍

維生素 C

降壓功效大解析

荔枝中含有的豐富的維生素 C，可降低血液中的膽固醇，減少罹患動脈硬化的機率，維持血管健康，有助於降低血壓。此外，荔枝還有助於增強身體免疫功能，提高抗病能力。

對併發症同樣有效

荔枝中所含的維生素 B_1，能促進澱粉和醣類轉化為熱能；所含的菸鹼酸，能降低血液中的膽固醇、三酸甘油酯和 β－脂蛋白的含量。

好食搭配更營養

荔枝＋葡萄

荔枝與葡萄搭配食用，在降血壓的同時，還可以美容抗衰老。

吃對不吃錯

荔枝既可以直接食用，也可以與其他食材搭配燉煮。

紅棗荔枝泡飲可以防感冒、降血壓。

主要營養成分（每100公克可食部分）

營養成分	含量
熱量	70 千卡
蛋白質	0.9 克
脂肪	0.2 克
碳水化合物	16.6 克
維生素A	2 微克
維生素B_1	0.10 毫克
維生素B_2	0.04 毫克
維生素C	41 毫克
維生素E	—
鈣	2 毫克
鉀	151 毫克
鈉	1.7 毫克
鎂	12 毫克
鋅	0.17 毫克

水果類

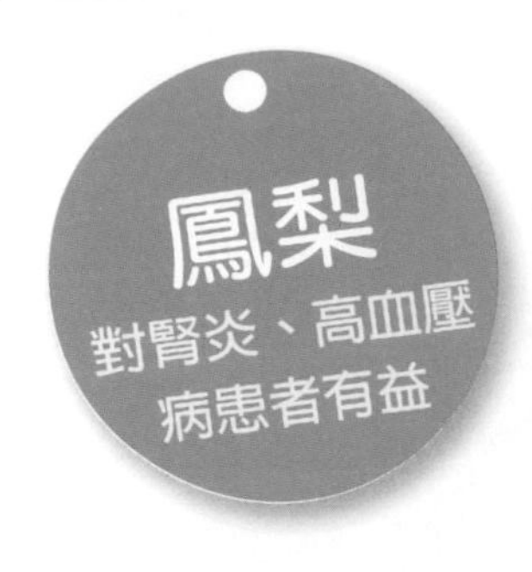

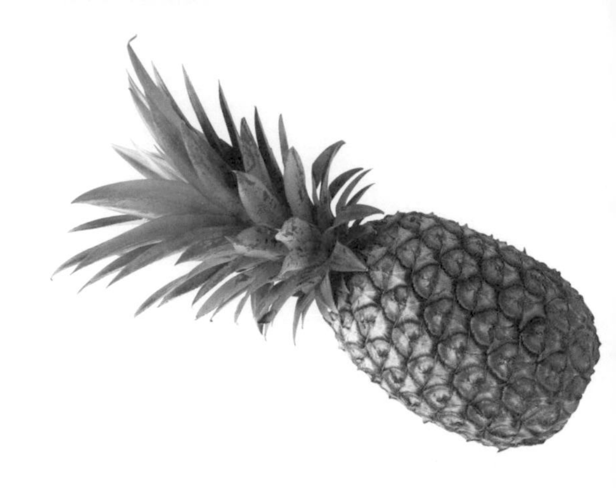

最大食用量：
每天宜吃 50 克。

降壓主力軍

維生素 C

降壓功效大解析

鳳梨中含有的維生素 C，能夠促進人體合成氮氧化物，而氮氧化物具有擴張血管的作用，從而有助於降低血壓。此外，鳳梨有利尿作用，適當食用對腎炎、高血壓病患者有益。

對併發症同樣有效

鳳梨中的鳳梨蛋白酶能有效分解食物中的蛋白質，增強腸胃蠕動，緩解便祕，同時改善局部的血液循環，消除炎症和水腫。

好食搭配更營養

鳳梨＋豬肉

鳳梨中的鳳梨蛋白酶，可以分解豬肉蛋白，促進人體消化吸收。

吃對不吃錯

鳳梨可以直接食用，還可以打製成鳳梨汁飲用。

酸甜可口的鳳梨咕咾肉可降壓、防感冒。

主要營養成分（每100公克可食部分）

熱量	41 千卡
蛋白質	0.5 克
脂肪	0.1 克
碳水化合物	10.8 克
維生素A	3 微克
維生素B_1	0.04 毫克
維生素B_2	0.02 毫克
維生素C	18 毫克
維生素E	—
鈣	12 毫克
鉀	113 毫克
鈉	0.8 毫克
鎂	8 毫克
鋅	0.14 毫克

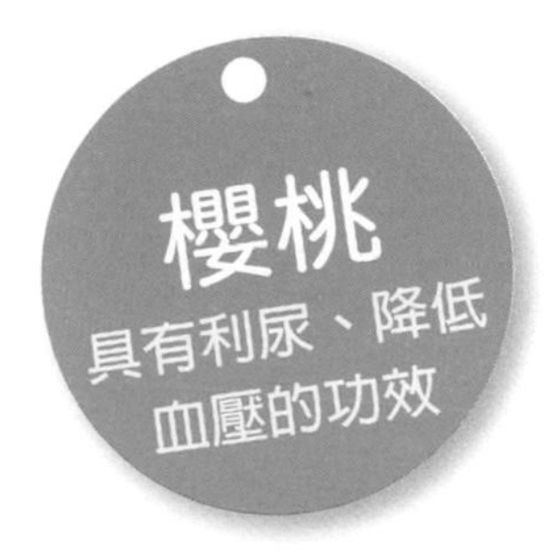

最大食用量：
每天宜吃 50 克。

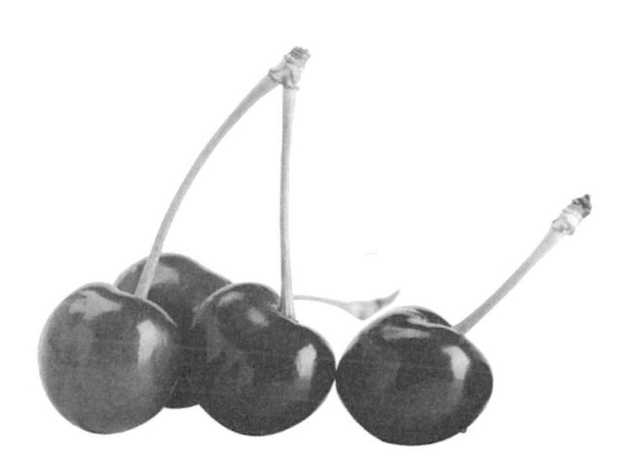

降壓主力軍

鉀、維生素 P

降壓功效大解析

櫻桃含有豐富的鉀元素，可促進鈉從尿液中排泄，同時鉀還能對抗鈉升高血壓的不利影響，還可維護血管健康。其所含的維生素 P，能降低微血管的通透性，具有利尿、降低血壓的功效。

對併發症同樣有效

櫻桃所含的維生素 C，能夠促進膽固醇分解，可有效降低膽固醇水平；還能增強脂蛋白脂肪酶的活性，促進極低密度脂蛋白膽固醇和三酸甘油酯的分解，較好地改善血脂水平。

好食搭配更營養

櫻桃 + 冬菇

二者合用有補中益氣、防癌抗癌、降壓降脂的功效。

吃對不吃錯

櫻桃可以直接食用，也可以與其他食材搭配做湯。

主要營養成分（每100公克可食部分）

熱量	46 千卡
蛋白質	1.1 克
脂肪	0.2 克
碳水化合物	10.2 克
維生素A	35 微克
維生素B_1	0.02 毫克
維生素B_2	0.02 毫克
維生素C	10 毫克
維生素E	2.22 毫克
鈣	11 毫克
鉀	232 毫克
鈉	8.0 毫克
鎂	12 毫克
鋅	0.23 毫克

蜜汁櫻桃扒山藥可降壓、健脾胃。

水果類

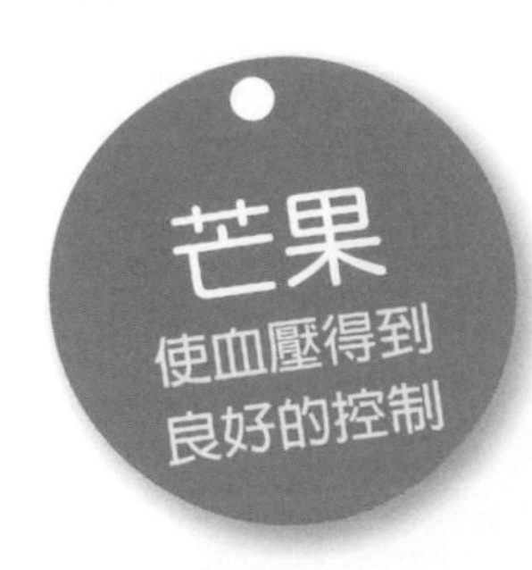

最大食用量：
每天宜吃 100 克。

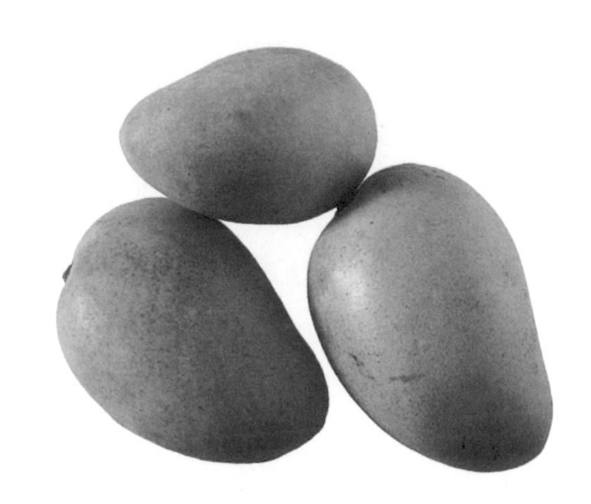

降壓主力軍

維生素 C

降壓功效大解析

芒果含有豐富的維生素 C，能將膽固醇氧化，變成膽酸排出，使血液流通順暢，確保血管健康，使血壓得到良好的控制。芒果有益胃、止嘔、止暈的功效，對於高血壓引起的眩暈有一定療效。

對併發症同樣有效

芒果中含有的膳食纖維，可延緩腸道對食物的吸收，促進腸胃蠕動，防治便祕，還能促使膽固醇排出體外，有益於高脂血、動脈硬化、高血壓及心腦血管等疾病患者。

好食搭配更營養

芒果 + 豆漿

具有預防更年期障礙、心臟病、高血壓等疾病的功效。

正確烹飪好降壓

芒果可以直接食用，也可以煮湯或燉食。

做芒果粥時，等粥熟後再將芒果拌入。

主要營養成分（每100公克可食部分）

熱量	32 千卡
蛋白質	0.6 克
脂肪	0.2 克
碳水化合物	8.3 克
維生素A	150 微克
維生素B_1	0.01 毫克
維生素B_2	0.04 毫克
維生素C	23 毫克
維生素E	1.21 毫克
鈣	—
鉀	138 毫克
鈉	2.8 毫克
鎂	14 毫克
鋅	0.09 毫克

最大食用量：
每天宜吃 90 克。

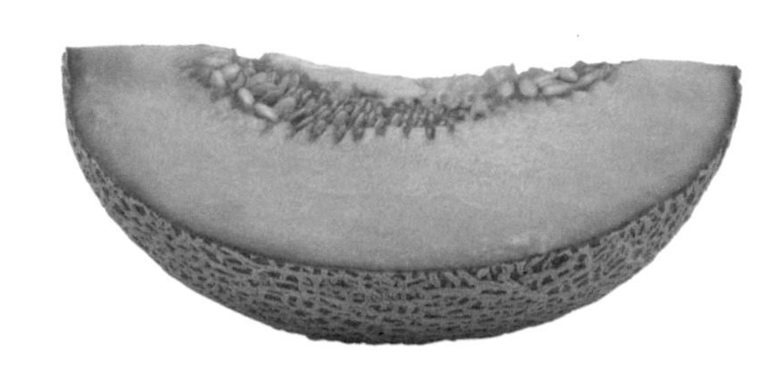

降壓主力軍

鉀、膳食纖維

降壓功效大解析

哈密瓜中含有豐富的鉀，可以對抗鈉升高血壓的不利影響，保護血管健康，有助於減少降壓藥的用量。哈密瓜中的膳食纖維，具有調整醣類和脂類代謝的作用，可避免膽固醇沉積在血管壁上升高血壓。

對併發症同樣有效

哈密瓜所含的膳食纖維，能夠與膽固醇或其他脂質結合，減少膽固醇的吸收，發揮降血脂作用。此外，還能延緩醣類的吸收。

好食搭配更營養

哈密瓜 + 優格

能抑制腸道內的害菌，調節人體免疫功能。

吃對不吃錯

直接食用。

主要營養成分（每100公克可食部分）

熱量	34 千卡
蛋白質	0.5 克
脂肪	0.1 克
碳水化合物	7.9 克
維生素A	153 毫克
維生素B_1	—
維生素B_2	0.01 毫克
維生素C	12 毫克
維生素E	—
鈣	4 毫克
鉀	190 毫克
鈉	26.7 毫克
鎂	19 毫克
鋅	0.13 毫克

哈蜜瓜黑米甜湯可護腎、降壓、降糖。

水果類

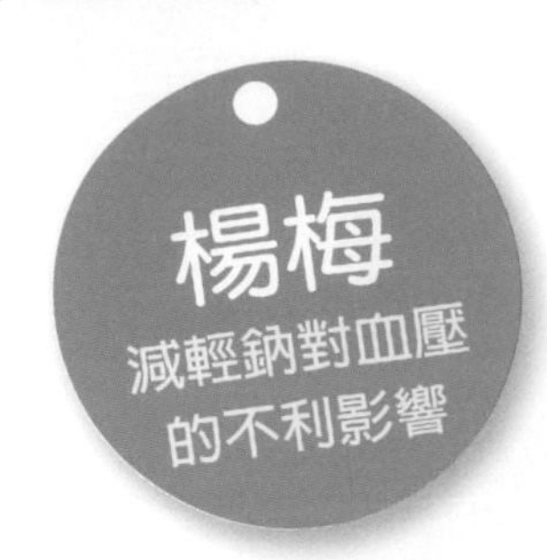

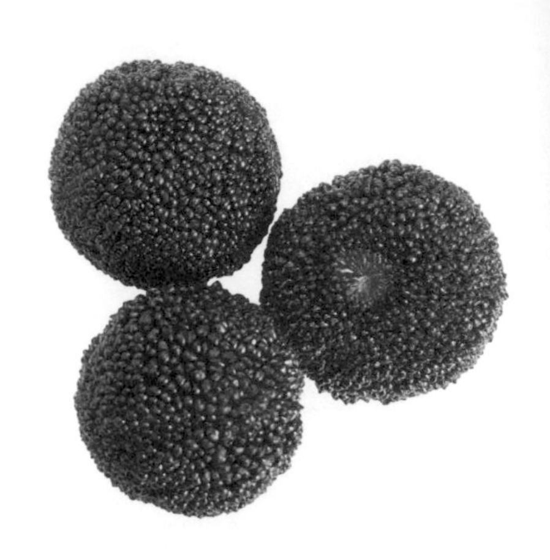

最大食用量：
每天宜吃 40 克。

降壓主力軍

鈣、鎂

降壓功效大解析

楊梅中含有的鈣，可促進尿鈉的排泄，減輕鈉對血壓的不利影響，有利於降低血壓。楊梅中所含的鎂，能活化鈣泵，泵入鉀離子，限制鈉內流，還能減少應激誘導的去甲腎上腺素的釋放，從而發揮降低血壓的作用。

對併發症同樣有效

楊梅中含有豐富的維生素 C，能增強毛細血管的通透性，具有明顯的降血脂及預防冠狀動脈疾病和動脈硬化的作用，並可防止血栓的形成。此外，楊梅還具有預防癌症的功效。

好食搭配更營養

楊梅＋綠豆

二者搭配食用可發揮清熱解毒、健脾開胃的效果。

吃對不吃錯

楊梅可以直接食用，還可以與其他食材搭配煮湯。

楊梅湯酸甜可口，降壓美白。

主要營養成分（每100公克可食部分）

熱量	8 千卡
蛋白質	0.8 克
脂肪	0.2 克
碳水化合物	6.7 克
維生素A	7 微克
維生素B_1	0.01 毫克
維生素B_2	0.05 毫克
維生素C	9 毫克
維生素E	0.81 毫克
鈣	14 毫克
鉀	149 毫克
鈉	0.7 毫克
鎂	10 毫克
鋅	0.14 毫克

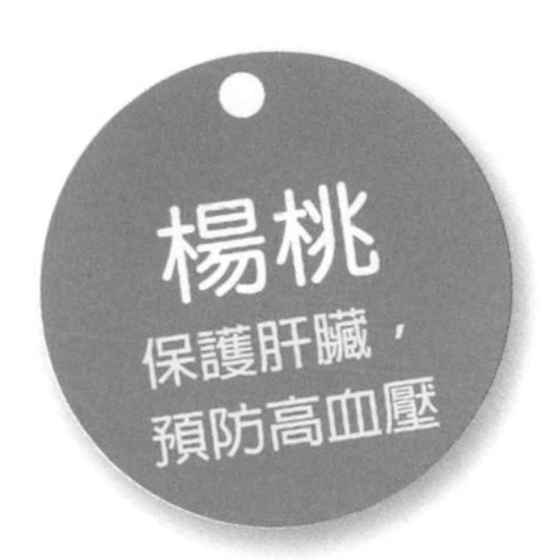

最大食用量：
每天宜吃 1～2 顆。

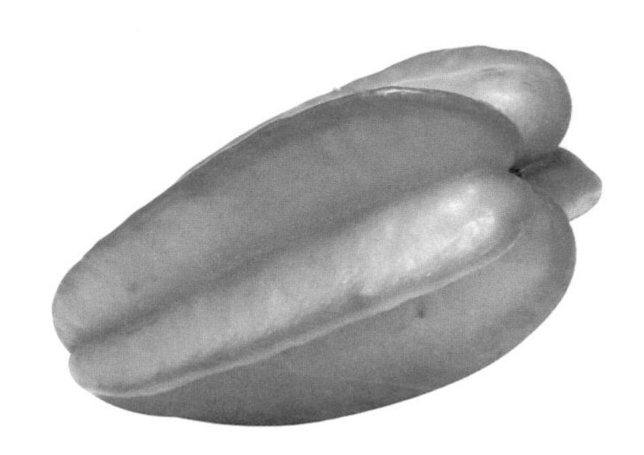

降壓主力軍

維生素 C

降壓功效大解析

楊桃含有的豐富的維生素 C，能夠促進人體合成氮氧化物，而氮氧化物具有擴張血管的作用，有助於降低血壓。此外，楊桃能減少身體對脂肪的吸收，對高血壓、動脈硬化等心血管疾病皆有預防作用。

對併發症同樣有效

楊桃含有的維生素 B_1，有調節體內糖代謝的功能，可以確保每天攝取的主食（澱粉）及糖類在人體內轉化為能量而被利用。

好食搭配更營養

楊桃 + 菠菜

二者搭配食用可防止細胞氧化，還有助於防老抗癌。

吃對不吃錯

楊桃性稍寒，多食易使脾胃濕寒、便溏泄瀉，有礙食慾及消化吸收，因此不宜過多食用。

主要營養成分（每100公克可食部分）

熱量	29 千卡
蛋白質	0.6 克
脂肪	0.2 克
碳水化合物	7.4 克
維生素A	3 微克
維生素B_1	0.02 毫克
維生素B_2	0.03 毫克
維生素C	7 毫克
維生素E	—
鈣	4 毫克
鉀	128 毫克
鈉	1.4 毫克
鎂	10 毫克
鋅	0.39 毫克

楊桃打汁飲用可以保護嗓子。

水果類

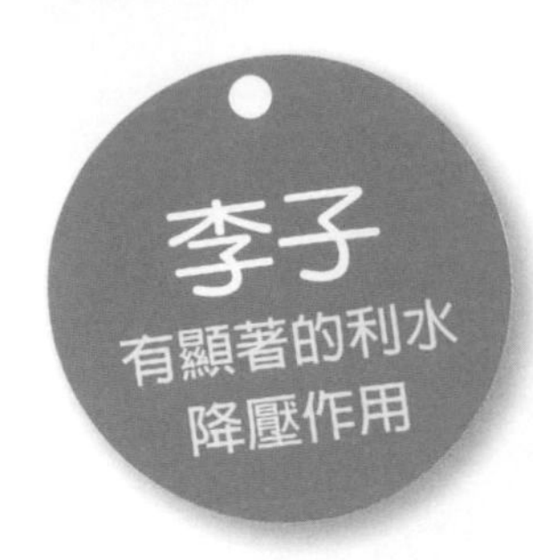

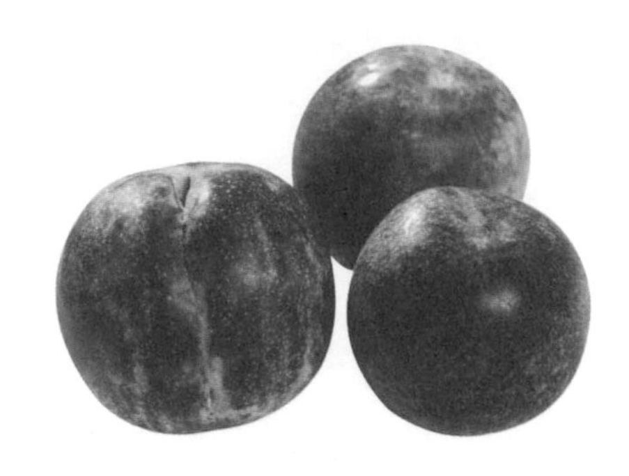

最大食用量：
每天宜吃 2 ～ 3 顆。

降壓主力軍

苦杏仁苷、脂肪油

降壓功效大解析

李子核中含有的苦杏仁苷和脂肪油，有顯著的利水降壓作用，同時還具有止咳祛痰的作用。

對併發症同樣有效

李子能促進胃酸和胃消化酶的分泌，有增加腸胃蠕動的作用，因此吃李子能促進消化，增加食慾。此外，李子含糖量低，食用後不會使血糖快速升高，適合高血壓併發糖尿病患者食用。

好食搭配更營養

李子＋牛奶

二者搭配食用，可使營養更全面，可作為糖尿病患者的加餐。

正確烹飪好降壓

既可以直接食用，也可以與其他食材搭配燉煮。

李子蜂蜜牛奶湯
適合胃口不好的
老年高血壓患者。

主要營養成分（每100公克可食部分）

熱量	36 千卡
蛋白質	0.7 克
脂肪	0.2 克
碳水化合物	8.7 克
維生素A	25 微克
維生素B_1	0.03 毫克
維生素B_2	0.02 毫克
維生素C	5 毫克
維生素E	0.74 毫克
鈣	8 毫克
鉀	144 毫克
鈉	3.8 毫克
鎂	10 毫克
鋅	0.14 毫克

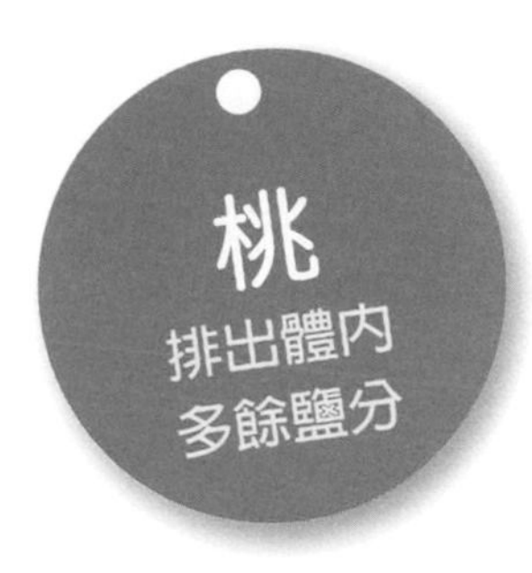

最大食用量：
每天宜吃 2～3 顆。

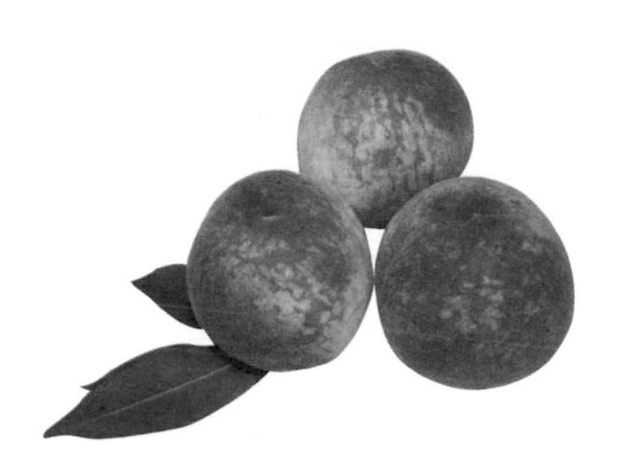

降壓主力軍

苦杏仁苷、脂肪油、鉀

降壓功效大解析

桃核中含有苦杏仁苷和大量的脂肪油，有顯著的利水降壓作用，同時還具有止咳祛痰的作用。桃含鉀元素較高，可幫助身體排出多餘的鈉，有利於血壓下降。

對併發症同樣有效

桃子含有的肌醇能促進人體多餘脂肪的排出，具有減肥、降脂的功效。桃子含有的膳食纖維可以促進膽固醇和三酸甘油酯的代謝，從而降低血脂。

好食搭配更營養

桃＋優格

二者同食，不僅營養更豐富，還能促進身體生長發育。

正確烹飪好降壓

可以直接食用，可以燉、煮、涼拌。

主要營養成分（每100公克可食部分）

營養成分	含量
熱量	48 千卡
蛋白質	0.9 克
脂肪	0.1 克
碳水化合物	12.2 克
維生素A	3 微克
維生素B_1	0.01 毫克
維生素B_2	0.03 毫克
維生素C	7 毫克
維生素E	1.54 毫克
鈣	6 毫克
鉀	166 毫克
鈉	5.7 毫克
鎂	7 毫克
鋅	0.34 毫克

桃子土司粥應做的濃稠一些比較好。

其他類

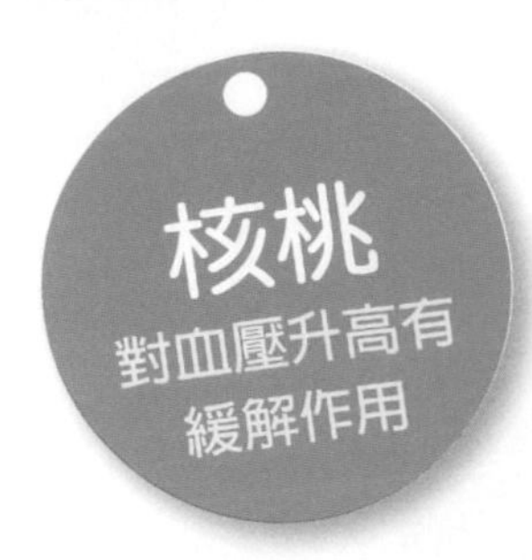

最大食用量：
每天宜吃 5 ～ 6 顆。

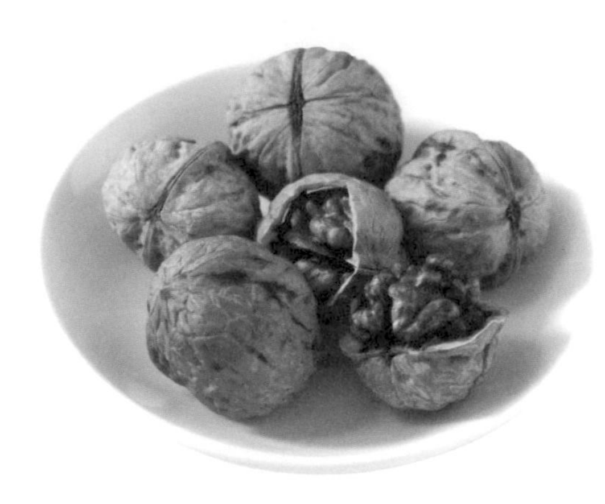

降壓主力軍

ω-3 脂肪酸

降壓功效大解析

核桃中含有 ω-3 脂肪酸，有助於緩解緊張情緒，釋放心理壓力，使平均舒張壓明顯下降，對心理壓力造成的血壓升高有緩解作用。

對併發症同樣有效

核桃油含有不飽和脂肪酸，可降低血液中膽固醇和三酸甘油酯的含量，還可袪除附著在血管上的膽固醇，具有清潔血液的作用。核桃所含的鋅、錳，可使血管保持彈性，避免血管破裂造成膽固醇附著。

好食搭配更營養

核桃＋韭菜

核桃與韭菜搭配可補腎壯陽，適用於陽虛腎冷、腰膝冷。

吃對不吃錯

核桃既可生吃，又可採用水煮、燒菜等烹飪方法。

主要營養成分（每100公克可食部分）

熱量	627 千卡
蛋白質	14.9 克
脂肪	58.8 克
碳水化合物	19.1 克
維生素A	5 微克
維生素B_1	10.15 毫克
維生素B_2	0.14 毫克
維生素C	1 毫克
維生素E	43.21 毫克
鈣	56 毫克
鉀	385 毫克
鈉	6.4 毫克
鎂	131 毫克
鋅	2.17 毫克

核桃豌豆羹可以延緩衰老。

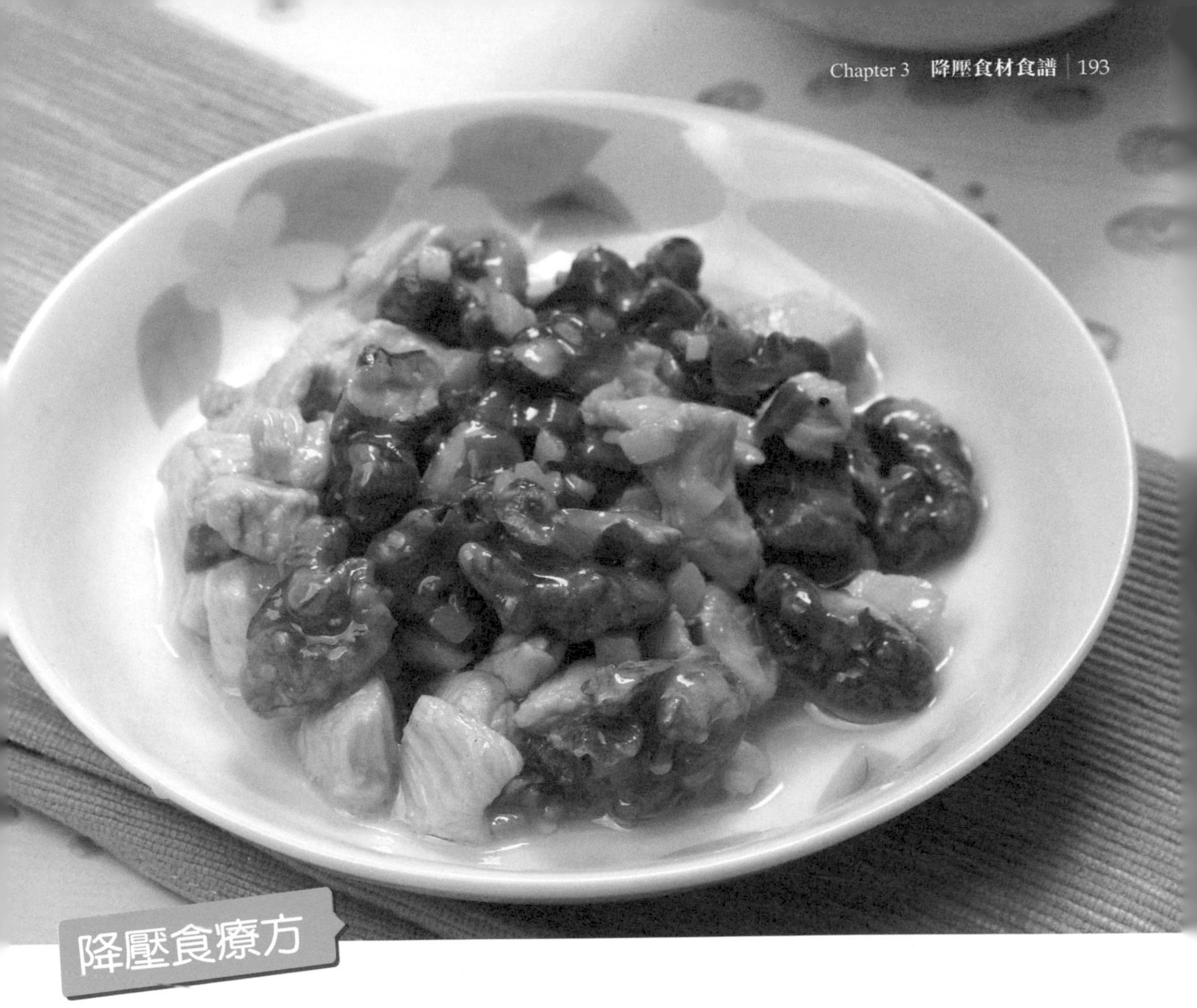

降壓食療方

雞丁核桃仁

食材 雞胸脯肉 250 克，核桃仁 90 克，雞蛋 3 顆，香油、胡椒粉、鹽、料酒、太白粉水、糖、雞精、蔥末、薑末、蒜末、植物油各適量。

做法

1. 雞胸脯肉洗淨切成丁，雞蛋去蛋黃留蛋清，將雞丁用鹽、料酒、胡椒粉、雞蛋清、太白粉水調勻拌好。然後將鹽、雞精、白糖、胡椒粉、香油調成汁備用。
2. 鍋內放適量油，待油五成熱時，放入核桃仁炸透，撈出瀝乾油；然後把雞丁放入油鍋炸熟，撈出瀝乾油。另起鍋放少量油，下入蔥末、薑末、蒜末爆香，將雞丁下鍋，隨後將已調好的汁倒入鍋內，再放入核桃仁炒勻即可。

功效作用

這道菜營養豐富，且易吸收，適合兒童高血壓患者食用，可以健腦益智。

其他類

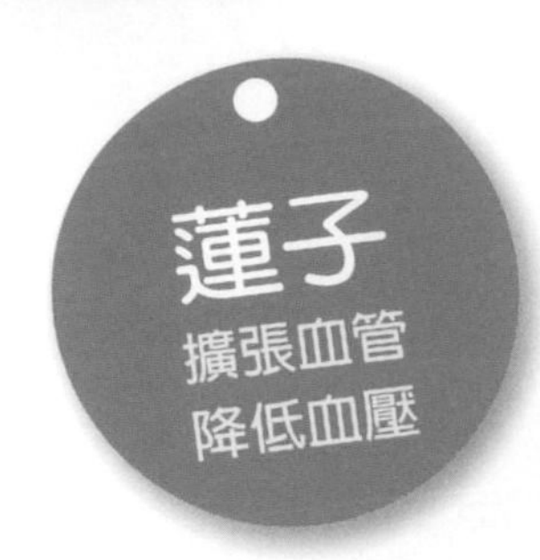

最大食用量：
每天宜吃 6 ～ 15 克。

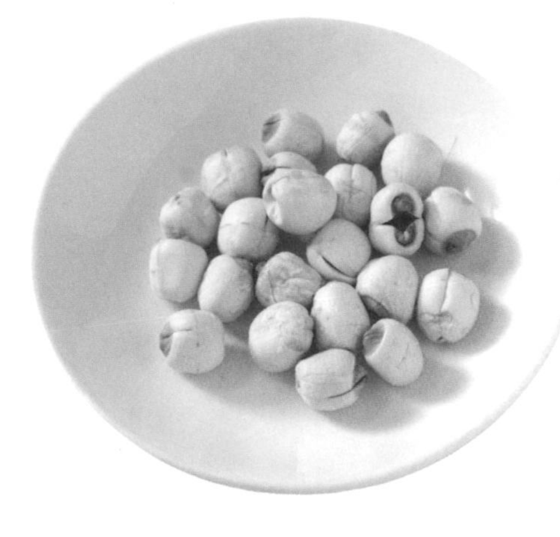

降壓主力軍

生物鹼

降壓功效大解析

蓮子心中所含生物鹼具有較強的降壓作用，作用機制主要是通過釋放組織胺，使周圍血管擴張，從而降低血壓。

對併發症同樣有效

蓮子中含有豐富的鈣，具有刺激胰臟 β 細胞的作用，能夠促進胰島素的正常分泌，同時還能避免骨質疏鬆。蓮子心所含生物鹼，具有顯著的強心作用，蓮心鹼有抗心律不整的作用。

好食搭配更營養

蓮子＋芡實

具有益腎固精、健脾止瀉的功效。

吃對不吃錯

蓮子多用來煮粥、煲湯，蓮子心可用來泡水飲用。

主要營養成分（每100公克可食部分）

熱量	344 千卡
蛋白質	17.2 克
脂肪	2 克
碳水化合物	67.2 克
維生素A	—
維生素B_1	0.16 毫克
維生素B_2	0.08 毫克
維生素C	5 毫克
維生素E	2.71 毫克
鈣	97 毫克
鉀	846 毫克
鈉	5.1 毫克
鎂	242 毫克
鋅	2.78 毫克

山楂紅棗蓮子粥可以養心安神。

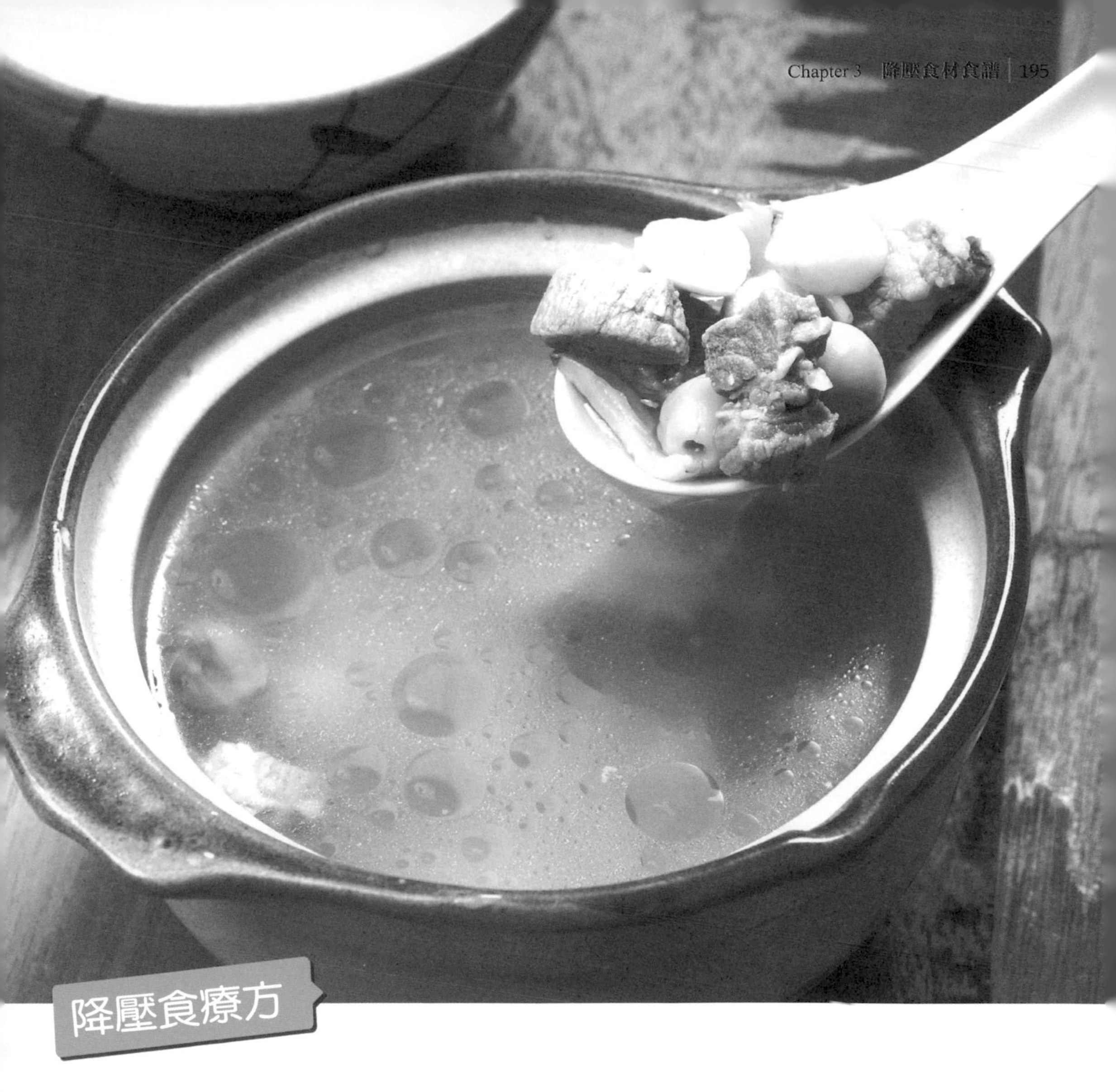

降壓食療方

蓮子百合煲瘦肉

食材 豬瘦肉 200 克，蓮子、百合各 30 克，鹽、雞精、香油各適量。

做法

❶ 將百合洗淨、泡開，蓮子洗淨，然後用水浸泡 2 小時；豬瘦肉洗淨，切成小塊。

❷ 砂鍋中放入冷水，將蓮子、百合、豬瘦肉一起放入鍋中，先用大火燒開，再用小火慢慢燉。待肉快熟時，加入鹽、雞精、香油調味，燉至肉爛、蓮子熟即可。

功效作用

這道菜適合老年高血壓患者食用，不僅可以降低血壓，還可以養心潤肺，輔助治療失眠。

其他類

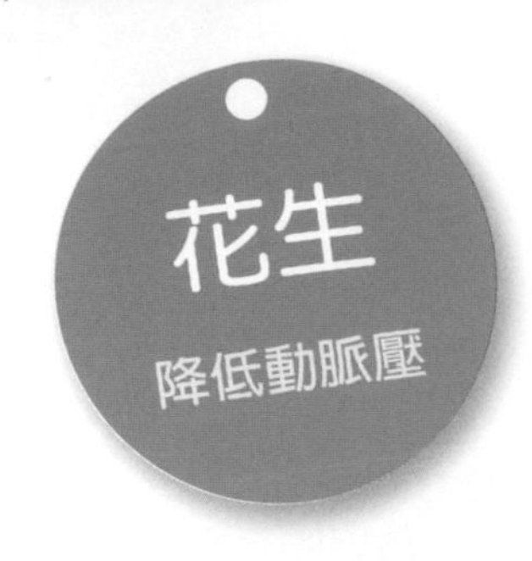

最大食用量：
每天宜吃 20 克。

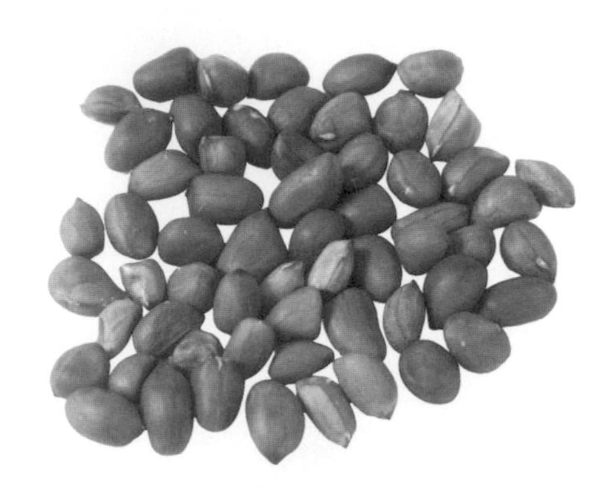

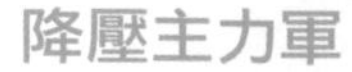

降壓主力軍

亞麻油酸

降壓功效大解析

花生中含有的亞麻油酸，可在體內合成前列腺素，而前列腺素具有抗血栓、抗血凝以及擴張血管的作用，確保血液流通順暢，降低動脈壓。

對併發症同樣有效

花生油中含有大量的亞麻油酸，可避免膽固醇在體內沉積，預防或減少心血管病的發病率。其所含的膽鹼、卵磷脂，可降低血液中的三酸甘油酯，預防動脈粥樣硬化和心臟病。

好食搭配更營養

花生＋芹菜

有助於降低血脂、血壓，是高脂血症、高血壓和動脈硬化患者的理想食品。

吃對不吃錯

花生生食、炒食、煮食均可。

主要營養成分（每100公克可食部分）

營養成分	含量
熱量	563 千卡
蛋白質	24.8 克
脂肪	44.3 克
碳水化合物	21.7 克
維生素A	5 微克
維生素B_1	0.72 毫克
維生素B_2	0.13 毫克
維生素C	2 毫克
維生素E	18.09 毫克
鈣	39 毫克
鉀	587 毫克
鈉	3.6 毫克
鎂	178 毫克
鋅	2.50 毫克

花生豬蹄粥可美容護膚，適合孕婦。

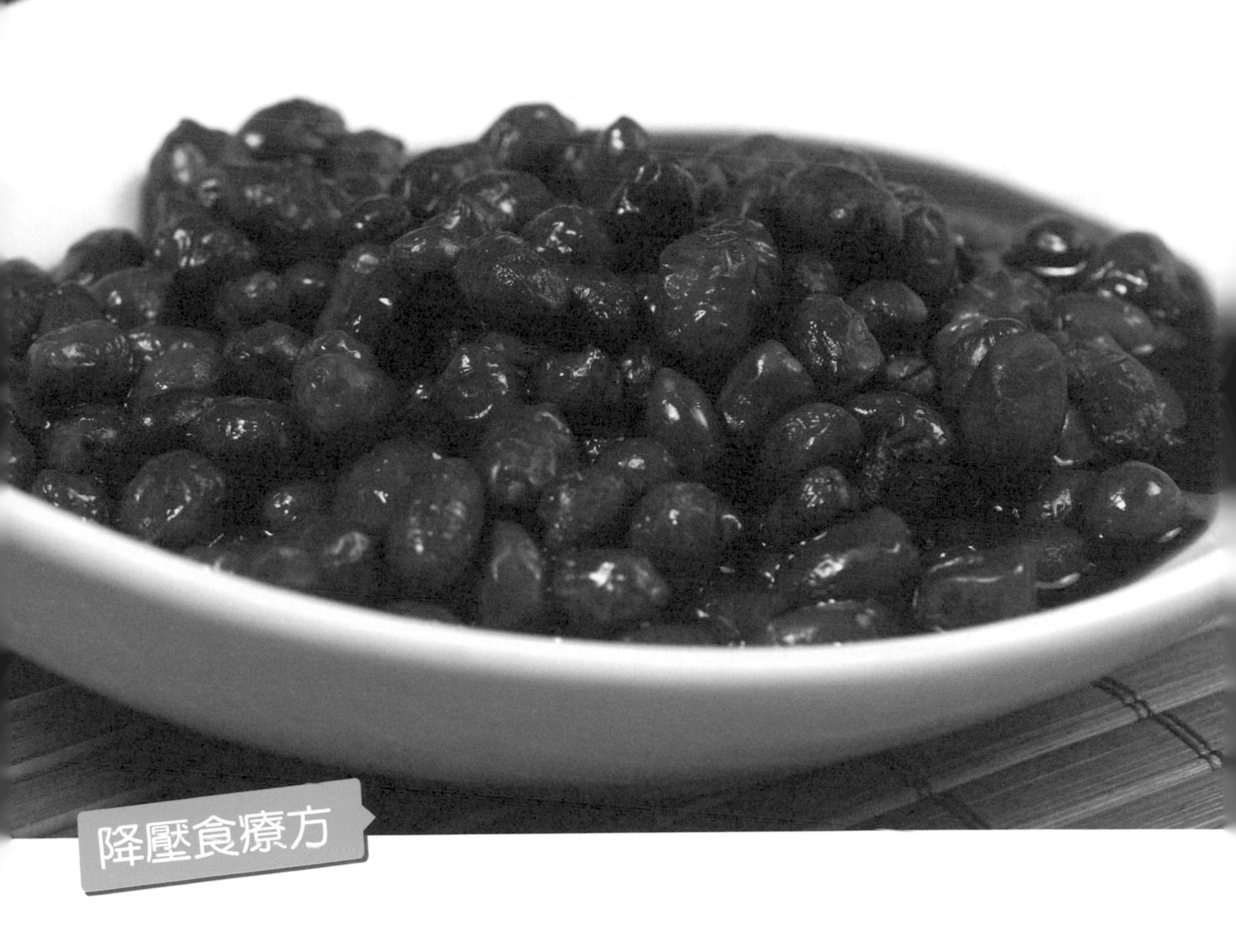

降壓食療方

老醋花生

食材 花生仁 250 克，醋 30 克，醬油 20 克，白糖、鹽、香油各適量。

做法

❶ 花生仁挑去雜質，洗淨，瀝乾水分。

❷ 鍋置火上，倒入植物油，在油還未熱時倒入花生仁，以鍋鏟不停翻炒至花生仁熟透，盛出，自然冷卻。

❸ 取小碗，加入醋、醬油、白糖、鹽、香油攪拌均勻，製成調味汁，淋在炒好的花生仁上拌勻即可。

功效作用

醋與花生都具有降低血壓的功效，且醋可以軟化血管，花生可以保護心血管，二者搭配降壓效果更好。

其他類

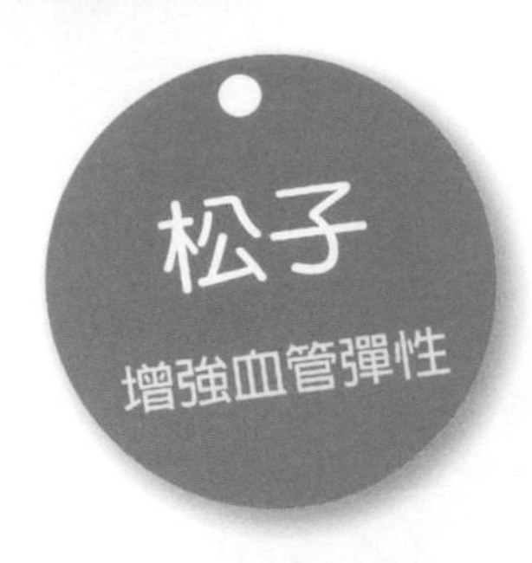

最大食用量：
每天宜吃 20 克。

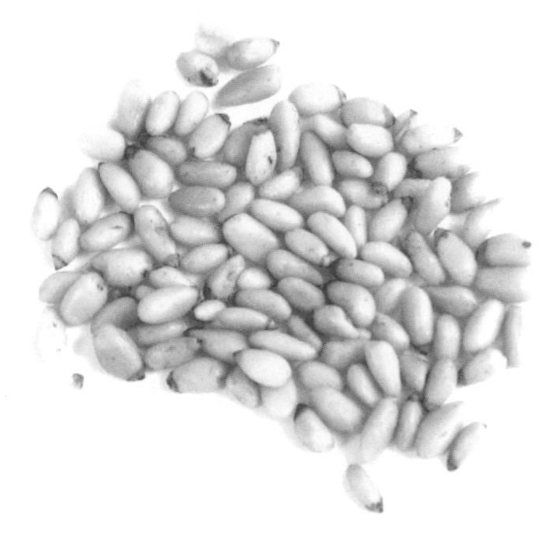

降壓主力軍

亞麻油酸、鈣

降壓功效大解析

松子中含有豐富的亞麻油酸，具有抗血栓、抗血凝與擴張血管的作用，可有效降低動脈壓。其所含的鈣，可增強微血管的彈性，降低血壓，預防心腦血管疾病。

對併發症同樣有效

松子所含的不飽和脂肪酸，具有調整和降低血脂、軟化血管和防止動脈粥樣硬化的作用。同時對老年痴呆也有很好的預防作用。

好食搭配更營養

松子＋牛肉

松子與牛肉同食不僅能旺盛血液循環，還能光潤肌膚。

主要營養成分（每100公克可食部分）

熱量	640 千卡
蛋白質	12.6 克
脂肪	62.6 克
碳水化合物	19.0 克
維生素A	7 微克
維生素B_1	0.41 毫克
維生素B_2	0.09 毫克
維生素C	—
維生素E	34.48 毫克
鈣	3 毫克
鉀	184 毫克
鈉	—
鎂	567 毫克
鋅	9.02 毫克

玉米松子仁豆漿可以保護視力。

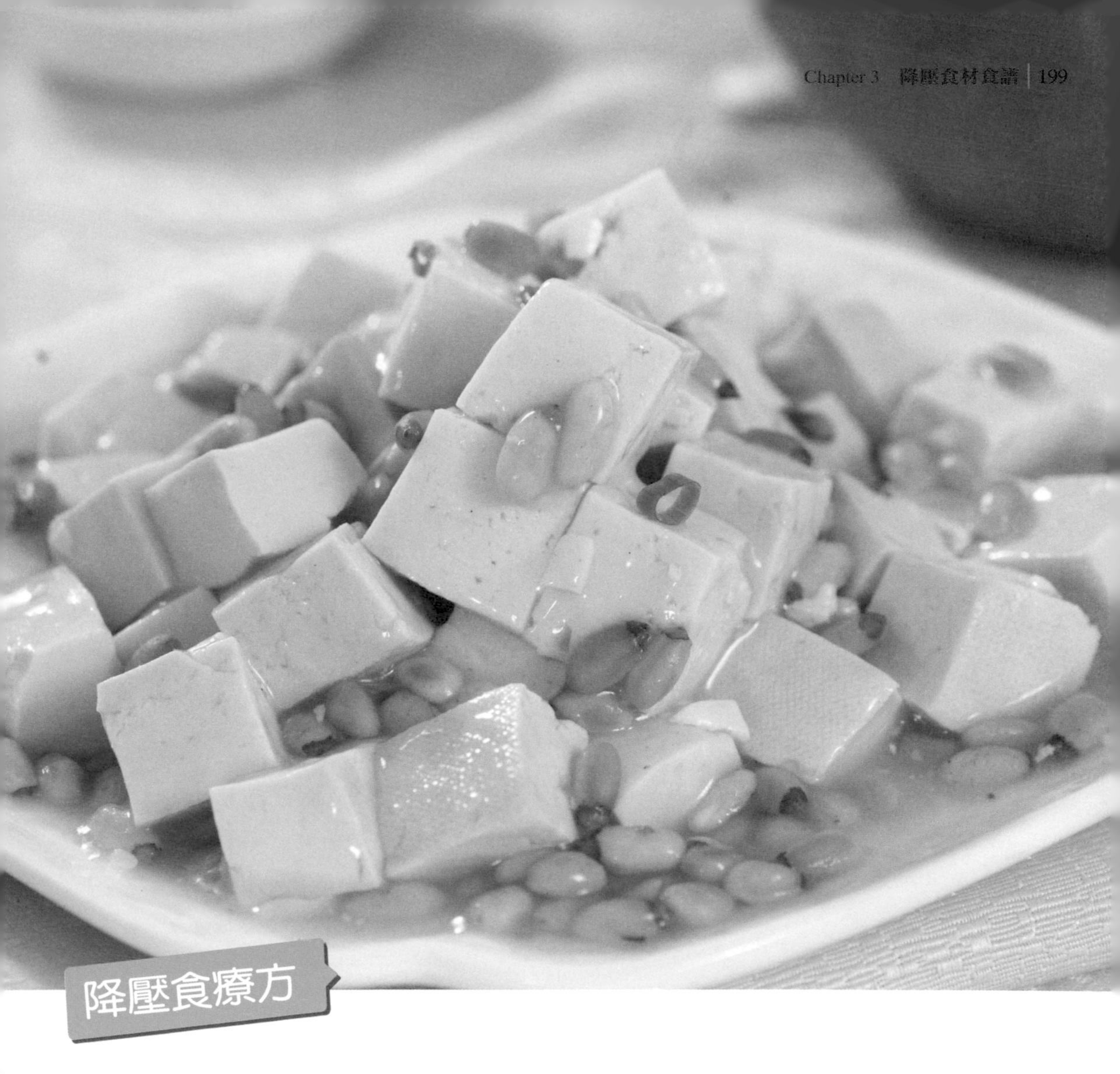

降壓食療方

松仁豆腐

食材 嫩豆腐 250 克，松子仁 25 克，蔥花、花椒粉、鹽、雞精、植物油各適量。

做法

❶ 嫩豆腐洗淨，切塊；松子仁挑去雜質，炒熟。

❷ 炒鍋置火上，倒入適量植物油，待油燒至七成熱，放入蔥花和花椒粉炒出香味。

❸ 倒入豆腐塊和熟松子仁翻炒均勻，用鹽和雞精調味即可。

功效作用

這道菜在降血壓的同時，還具有延緩衰老、預防老年痴呆等功效。

其他類

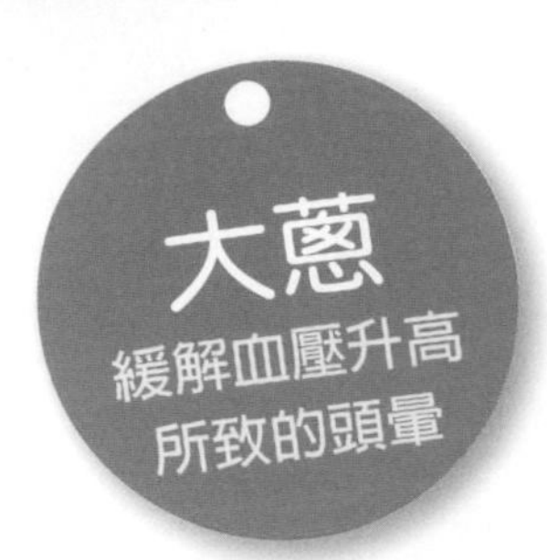

最大食用量：
每天宜吃 10 ～ 30 克。

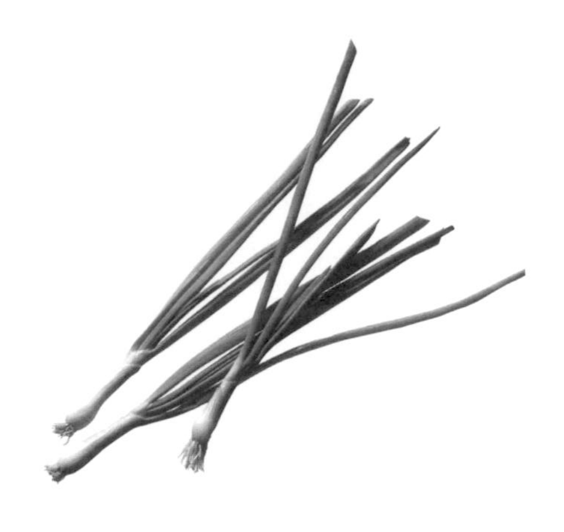

降壓主力軍

前列腺素 A

降壓功效大解析

大蔥中含有前列腺素 A，有舒張小血管、促進血液循環的作用，降低動脈壓，有助於防止血壓升高所致的頭暈。

對併發症同樣有效

大蔥中的膳食纖維，能促進膽固醇的排泄，降低總膽固醇水平；還能與膽汁酸結合，減少對膽固醇的吸收。

好食搭配更營養

大蔥 + 香菇

有促進血液循環的作用。

吃對不吃錯

大蔥一般作為配菜來食用。

主要營養成分（每100公克可食部分）

熱量	30 千卡
蛋白質	0.30 克
脂肪	1.70 克
碳水化合物	6.50 克
維生素A	10 微克
維生素B_1	0.03 毫克
維生素B_2	0.05 毫克
維生素C	17 毫克
維生素E	0.3 毫克
鈣	29 毫克
鉀	144 毫克
鈉	4.8 毫克
鎂	19 毫克
鋅	0.4 毫克

感冒初期喝蔥白粥，可以緩解感冒症狀，尤其適合風寒感冒患者。

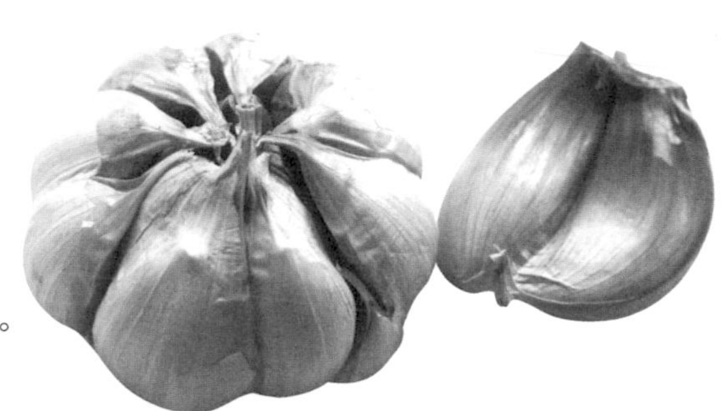

最大食用量：
每天宜吃 10 ～ 15 **克。**

降壓主力軍

大蒜素、硒、精油

降壓功效大解析

大蒜所含的大蒜素能降低血清和肝臟中的脂肪，使血壓下降；大蒜中含有的硒，能防止血小板凝集，有助於血壓正常化。

對併發症同樣有效

大蒜所含的蒜素及由蒜素轉變而成的二烯丙基二硫化物，可降低肝臟中用來促進膽固醇合成的酵素的作用，進而抑制膽固醇的形成，有效地防止動脈硬化。

好食搭配更營養

大蒜 + 肉類

可提高維生素 B_1 的吸收利用率。

吃對不吃錯

大蒜切碎食用，可以釋放大蒜有效成分。

主要營養成分（每100公克可食部分）

熱量	61 千卡
蛋白質	0.1 克
脂肪	2 克
碳水化合物	15.4 克
維生素A	80 微克
維生素B_1	0.07 毫克
維生素B_2	0.2 毫克
維生素C	1 毫克
維生素E	1.04 毫克
鈣	19 毫克
鉀	161 毫克
鈉	3.8 毫克
鎂	28 毫克
鋅	1.04 毫克

蒜泥蠶豆可以預防心血管疾病。

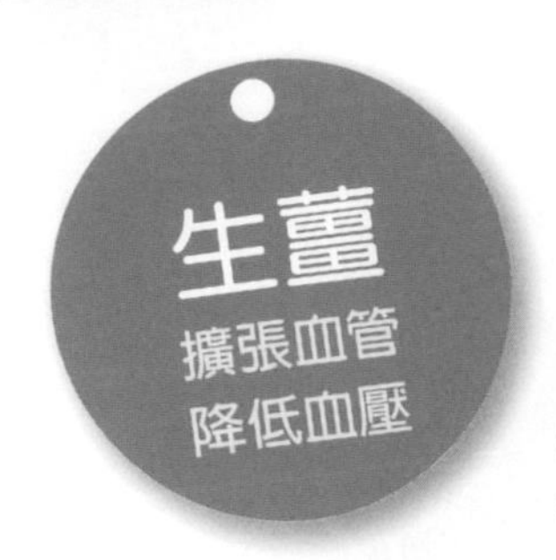

最大食用量：
每天宜吃 10 克。

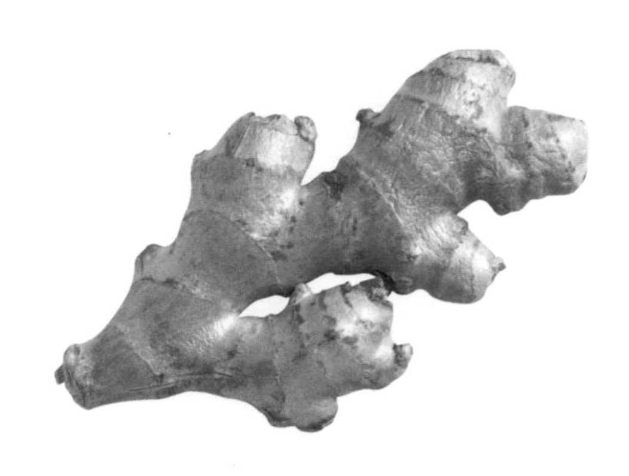

降壓主力軍

薑酚、薑烯酚

降壓功效大解析

生薑中的辣味成分薑酚和薑烯酚，可減少膽固醇的生成並促使其排出體外，促進血液循環，還可擴張血管，發揮降低血壓的作用。

對併發症同樣有效

生薑含有的薑黃素可降低血清及肝臟的膽固醇水平，促進膽囊對膽固醇的代謝和抑制脂肪酸合成。生薑含有一種類似水楊酸的有機化合物，能促進血流暢通，降低心臟病和中風的發病率。

好食搭配更營養

生薑 + 羊肉

可充分發揮羊肉溫陽祛寒的功效。

吃對不吃錯

生薑宜連皮一起吃，否則不能發揮薑的整體功效。

主要營養成分（每100公克可食部分）

熱量	41 千卡
蛋白質	1.3 克
脂肪	0.6 克
碳水化合物	10.30 克
維生素A	28 微克
維生素B_1	0.02 毫克
維生素B_2	0.03 毫克
維生素C	4 毫克
維生素E	—
鈣	27 毫克
鉀	295 毫克
鈉	14.9 毫克
鎂	44 毫克
鋅	0.34 毫克

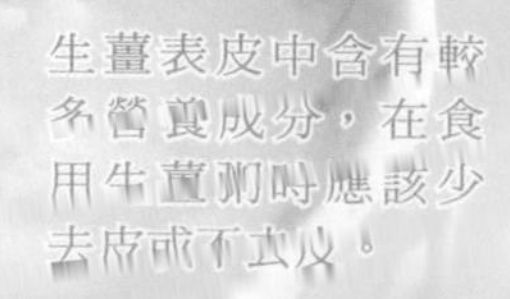

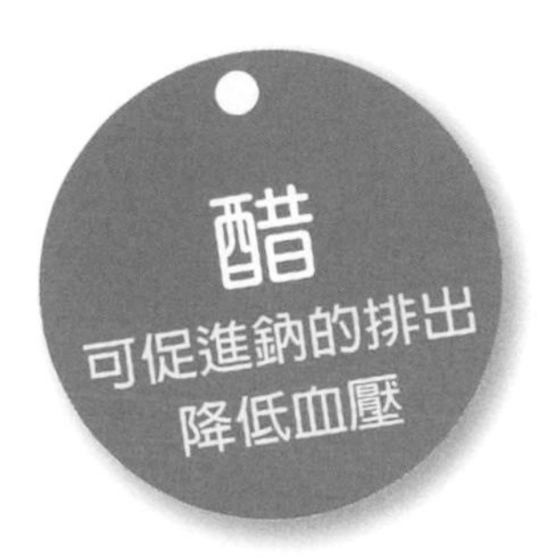

最大食用量：
每天宜吃 20 克。

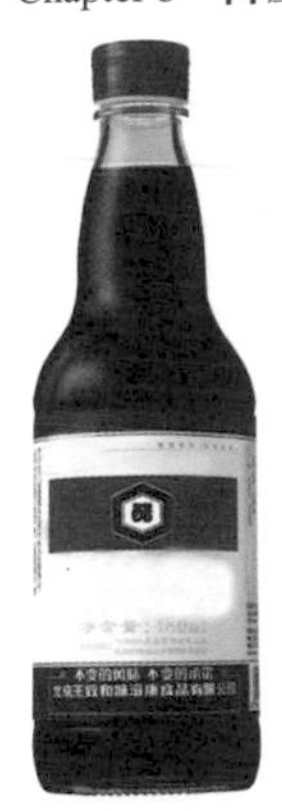

降壓主力軍

鉀

降壓功效大解析

醋有擴張和軟化血管、降低血壓的功效，可預防心血管疾病的發生。現在流行的水果醋含有豐富的礦物質鉀，可以幫助身體排出多餘的鈉，可預防高血壓。

對併發症同樣有效

醋能促進糖和蛋白質的代謝，可防止肥胖；醋中的有機酸能夠促進糖尿病患者體內糖類的排出，發揮抑制血糖上升的作用。

好食搭配更營養

醋 + 花生

醋醃漬花生，具有調節血壓的作用。

吃對不吃錯

做菜時加入一些醋，既增加菜餚的風味，又可減少食鹽的用量，發揮防治高血壓的作用。

主要營養成分（每100公克可食部分）

熱量	31 千卡
蛋白質	2.1 克
脂肪	0.3 克
碳水化合物	4.9 克
維生素A	—
維生素B_1	0.03 毫克
維生素B_2	0.05 毫克
維生素C	—
維生素E	—
鈣	17 毫克
鉀	351 毫克
鈉	262.1 毫克
鎂	13 毫克
鋅	1.25 毫克

糖醋黃瓜條可以清胃降壓。

其他類

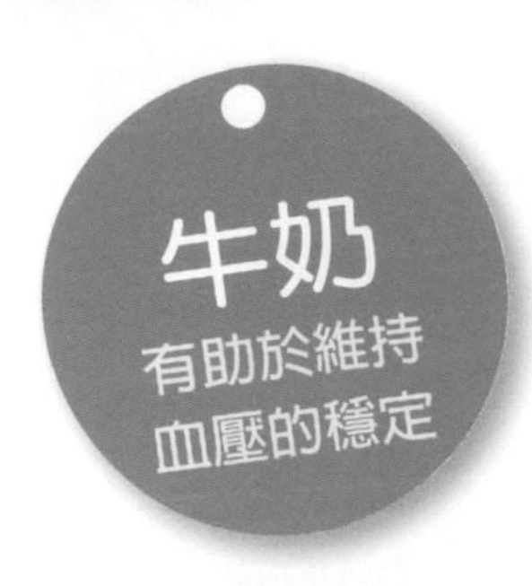

最大食用量：
每天宜飲用 250 毫升。

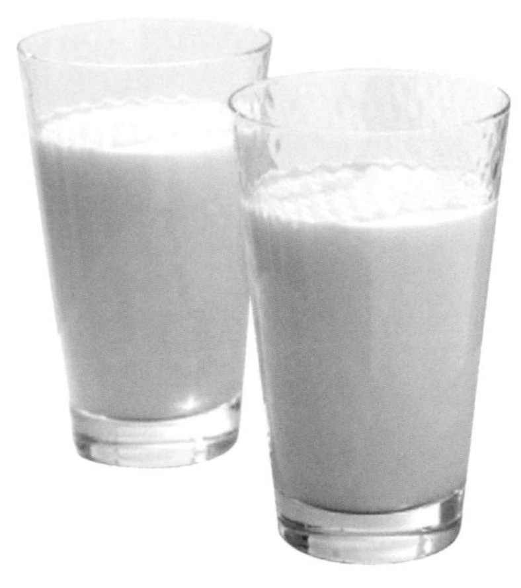

降壓主力軍

鈣

降壓功效大解析

牛奶中含有豐富的鈣質，研究表示，當一個人的血鈉過高，血鈣又過低時，其血壓就會明顯上升。因此高血壓患者經常飲用牛奶，有助於維持血壓穩定。

對併發症同樣有效

牛奶中所含的鎂，能有效降低血脂濃度，防止動脈硬化而保護心腦血管系統。此外，脫脂牛奶中含有一種CLA的物質，具有防癌抗癌的作用。

好食搭配更營養

牛奶＋蜂蜜

二者搭配飲用，具有緩解痛經的作用。

吃對不吃錯

牛奶可以直接飲用。但要注意的是，很多人喜歡喝脫脂牛奶，認為脫脂牛奶的脂肪含量低、更健康，其實，這種看法是不正確的。牛奶經過脫脂之後，其營養成分會損失，尤其是維生素的損失尤為嚴重。所以，想要飲用脫脂牛奶的話最好先向專業醫生做諮詢。

南瓜牛奶白米粥可補鈣。

主要營養成分（每100公克可食部分）

熱量	54 千卡
蛋白質	3.0 克
脂肪	3.2 克
碳水化合物	3.4 克
維生素A	24 微克
維生素B_1	0.03 毫克
維生素B_2	0.14 毫克
維生素C	1 毫克
維生素E	0.21 毫克
鈣	104 毫克
鉀	109 毫克
鈉	37.2 毫克
鎂	11 毫克
鋅	0.42 毫克

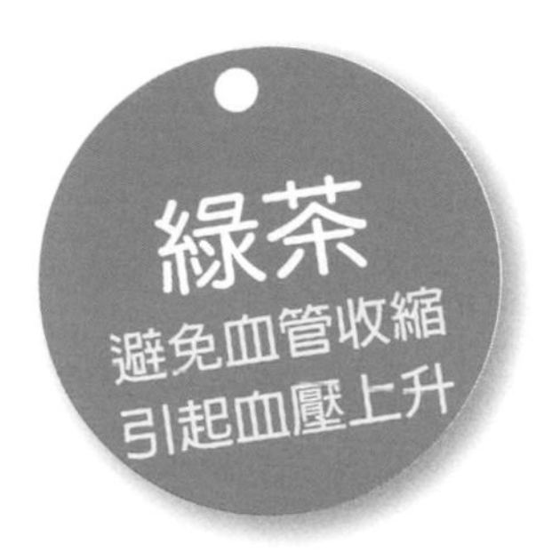

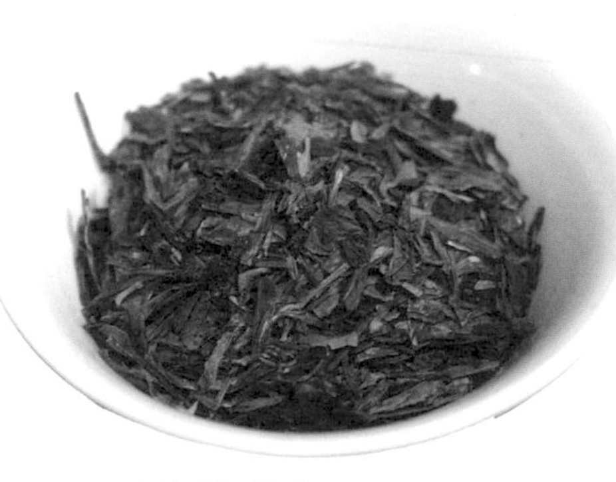

最大食用量：
每天宜吃 5 ～ 10 克。

降壓主力軍

兒茶素

降壓功效大解析

綠茶中所含的兒茶素，對血管緊張素轉換酶的活性有較強的抑制作用，促使緩激肽分泌較多，避免血管收縮引起血壓上升。所含的氨茶鹼具有擴張血管的作用，有利於血壓的穩定。

對併發症同樣有效

綠茶中含有的茶多酚、維生素C，有降血脂、抗凝血和促進纖維蛋白溶解的功效，擴張冠動脈，使血液充分輸入心臟，提高心臟的功能。

好食搭配更營養

綠茶＋桂圓

具有補血清熱、預防貧血的功效，適宜血虛者經常飲用。

吃對不吃錯

用少許熱水醒茶，再加冷水沖，如此即泡即喝，不燙口。

主要營養成分（每100公克可食部分）

熱量	296 千卡
蛋白質	34.2 克
脂肪	2.3 克
碳水化合物	50.3 克
維生素A	967 微克
維生素B_1	0.02 毫克
維生素B_2	0.35 毫克
維生素C	19 毫克
維生素E	9.57 毫克
鈣	325 毫克
鉀	1661 毫克
鈉	28.2 毫克
鎂	196 毫克
鋅	4.34 毫克

絲瓜綠茶湯可以利尿降壓。

其他類

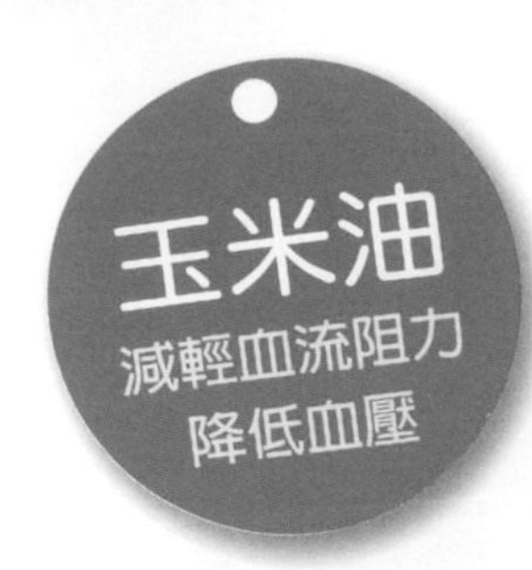

最大食用量：
每天宜吃 9 ～ 15 克。

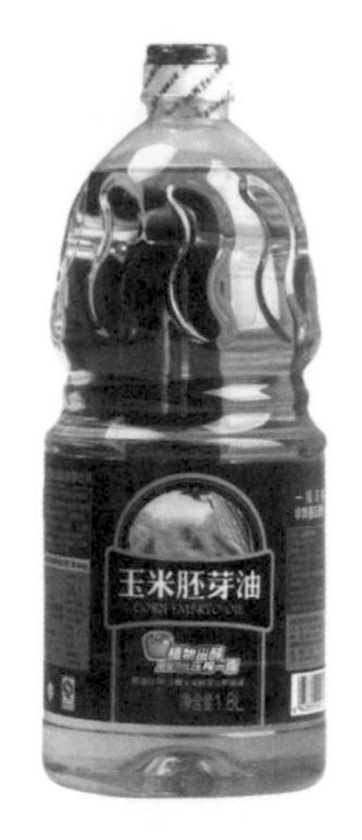

降壓主力軍

亞麻油酸

降壓功效大解析

玉米油中亞麻油酸的含量很高，與血液中膽固醇結合，生成低熔點酯，不易在血管壁上沉積，從而減輕血流阻力，降低血壓。

對併發症同樣有效

玉米對於血液中膽固醇的積累具有溶解作用，故能預防動脈硬化。玉米油中的維生素 E，可以糾正脂代謝紊亂，對糖尿病慢性併發症有防治作用。

好食搭配更營養

玉米油 + 紅蘿蔔

玉米油中的維生素 E 可促進紅蘿蔔中維生素 A 的吸收。

玉米油與橄欖油中的油酸可增加胰島素的敏感性，降低胰島素抵抗，能夠調節和控制血糖水平。

主要營養成分（每100公克可食部分）

項目	含量
熱量	895 千卡
蛋白質	—
脂肪	99.2 克
碳水化合物	0.5 克
維生素A	—
維生素B_1	—
維生素B_2	—
維生素C	—
維生素E	50.94 毫克
鈣	1 毫克
鉀	2 毫克
鈉	1.4 毫克
鎂	3 毫克
鋅	0.26 毫克

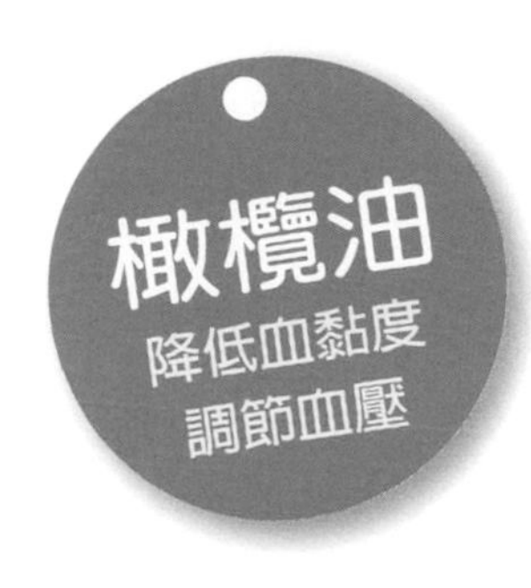

橄欖油

降低血黏度 調節血壓

最大食用量：
每天宜吃 10 克。

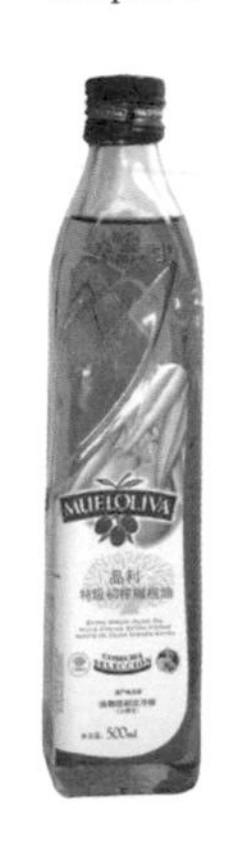

降壓主力軍

ω-3 脂肪酸、多酚類物質

降壓功效大解析

橄欖油所含的 ω-3 脂肪酸，能舒張血管平滑肌，使血液流通順暢，從而降低血壓。橄欖油中還含有一種多酚類物質，可降低血黏度，調節血壓。

對併發症同樣有效

橄欖油富含單不飽和脂肪酸，能夠調節血脂，降低血壓，預防動脈粥樣硬化，保護心腦血管，降低心腦血管的發病率。

好食搭配更營養

橄欖油 + 蔬菜

具有降脂、減肥的功效。

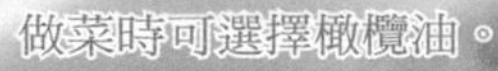
做菜時可選擇橄欖油。

主要營養成分（每100公克可食部分）

熱量	899 千卡
蛋白質	—
脂肪	99.9 克
碳水化合物	—
維生素A	—
維生素B_1	—
維生素B_2	—
維生素C	—
維生素E	—
鈣	—
鉀	—
鈉	—
鎂	—
鋅	—

其他類

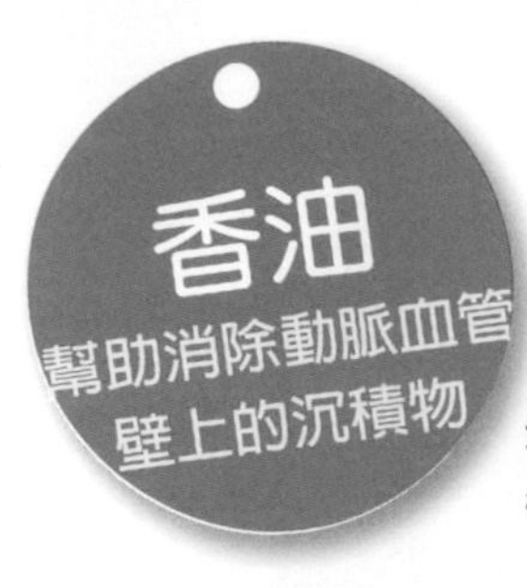

最大食用量：
每天宜吃 2 ～ 6 克。

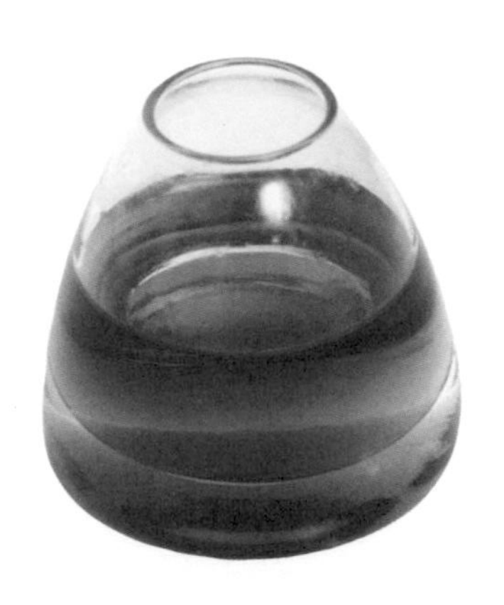

降壓主力軍

亞麻油酸、維生素 E

降壓功效大解析

香油同時含有亞麻油酸和維生素 E，兩者同時存在，不但防止了亞麻油酸容易氧化的缺點，又發揮協同作用，加強對動脈硬化和高血壓的治療效果。

對併發症同樣有效

香油中含有豐富的維生素 E，能夠對不飽和脂肪酸發揮較強的抗氧化作用，促進膽固醇的分解、代謝、轉化和排泄，從而降低血清總膽固醇的水平。

好食搭配更營養

香油 + 西芹

二者搭配可使營養更加均衡，適合「三高」患者食用。

做香油菠菜前菠菜應焯水。

主要營養成分（每100公克可食部分）

項目	含量
熱量	898 千卡
蛋白質	—
脂肪	99.7 克
碳水化合物	0.2 克
維生素A	—
維生素B_1	—
維生素B_2	—
維生素C	—
維生素E	68.53 毫克
鈣	9 毫克
鉀	—
鈉	1.1 毫克
鎂	3 毫克
鋅	0.17 毫克

中藥類

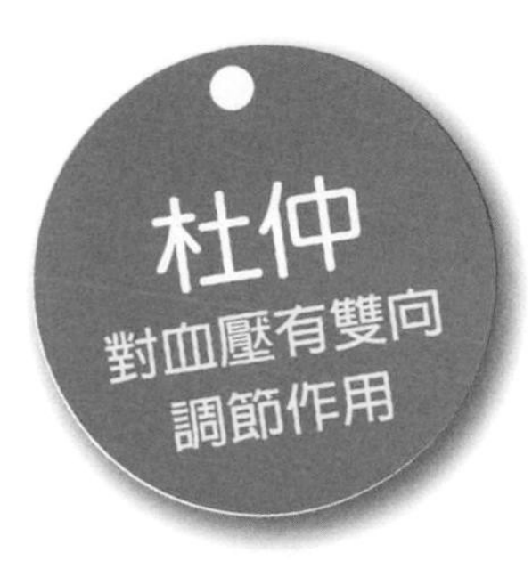

最大食用量：
每天宜吃 6 ～ 15 克。

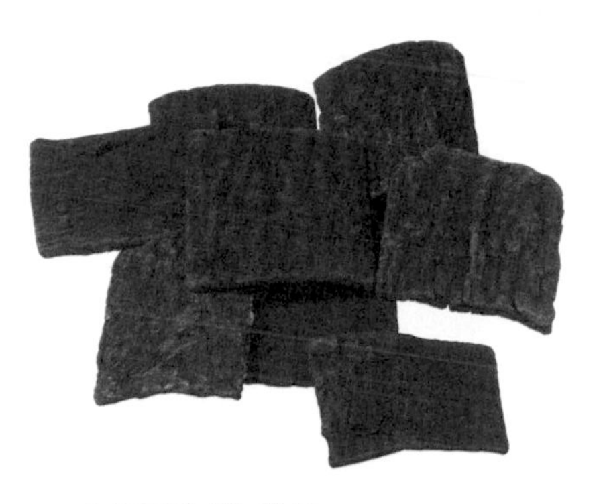

降壓主力軍

松脂醇二葡萄糖苷、丁香樹脂醇雙葡萄糖苷

降壓功效大解析

杜仲含有木脂素類松脂醇二葡萄糖苷，對血壓具有雙向調節作用；丁香樹脂醇雙葡萄糖苷亦有明顯的降壓作用。

對併發症同樣有效

杜仲可降低人體皮下及內臟周圍的中性脂肪及含量，具有減肥作用。此外，杜仲含有的多種不飽和脂肪酸，可預防腦梗死等多種心腦血管疾病。

好食搭配更營養

杜仲 + 五味子

二者搭配對第二型糖尿病的療效比較好。

吃對不吃錯

杜仲可直接泡茶飲用，亦可在煲湯或煮粥時使用。

主要營養成分（每100公克可食部分）

熱量	899 千卡
蛋白質	—
脂肪	99.9 克
碳水化合物	—
維生素A	—
維生素B_1	—
維生素B_2	—
維生素C	—
維生素E	—
鈣	—
鉀	—
鈉	—
鎂	—
鋅	—

栗子杜仲雞腳湯適合妊娠高血壓患者。

中藥類

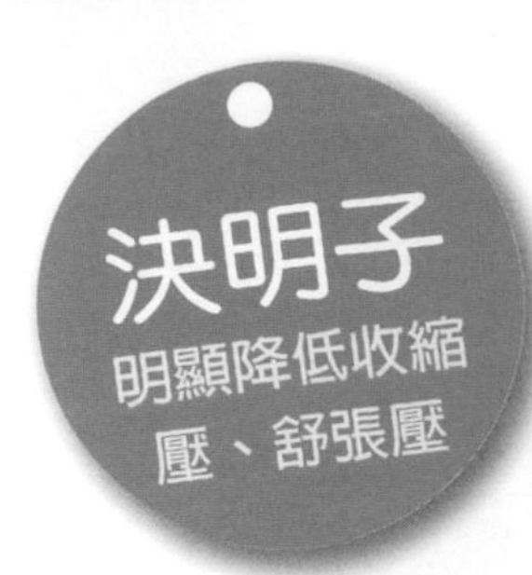

最大食用量：
每天宜吃 8 ～ 15 克。

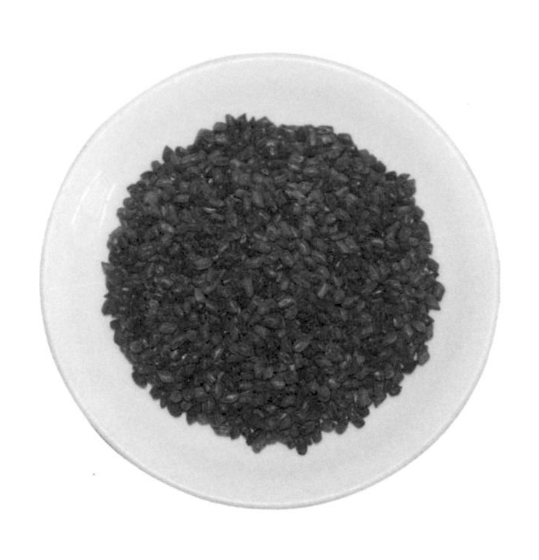

降壓主力軍

蒽醌類化合物

降壓功效大解析

決明子中的蒽醌類化合物可使自發遺傳性高血壓患者收縮壓、舒張壓均明顯降低，尤其對於伴有煩躁、愛發火、頭痛眩暈等情況的肝陽上亢型高血壓患者，有明顯的降壓作用。

對併發症同樣有效

決明子所含的橙黃決明素能顯著改善高脂血症患者的血脂水平，調節脂質代謝紊亂，延緩動脈硬化的發生。

好食搭配更營養

決明子 + 蜂蜜

二者搭配具有潤腸通便的功效，可治療前列腺增生兼習慣性便祕者，也適用於高血壓、高血脂症。

主要營養成分（每100公克可食部分）

熱量	1402 千焦
蛋白質	8.7 克
脂肪	3.8 克
碳水化合物	73 克
維生素B_1	0.21 毫克
維生素B_2	0.13 毫克
維生素E	3.89 毫克
鈣	14 毫克
鉀	300 毫克
磷	218 毫克
鈉	3.3 毫克
鎂	0.48 毫克
鐵	2.4 毫克
鋅	1.7 毫克

決明子燒茄子可明目降壓。

黃芪

有雙向調節血壓的作用

最大食用量：
每天宜吃 10 克。

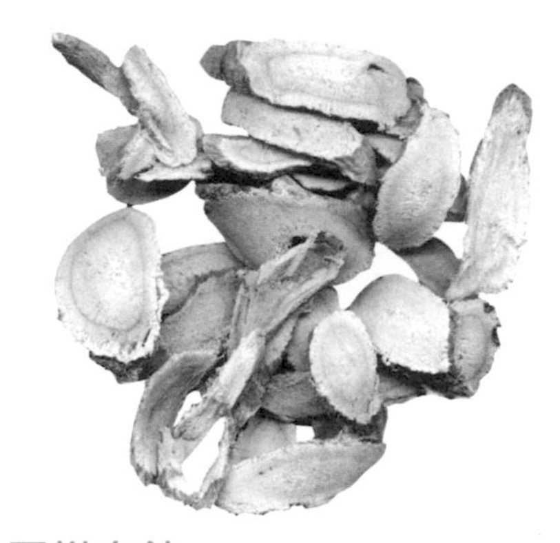

降壓主力軍

γ - 胺基丁酸、黃芪多醣

降壓功效大解析

黃芪中含有降壓成分對低血壓有升高作用，又可使高血壓降低保持穩定，具有雙向調節作用。

對併發症同樣有效

黃芪中的黃芪多醣， 既可防止低血糖，又能對抗高血糖，具有雙向調節血糖的作用。此外，還能改善糖耐量異常，增強胰島素的敏感性。

好食搭配更營養

黃芪 + 紅薯葉 + 冬瓜

三者搭配煮湯飲用具有清熱解毒、利水消腫的功效。

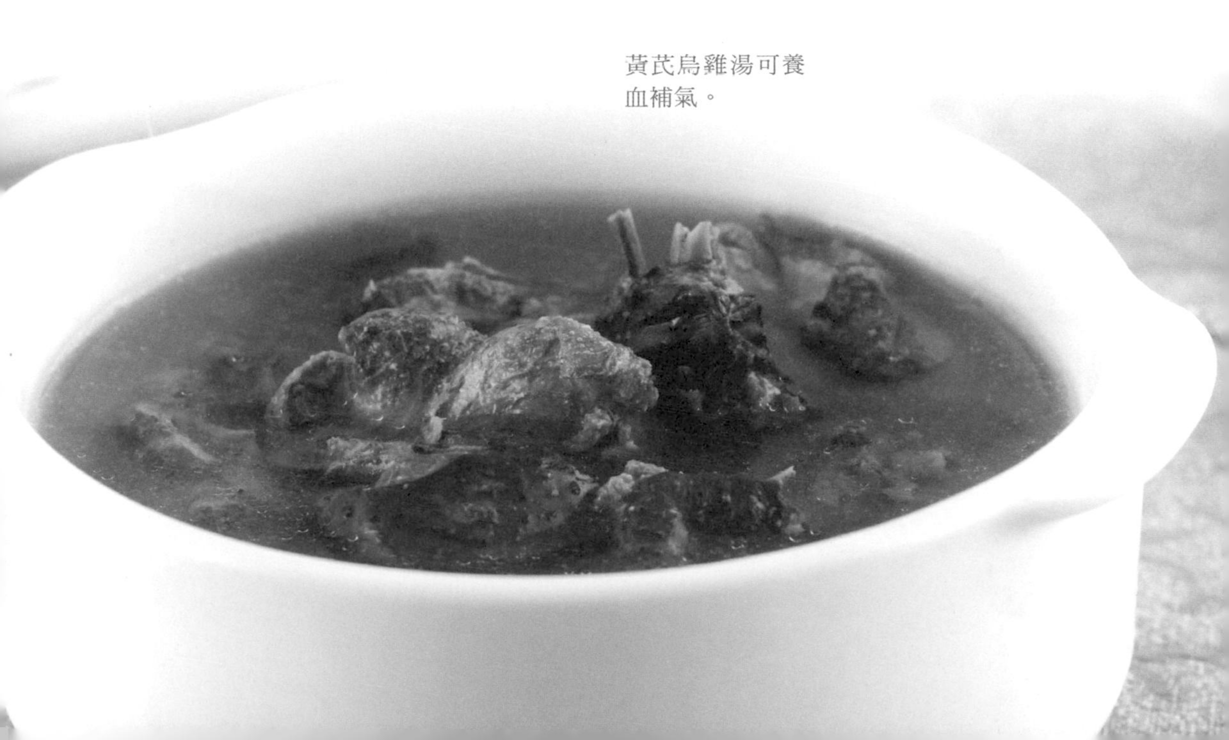

黃芪烏雞湯可養血補氣。

中藥類

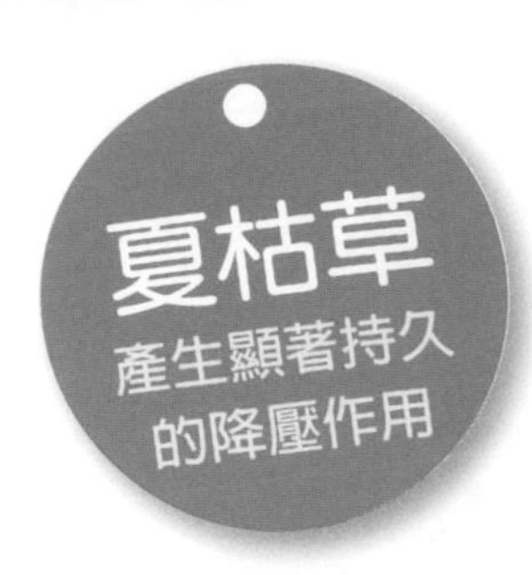

夏枯草

產生顯著持久的降壓作用

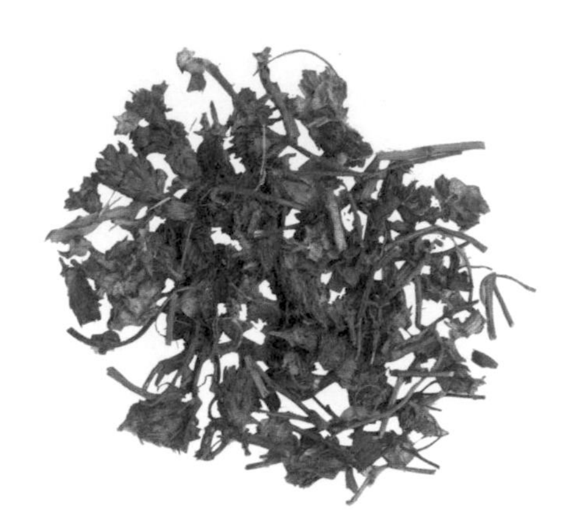

最大食用量：
每天宜吃 9 ～ 30 克。

降壓主力軍

鉀、夏枯草總皂苷

降壓功效大解析

夏枯草提取物對去甲腎上腺素引起的血管收縮有對抗作用，可以舒張血管，產生顯著持久的降壓作用，尤其適用於肝陽上亢型高血壓。

對併發症同樣有效

夏枯草能夠促進胰島素分泌，具有一定的降血糖作用，對心血管病、腎臟病、等有很好的療效。

好食搭配更營養

夏枯草＋菊花

夏枯草有清肝火、平肝陽的功效，菊花具有清熱涼肝的作用，二者合用，有清肝、涼肝、平肝的功效，適用於肝陽上亢導致的頭痛、眩暈。

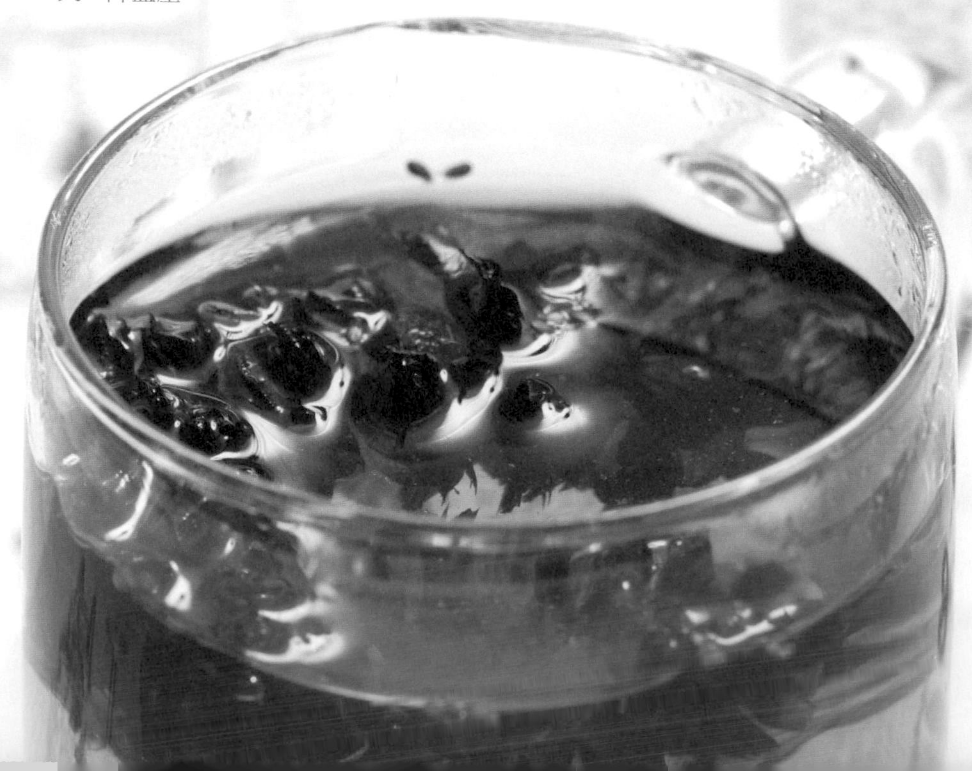

夏枯草茶可清肝火、降血壓。

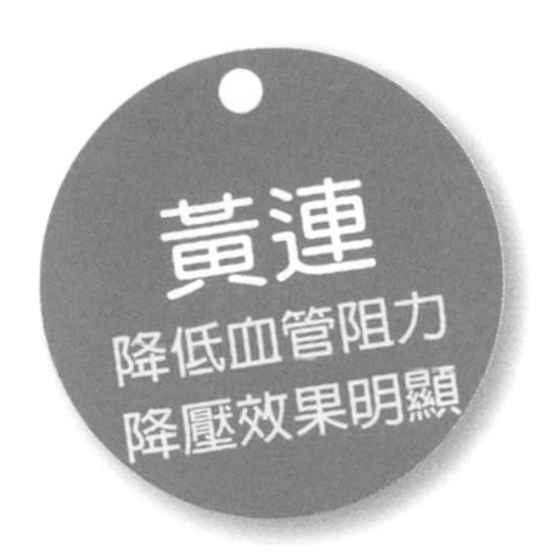

最大食用量：
每天宜吃 2.5 ～ 5 克。

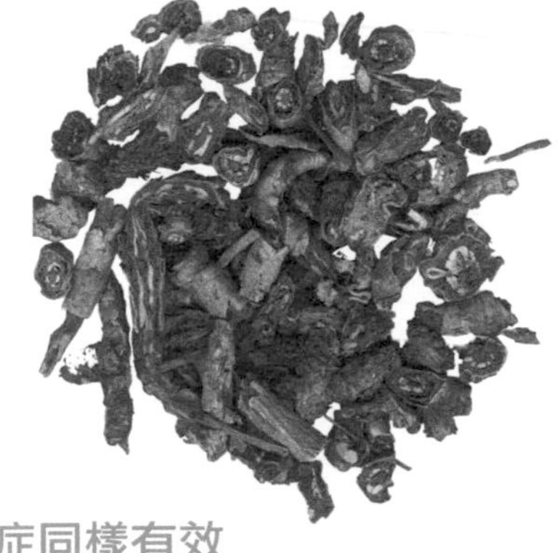

降壓主力軍

黃連素

降壓功效大解析

黃連中的黃連素能降低高三酸甘油酯和膽固醇水平，擴張周圍血管，降低血管阻力，對降低收縮壓和舒張壓有良好效應。

對併發症同樣有效

黃連中的黃連素具有恢復正常心律和增強心肌收縮力的雙重作用。此外，黃連中的黃連素可幫助第二型糖尿病患者降低血糖。

好食搭配更營養

黃連＋山藥

二者合用有清熱祛濕、補益脾胃的功效。

吃對不吃錯

黃連可以煮粥或者燉湯。

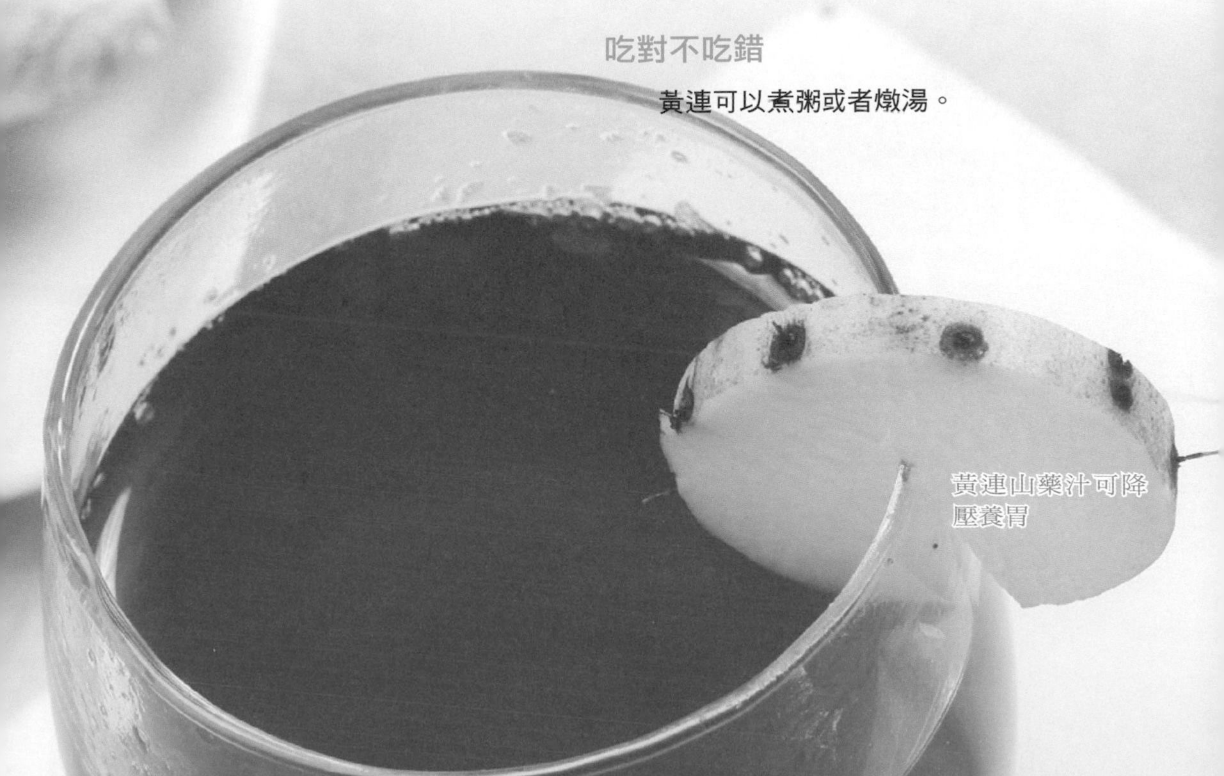

黃連山藥汁可降壓養胃

中藥類

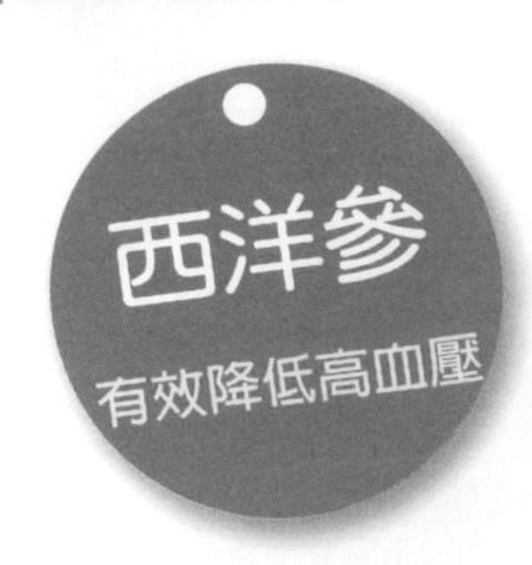

最大食用量：
每天宜吃 5 克。

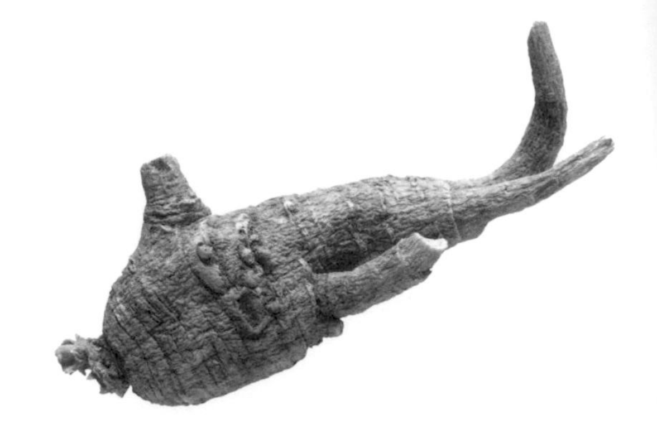

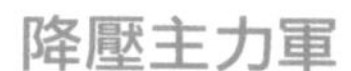

降壓主力軍

人參皂苷

降壓功效大解析

西洋參具有調節血壓的作用，可有效降低暫時性和持久性高血壓，有助於高血壓、心律失常、冠狀動脈疾病、急性心肌梗塞、腦血栓等疾病的恢復。

對併發症同樣有效

西洋參可以降低血糖，調節胰島素分泌，促進糖代謝和脂肪代謝，對治療糖尿病有一定輔助作用。西洋參還可以抗心律失常、強化心肌收縮能力。

好食搭配更營養

西洋參＋雪梨＋川貝

對陰虛肺熱、咳嗽痰粘、咽乾口渴有不錯的療效。

吃對不吃錯

可以熬湯，但熬煮的時間不宜過久，以免湯汁變得苦澀。

西洋參燉雪梨適合更年期高血壓患者飲用。

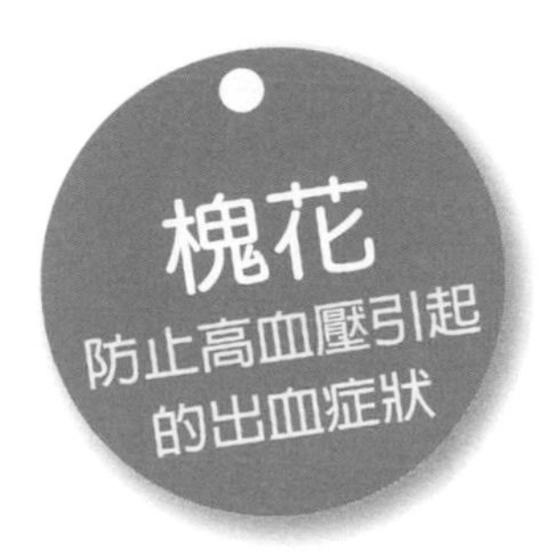

最大食用量：
每天宜吃 30 克。

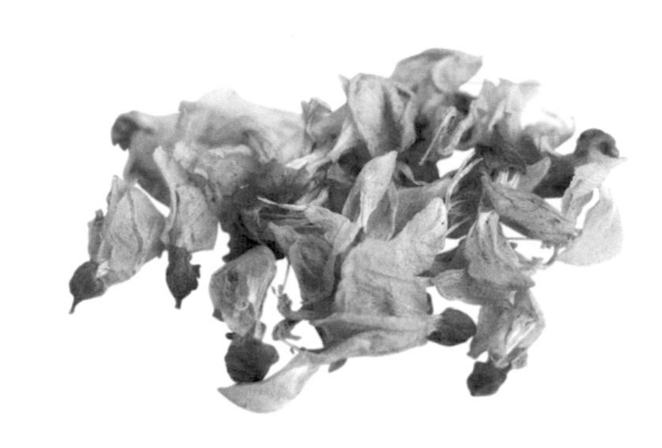

降壓主力軍

芸香苷

降壓功效大解析

槐花中含有的芸香苷， 能改善毛細血管的功能，保持毛細血管正常的抵抗力，防止因毛細血管脆性過大，滲透性過高引起的出血、高血壓、糖尿病，經常食用還可預防出血。

對併發症同樣有效

槐花中的黃酮苷，能夠降低血液中的膽固醇，對動脈硬化有軟化作用，有效保護心腦血管系統，對糖尿病、視網膜炎有一定的防治作用。

好食搭配更營養

槐花 + 枸杞子

二者合用降血壓降血脂的功效更佳，同時還能防止心腦血管意外發生。

吃對不吃錯

槐花可直接泡茶飲用，亦可在煲湯或煮粥時使用。

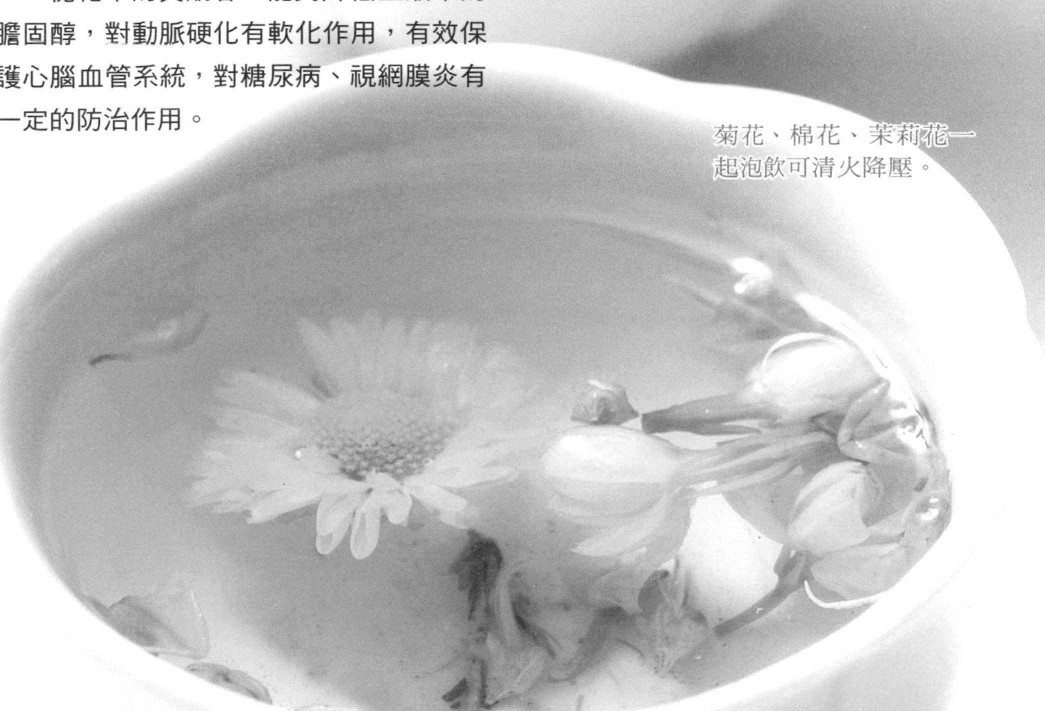

菊花、棉花、茉莉花一起泡飲可清火降壓。

中藥類

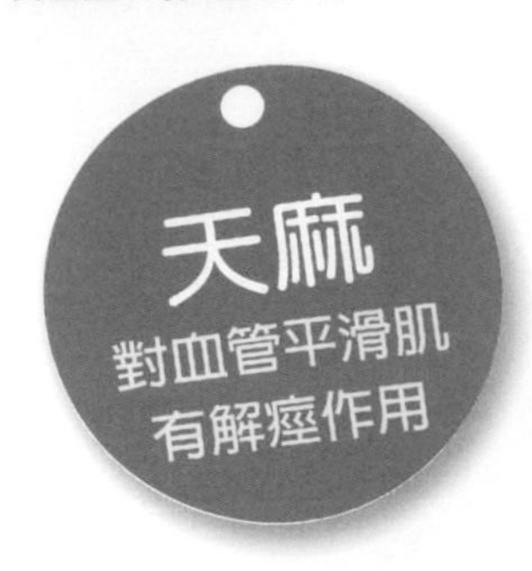

最大食用量：
每天宜吃 8 ～ 15 克。

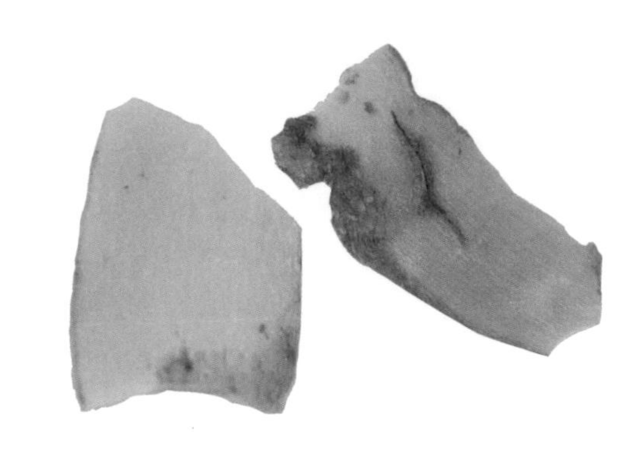

降壓主力軍

天麻素

降壓功效大解析

天麻具有輕度降血壓作用，對血管平滑肌有解痙作用，可以使身體血管、腦血管和冠狀動脈血管的阻力降低和血流量增加，可顯著改善血管順應性下降所致的老年性高血壓症狀。

對併發症同樣有效

天麻能增加腦血流量，降低腦血管阻力，輕度收縮腦血管，增加冠狀血管流量，減慢心率，對心肌缺血有保護作用。

好食搭配更營養

天麻 + 魚頭

二者合用可治療神經衰弱、眩暈頭痛等症，具有寧神定驚、益氣養肝的功效。

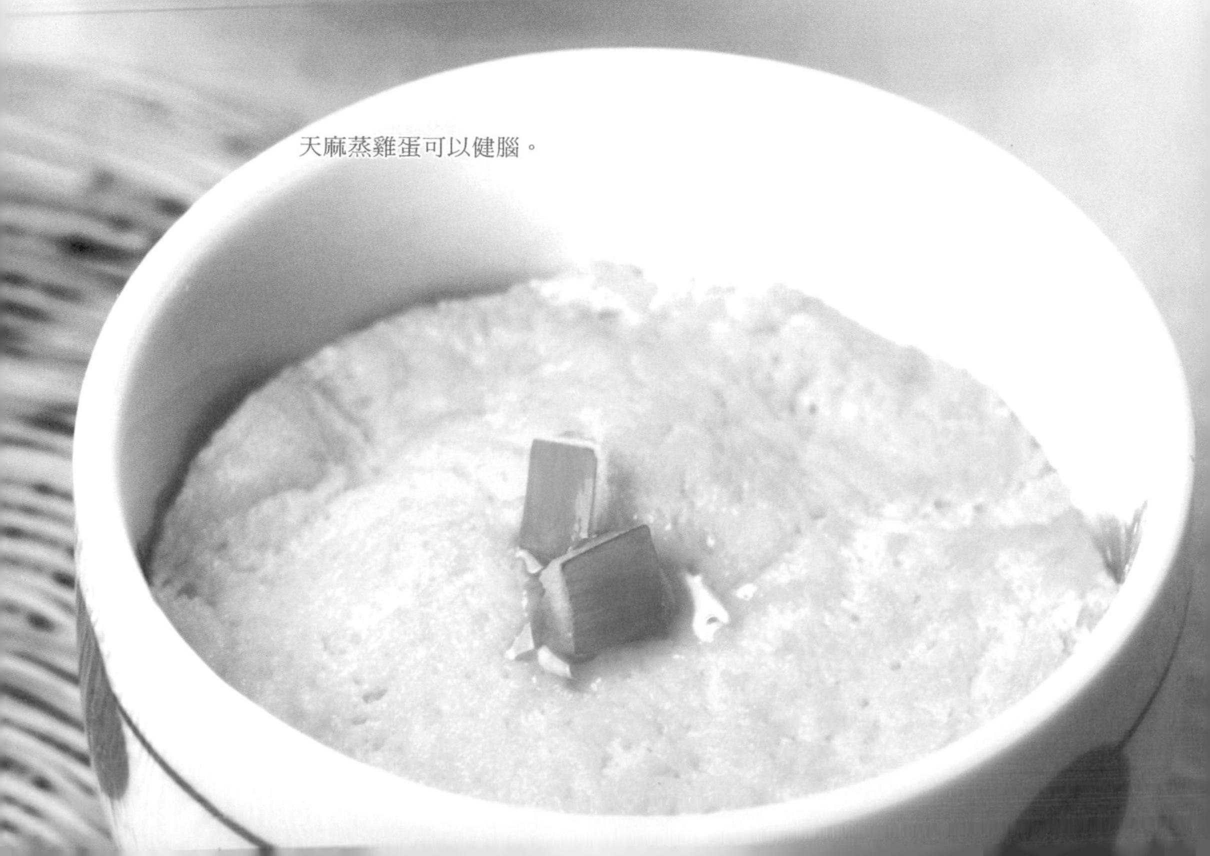

天麻蒸雞蛋可以健腦。

最大食用量：
每天宜吃 5 ～ 15 **克。**

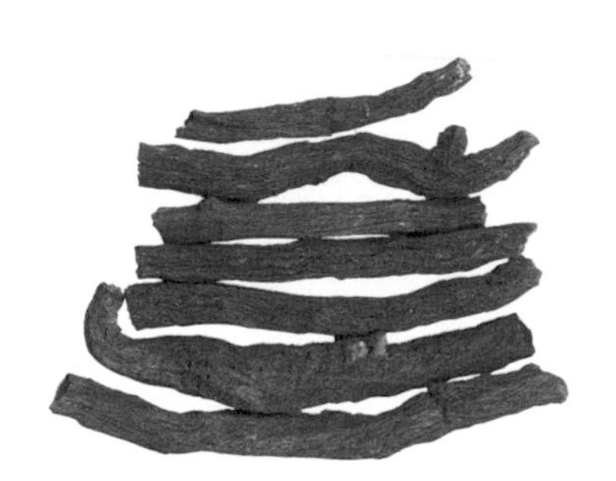

降壓主力軍

丹參酮、丹參素

降壓功效大解析

丹參含有的營養成分，具有擴張外周血管，改善微循環，降低血壓的作用，適用於淤血阻絡型、氣血不足型高血壓患者，能減輕頭暈頭痛等症狀。

對併發症同樣有效

丹參能使主動脈粥樣斑塊形成面積明顯減少，膽固醇、三酸甘油酯均有一定程度的降低。丹參能擴張冠狀動脈，防治高血壓併發冠狀動脈疾病引起的心絞痛。

好食搭配更營養

丹參 + 玉米

適宜肝炎兼腎結石、小便不暢患者食用。

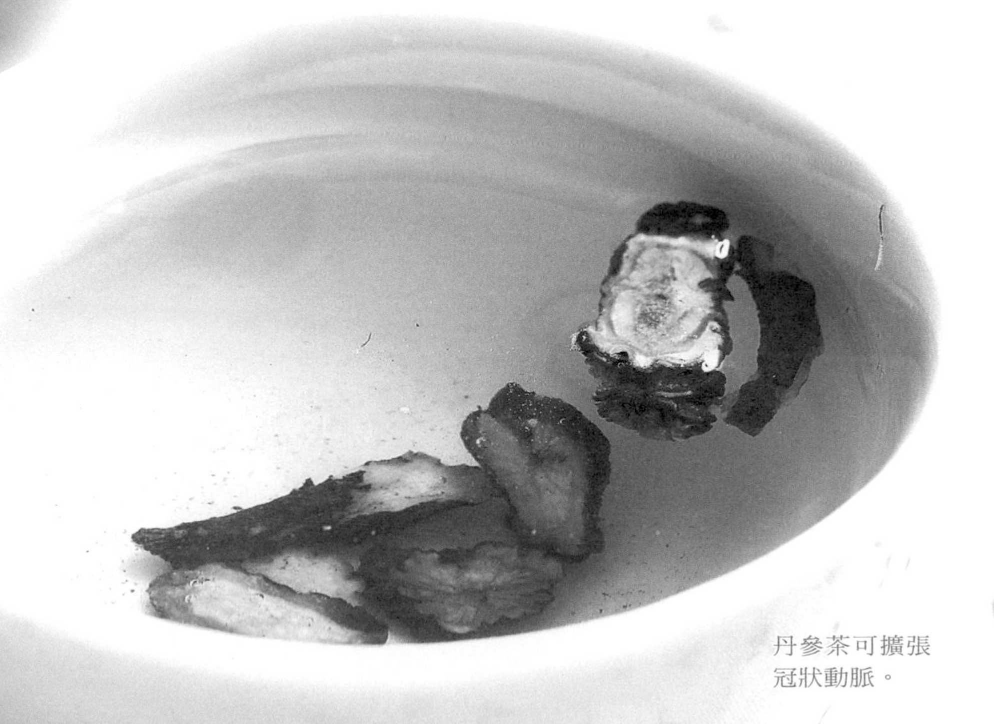

丹參茶可擴張冠狀動脈。

中藥類

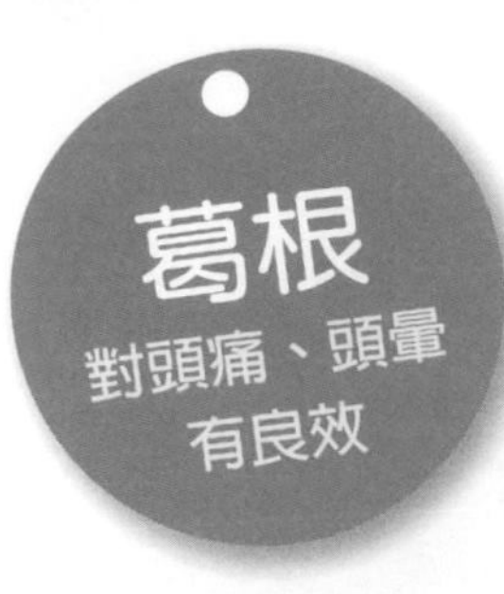

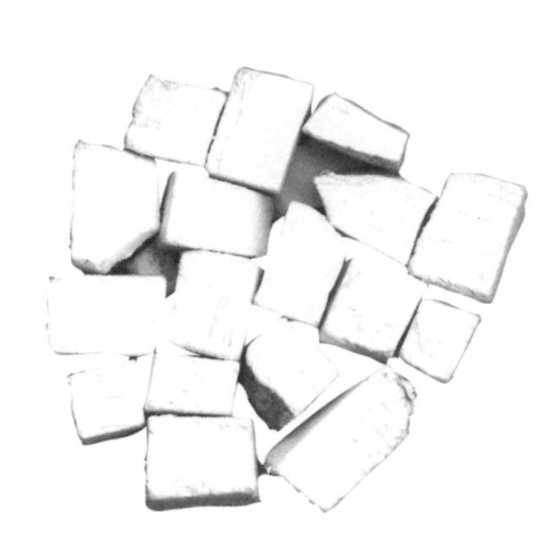

最大食用量：
每天宜吃 10 ～ 15 **克**。

降壓主力軍

總黃酮、葛根素

降壓功效大解析

葛根中的總黃酮和葛根素，可明顯擴張冠狀動脈，降低血管阻力，降低血壓，減慢心率，降低心肌耗氧量，對高血壓引起的頭痛、頭暈、肢麻、耳鳴等症狀有良效。

對併發症同樣有效

葛根中的葛根素有明顯的降低血糖的作用。此外，葛根所含的黃酮類化合物能降低血清膽固醇、三酸甘油酯，降低血脂濃度，可輔助治療糖尿病、高脂血症。

好食搭配更營養

葛根粉 + 白米

二者同食，具有營養身體，時舉陽氣的功效，適用於心腦血管病症。

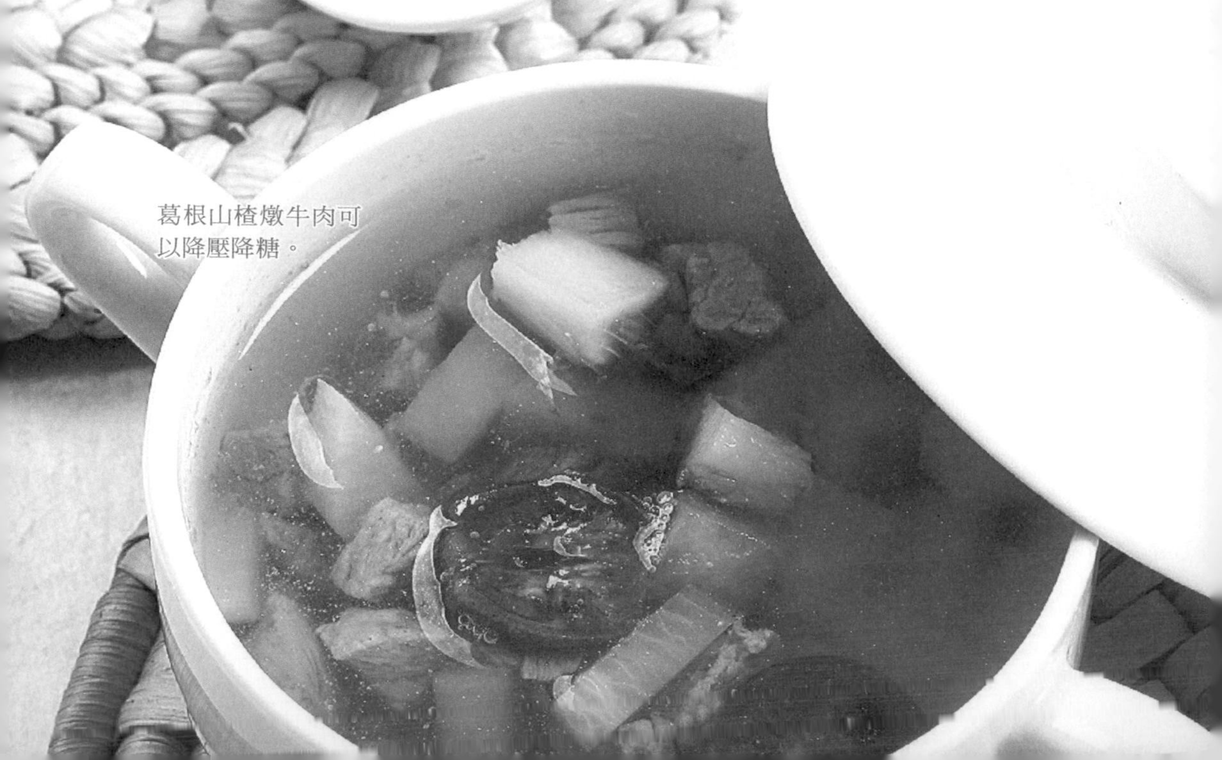

葛根山楂燉牛肉可以降壓降糖。

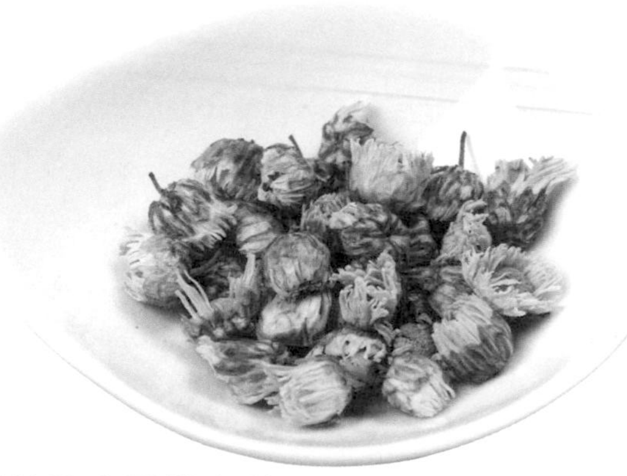

最大食用量：
每天宜吃 10～15 **克**。

降壓主力軍

菊苷

降壓功效大解析

菊花具有疏風散熱、平肝明目的功效，適用於肝火亢盛型、陰虛陽亢型及肝腎陰虛型高血壓，有效緩解頭暈頭痛、心煩失眠等症狀。

對併發症同樣有效

菊花中的黃酮類化合物，具有抑制血小板聚集的作用，還能降低總膽固醇、三酸甘油酯、低密度脂蛋白，對高脂血症有一定的調脂作用。此外，還能抑制體外血栓的形成。

好食搭配更營養

菊花＋銀耳

菊花氣味清香，銀耳滋陰養身，二者同煮粥可減肥降脂。

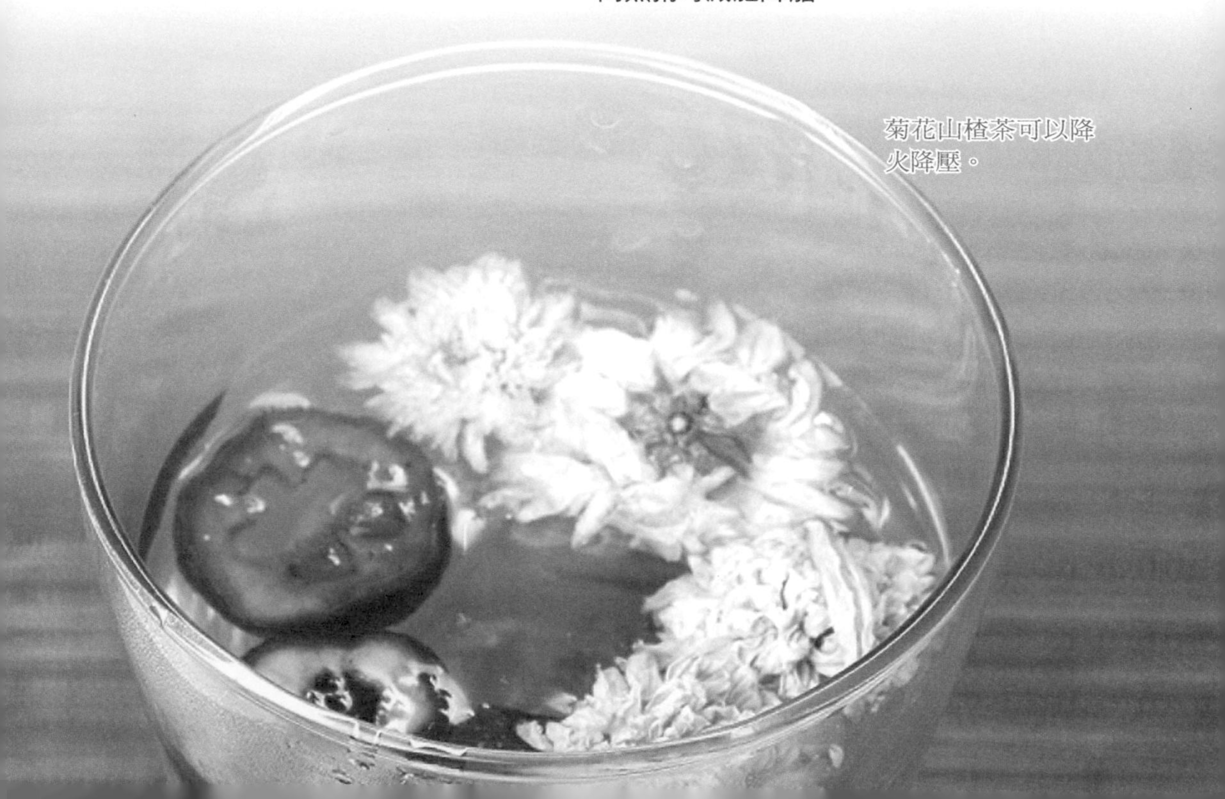

菊花山楂茶可以降火降壓。

中藥類

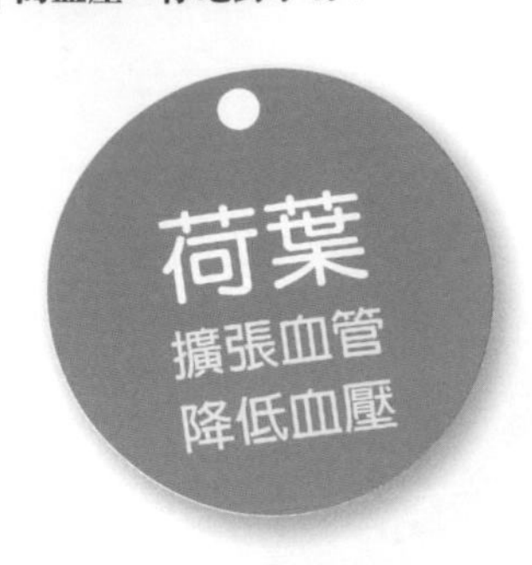

最大食用量：
每天宜吃 6 ～ 10 克。

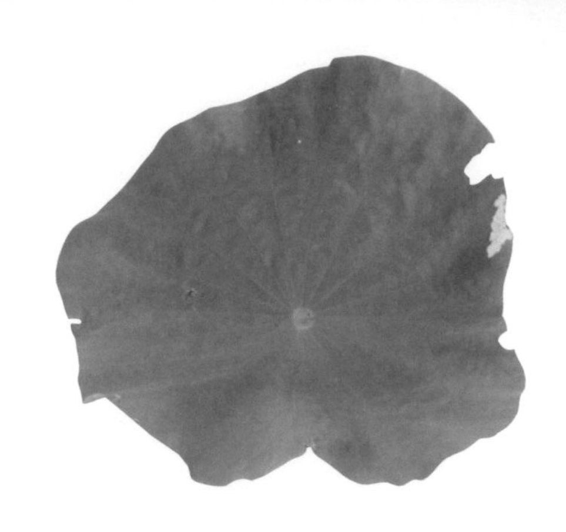

降壓主力軍

荷葉鹼

降壓功效大解析

荷葉中的荷葉鹼可擴張血管，降低血壓。荷葉還有清熱平肝的功效，能改善高血壓引起的頭痛眩暈症狀。

對併發症同樣有效

荷葉中富含的黃酮類物質，是大多數氧自由基的清除劑，可以增加冠脈流量，對實驗性心肌梗塞有對抗作用，對急性心肌缺血有保護作用。此外，還可降低血脂濃度，預防血栓的形成。

好食搭配更營養

荷葉＋山楂

具有幫助消化、減肥降脂、降血壓、擴張血管的作用。

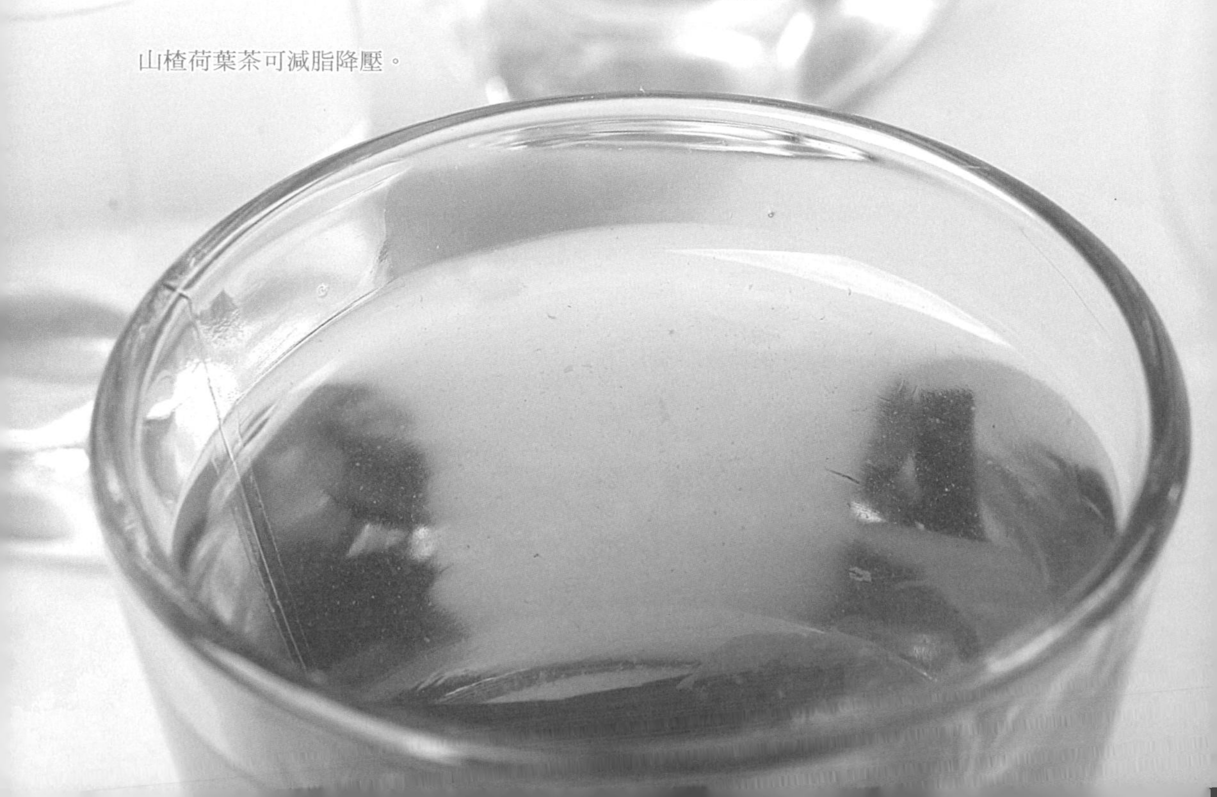

山楂荷葉茶可減脂降壓。

最大食用量：
用量遵醫囑。

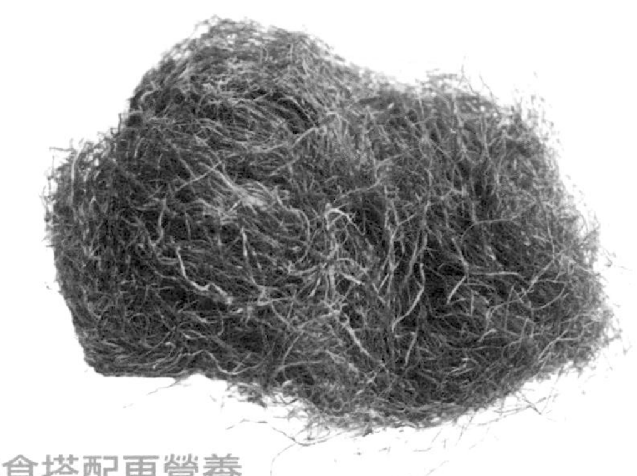

降壓主力軍

鉀

降壓功效大解析

玉米鬚中含有豐富的鉀鹽，具有利尿的作用，可增加氯化物排出量，促進身體內鈉的排出，減少細胞外液和血容量，有助於控制血壓。此外，玉米鬚還能夠擴張末梢血管，具有一定的降壓作用。

對併發症同樣有效

玉米鬚中的多糖能顯著降低血糖，促進肝糖原的合成，其所含的皂苷類物質也有輔助治療糖尿病的作用。此外，玉米鬚不僅對腎病患者有利尿、消腫的作用，還能減少或消除尿蛋白、改善腎功能，輔助治療腎炎引起的高血壓。

好食搭配更營養

玉米鬚＋雞蛋

二者搭配食用具有平肝清熱、利尿祛濕之功效，適用於肝郁氣滯型前列腺增生患者。

吃對不吃錯

玉米鬚可泡水飲用，亦可將玉米鬚煮粥食用。

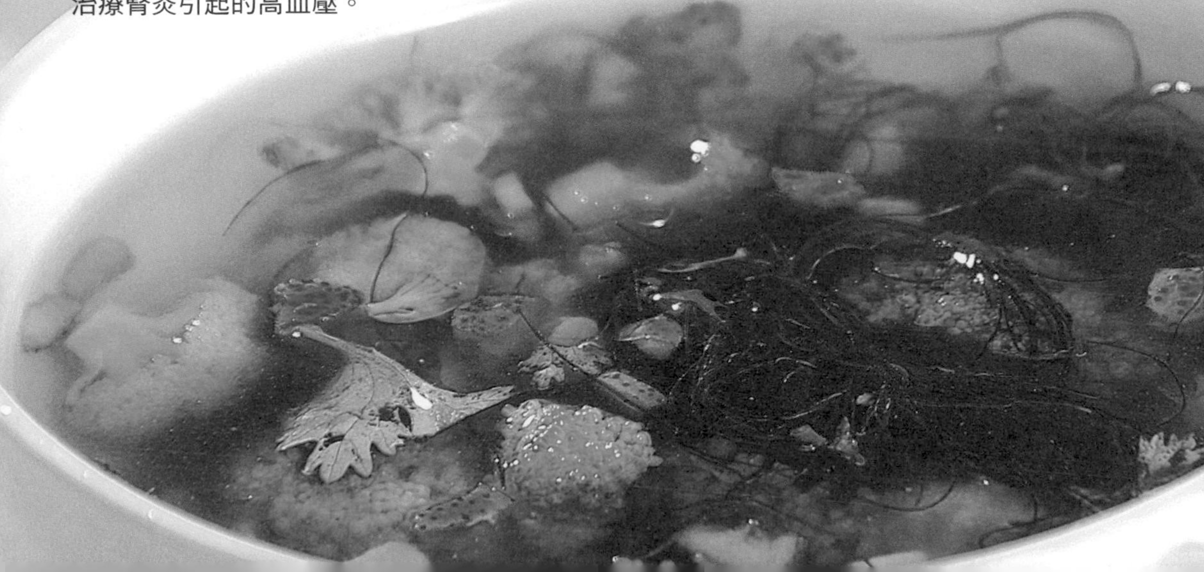
山楂玉米鬚湯可活血降壓。

高血壓患者 四週飲食安排

第一週

第一週	早餐	中餐	晚餐
第一天	牛奶、蘇打餅乾	豬肉餛飩、豆腐乾拌紅蘿蔔	米飯、海蝦炒蒜苗
第二天	雞絲麵	米飯、炒萵筍絲、清蒸魚塊	米飯、蒜蓉莧菜、青椒炒肉
第三天	無糖麵包、無糖優格、煮雞蛋、番茄	米飯、木耳炒高麗菜、豇豆肉末	玉米麵發糕、香菇青江菜、黃瓜拌海蜇
第四天	烙餅、豆花、蒸地瓜	拌黃瓜絲涼麵、午餐肉、韭菜炒雞蛋、蔥花紅蘿蔔湯、涼拌空心菜	紅豆粽子、蒜蓉茄子、菠菜蝦仁粥
第五天	牛奶、玉米蔬菜餅	米飯、麻醬拌西芹、小白菜排骨湯	饅頭、煮鮮玉米、熗綠豆芽、苦瓜炒雞蛋
第六天	花捲、牛奶、鵪鶉蛋、茄汁櫛瓜	綠豆飯、熗菜花、紅燒雞塊	饅頭、豆腐皮拌黃瓜、洋蔥炒木耳
第七天	饅頭、餛飩、海帶絲拌馬鈴薯絲	蓮子飯、清炒茴香、醬鴨肉	魚肉水餃、紅蘿蔔拌大白菜絲

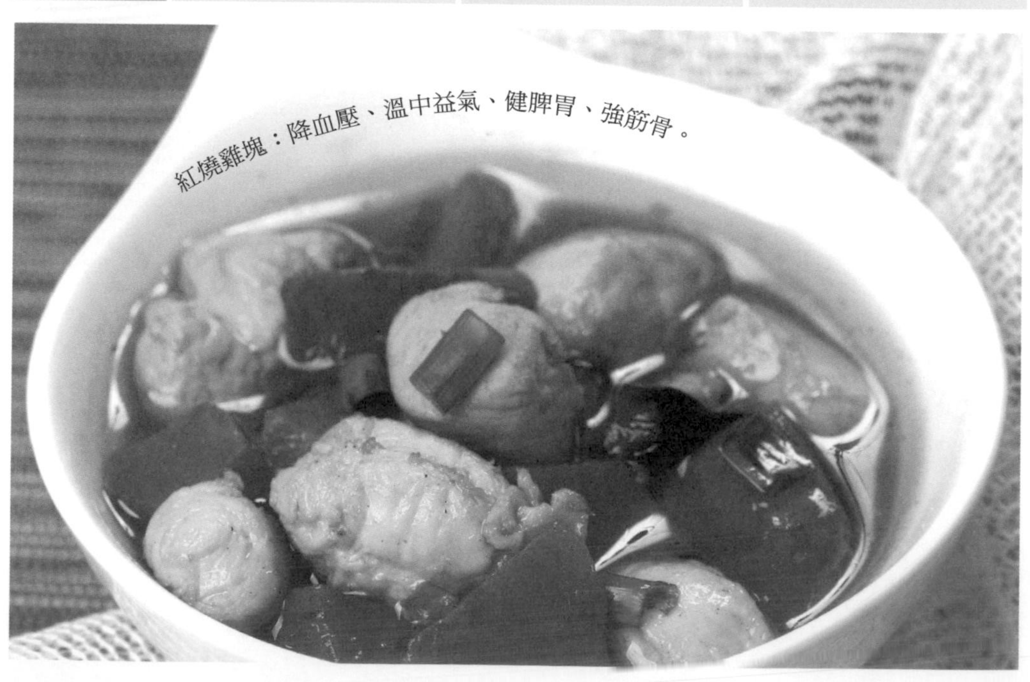

紅燒雞塊：降血壓、溫中益氣、健脾胃、強筋骨。

第二週	早餐	中餐	晚餐
第一天	全麥麵包、純牛奶、滷雞蛋、番茄	豬肉芹菜水餃、香乾燒白菜、紅蘿蔔燒木耳	饅頭、疙瘩湯、拌蘿蔔
第二天	饅頭片、豆漿、拌豆芽	揚州炒飯、香菇燒芹菜、蝦皮冬瓜湯	鮮肉包、清炒櫛瓜、涼拌海帶絲
第三天	饅頭、燕麥牛奶粥、黃瓜	拌蕎麥麵、菠菜湯、豆干炒洋蔥	花捲、白米粥、熗三絲、木耳燒菠菜
第四天	小窩窩頭、豆漿、小蔥拌豆腐	薏仁粥、韭菜蝦仁包、肉末芹菜、燒茄子	米飯、海帶燉排骨、燜扁豆、拌白蘿蔔絲
第五天	黑麵包、牛奶、拌海帶絲、番茄	烙餅、湯麵、豆腐燒白菜、口蘑燒冬瓜	燒餅、玉米麵粥、洋蔥燒肉、香菇芹菜
第六天	鮮豆漿、糙米飯、拌紫甘藍	米飯、茭白筍炒雞絲、青江菜豆腐湯	燕麥飯、青筍肉絲、雞蛋絲瓜湯
第七天	全麥麵包、純牛奶、蒜泥茄子	蕎麥米飯、蒜苔炒肉、魚丸冬瓜湯	米飯、炒櫛瓜、蘑菇湯

菠菜湯可以養血補氣，降壓、降糖。

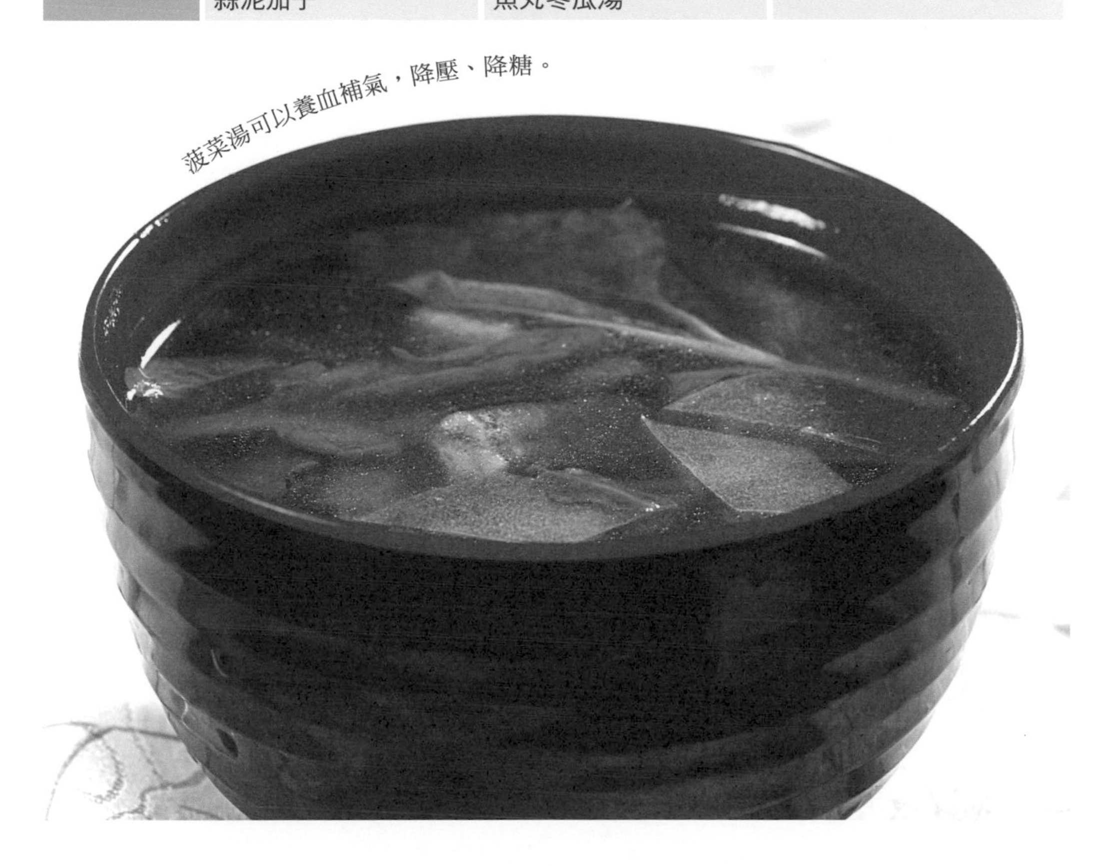

第三週	早餐	中餐	晚餐
第一天	豆漿、麻醬燒餅、番茄	二米飯、菠菜雞丸湯、清炒茄子	饅頭、紅豆粥、紅蘿蔔燒菜花、海帶拌豆腐絲
第二天	花捲、豆漿、拍拌黃瓜	米飯、韭菜炒蝦仁、香菇炒大白菜	饅頭、肉絲炒茼蒿、生番茄
第三天	花捲、鮮牛奶、青椒拌豆腐絲	米飯、櫛瓜炒肉、香菇菜心、紫菜蝦皮湯	發麵餅、肉末雪裡紅豆腐、蒜蓉冬瓜
第四天	燒餅、鮮豆漿、拌白菜心	蔥花捲、菠菜丸子湯、拌豆芽、黃瓜炒雞蛋	米飯、萵筍炒豆干、蒜泥海帶、冬瓜湯
第五天	小饅頭、鮮牛奶、拌菠菜	米飯、清炒高麗菜、黃瓜湯	米飯、青椒炒肉、豆腐拌芹菜絲
第六天	茴香雞蛋包子、豆花	米飯、魚燒豆腐、韭菜炒豆芽	玉米麵發糕、番茄麵、燒菜花、海米炒高麗菜
第七天	花捲、牛奶、清炒芥藍	米飯、炒莧菜、蔥燒海參、蘿蔔絲蝦皮湯	饅頭、紅燒雞塊、香菇燒絲瓜、白菜豆腐湯

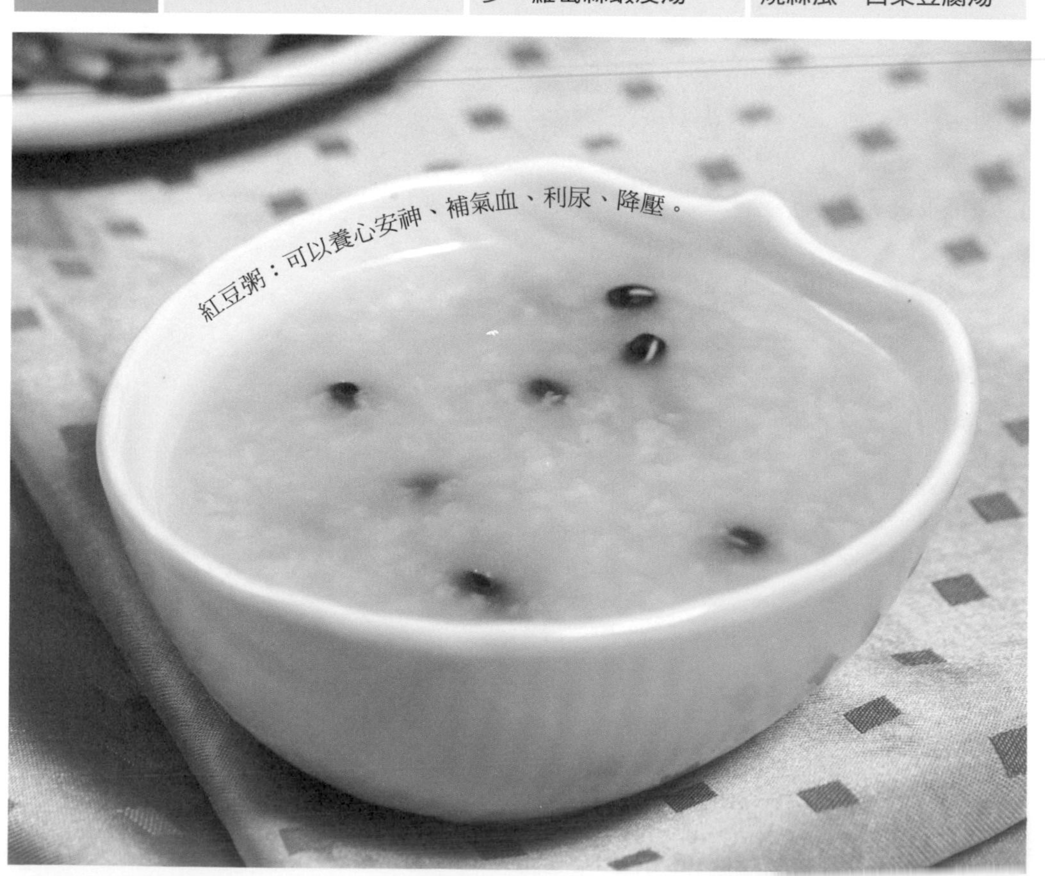

第四週	早餐	中餐	晚餐
第一天	蘿蔔湯、煮雞蛋、雜麵饅頭、拍黃瓜	米飯、饅頭、木耳白菜、醬牛肉	菜葉蕎麥雞絲湯麵、饅頭、豆干炒芹菜
第二天	豆花、雜麵饅頭、拌白菜海帶絲	米飯、兩麵發糕、燒帶魚、素炒三絲	米飯、雜麵窩頭、絲瓜雞蛋湯、木耳炒青筍
第三天	香菇紫菜湯、煮雞蛋、雜麵饅頭、拌高麗菜絲	米飯、無糖豆包、蝦仁炒黃瓜、肉末燒冬瓜	米飯、窩頭、紅蘿蔔燒牛肉、豆腐小白菜湯
第四天	無糖豆漿、雜麵饅頭、拌芹菜花生米	米飯、饅頭、番茄炒雞蛋、芹菜炒牛肉絲	米飯、玉米發糕、醬雞翅中、豆腐燴青江菜
第五天	番茄豆腐湯、雜麵饅頭、煮雞蛋、拌青江菜	米飯、窩窩頭、青椒豆干回鍋肉、紫菜蘿蔔湯	米飯、雜麵窩頭、墨魚炒韭菜、蒸茄泥
第六天	菜葉臥荷包蛋、雜麵饅頭、拌白菜絲	米飯、鹹花捲、清蒸魚、香菇青江菜	米飯、紫米麵窩頭、肉末豆腐、蒜蓉油麥菜
第七天	小餛飩、雜麵饅頭、拌青筍絲	米飯、窩窩頭、肉絲炒茼蒿莖、番茄雞蛋湯	米飯、雜麵窩頭、雞蛋炒絲瓜、肉末燒大白菜

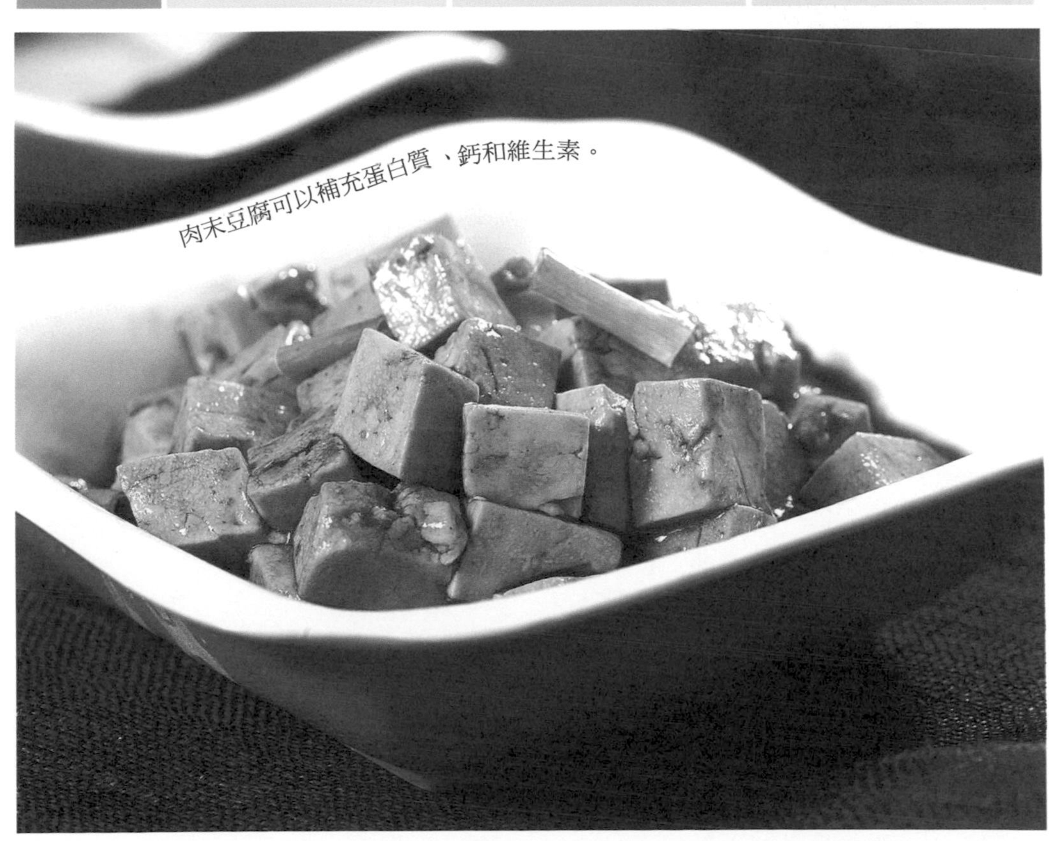
肉末豆腐可以補充蛋白質、鈣和維生素。

高血壓患者不宜食物

豬肝

易引發高血壓及冠心病

豬肝中含有較高的膽固醇，高血壓患者如果經常食用，易形成動脈粥樣硬化。血液裡的膽固醇越多，聚集在動脈壁裡的就越多，斑塊不斷長大，使動脈逐漸狹窄甚至阻塞，影響血液和氧的輸送，就會引起心絞痛、心肌缺血、腦梗死、腦軟化等疾病。而且這些斑塊一旦破裂，會引發一連串的反應，使動脈迅速堵塞，引起急性心肌梗塞甚至猝死。

肥肉

加重血管負擔

肥肉中含有大量的脂肪，當人體攝取這些脂肪後，易造成脂質代謝紊亂，其中的一些脂質則在血液中沉澱，加重血管的負擔，而高血壓患者一般會並發血管硬化或者血管狹窄等症，吃肥肉會加重血液循環的負擔，使血壓升高。因此應儘量不吃肥肉。

螃蟹

不利於心腦血管疾病的控制

螃蟹的膽固醇含量很高，每 100 克蟹肉含膽固醇 267 毫克，每 100 克蟹黃含膽固醇 460 毫克，每人每日膽固醇的攝取量以不超過 300 毫克為宜，膽固醇較高的高血壓患者應控制在 200 毫克以下。吃一隻中等大小的大閘蟹，一天的膽固醇攝取量已經超標。高血壓患者及並發腎病患者，不宜多吃大閘蟹。患有糖尿病、血脂異常、心臟病、動脈硬化的人，也不宜多吃。

動物油

易引起動脈粥樣硬化

動物油就是動物脂肪，以豬油為代表，含飽和脂肪酸和膽固醇較多。飽和脂肪酸能促進人體對膽固醇的吸收，使血液中的膽固醇含量升高，而且飽和脂肪酸與膽固醇容易結合併沉澱於血管壁上，易導致動脈硬化，經常食用會增加高血壓、冠狀動脈疾病、高脂血症及腦血管意外的發病率，對健康不利。

高血壓併發症飲食智慧

徹底拒絕併發症

高血壓本身並不可怕，可怕的是高血壓併發症。但也不用太擔心，只要平時多注意飲食，選擇正確的食物，就可以避免併發症。

高血壓合併糖尿病

高血壓、糖尿病經常如影隨形，不但使心腦血管的損害雪上加霜，而且特別容易傷害腎、眼等器官。高血壓合併糖尿病的患者除了持續合理的藥物治療外，注意合理、科學的飲食同樣非常重要。

飲食原則

1. 控制總熱量的攝入，使攝入和消耗的熱量達到平衡，以維持標準體重。
2. 嚴格限鹽。每天鈉鹽的攝入量不應超過 3 克。
3. 主食多選用不易升高血糖的全穀類和粗糧等食物，如全麥粉、蕎麥、燕麥、玉米等。少吃馬鈴薯、紅薯、山藥等澱粉含量較高的薯類。
4. 不吃肥禽、肥肉及脂肪含量高的食物；少吃蛋黃、動物的皮和肝臟等高膽固醇食物。
5. 蛋白質的來源應以牛奶、瘦肉、雞蛋（蛋清）等優質的動物蛋白為主，應占全天蛋白質攝入總量的一半左右。
6. 多攝入富含膳食纖維的食物，比如海帶、紫菜等，每天蔬菜的攝入量不應少於 500 克。膳食纖維不被小腸消化吸收，但能帶來飽腹感，有助於減少食量，並能延緩糖和脂肪的吸收。
7. 每天至少安排三餐，定時定量，餐後血糖較高者可在總熱量不變的前提下安排 4 ～ 5 餐，這樣可確保餐後血糖不會升得太高。
8. 尿糖不超過 3 個加號，空腹血糖不超過 11 毫摩爾 / 升（200 毫克 / 分升），又無酮症酸中毒的患者，可以少量吃些低糖水果。為了避免餐後血糖增高，不建議正餐前後吃水果，應在兩餐之間或睡前 1 小時食用，也可在飢餓時或體力活動後食用。
9. 常吃些富含鉀和鈣的食物。

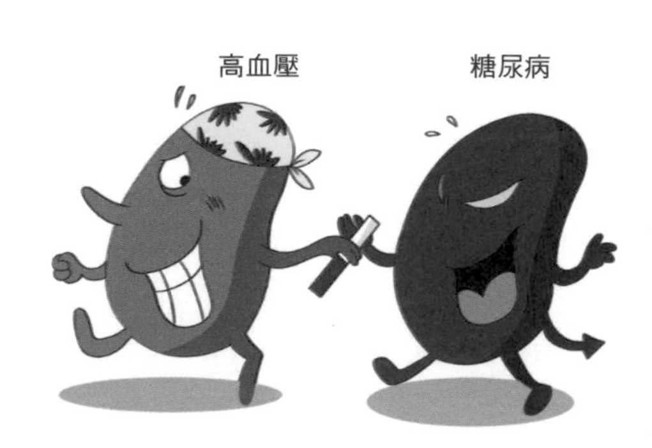

推薦食物

穀類	燕麥、蕎麥、全麥、玉米等
菜類	芹菜、大白菜、青江菜、菠菜、苦瓜、冬瓜、黃瓜、番茄等

食物的升糖指數

食物的升糖指數對於控制糖尿病來講十分重要，那麼究竟什麼是升糖指數呢。食物升糖指數（GI）是指食物引起餐後血糖反應的一項有效指標，簡單來說就是吃了某種食物之後，這種食物升血糖的速度和能力的強弱。通常把葡萄糖的血糖生成指數定為 100，一般而言，GI > 70 為高 GI 食物，它們進入胃腸後消化快，升血糖速度較快；GI < 55 為低 GI 食物，它們在胃腸中停留時間長，吸收率低，葡萄糖釋放緩慢，可防治餐後高血糖。

低升糖指數食物

低升糖指數食物	升糖指數
馬鈴薯粉條	13.6
藕粉	34.5
粉絲湯	31.6
黃豆（浸泡）	18.0
凍豆腐	22.3
豆腐乾	23.1
綠豆	27.2
五香蠶豆	16.9
四季豆	27.0
麵條（強化蛋白粉、細、煮）	27.0
麵條（全麥粉、細）	37.0
李子	24.0
蘋果	36.0
梨	36.0
桃	28.0
櫻桃	22.0
葡萄	43.0
橘子	43.0
柚子	25.0
蘋果汁	41.0
水蜜桃汁	32.7
牛奶	27.6
全脂牛奶	27.0

高升糖指數食物

高升糖指數食物	升糖指數
馬鈴薯（燒烤，無油脂）	85.0
紅薯（煮）	76.7
糯米飯	87.0
饅頭（精粉高筋麵粉）	88.1
烙餅	79.6
白米飯	83.2
糙米（煮）	87.0
玉米片	78.5
西瓜	72.0
桂格燕麥片	83.0
白麵包	87.9
南瓜	75.0
油條	74.9
小米（煮）	71.0
麵條（小米粉）	81.6
馬鈴薯泥	73.0
綿白糖	83.8
蜂蜜	73.0
蠶豆	79.0
蘇打餅乾	72.0
米餅	82.0
膠質軟糖	90.0
馬鈴薯（用微波爐烤）	82.0

推薦食譜

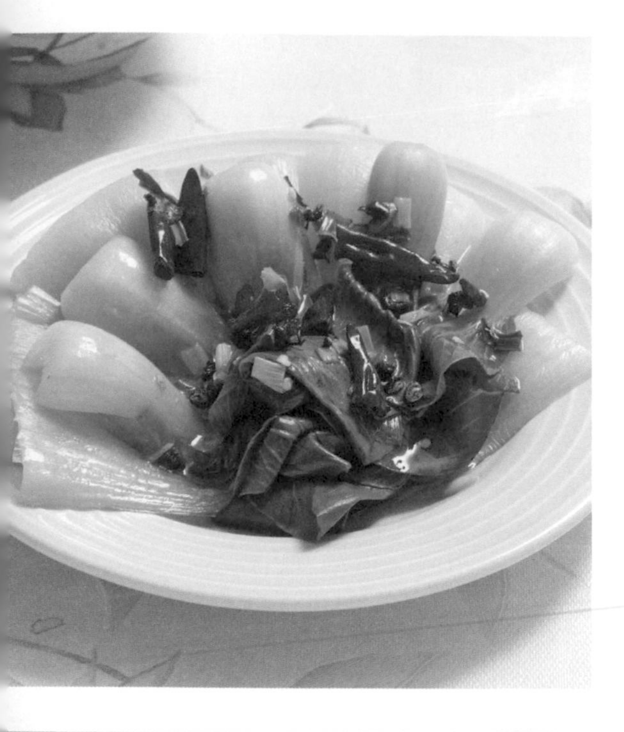

熗拌青江菜

食材　青江菜350克，乾紅辣椒、鹽、蔥花、醋各3克，花椒2克。

做法

❶ 青江菜擇洗乾淨，焯熟，控淨，放入鹽、醋拌勻。

❷ 鍋內倒油燒熱，下花椒、乾紅辣椒和蔥花爆香，澆在青江菜上，拌勻即可。

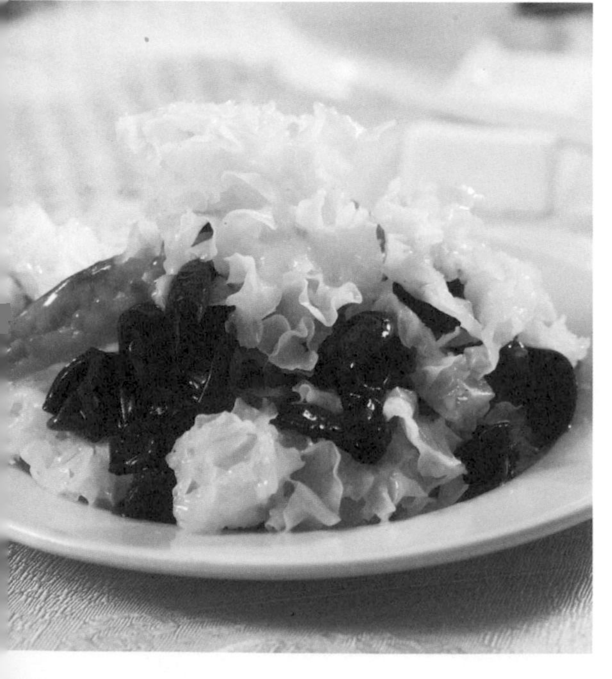

雙耳熗苦瓜

食材　水發黑木耳10克，乾銀耳5克，苦瓜100克，蔥花、鹽、雞精各適量，植物油3克。

做法

❶ 乾銀耳用清水泡發；銀耳和黑木耳擇洗乾淨，撕成小朵，入沸水中焯透，撈出；苦瓜洗淨，去蒂除子，切條；取盤，放入黑木耳、銀耳和苦瓜條，加鹽和雞精攪拌均勻。

❷ 炒鍋置火上，倒入適量植物油，待油燒至七成熱，放入蔥花炒香，關火，淋在原料上拌勻即可。

空心菜炒玉米

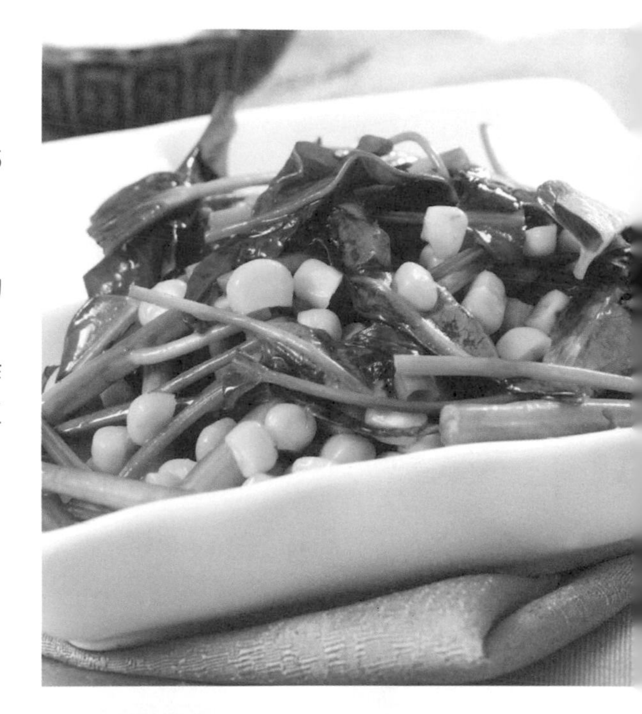

食材 空心菜250克，熟玉米粒120克，榨菜15克，鹽3克，乾辣椒節5克，植物油3克，花椒少許。

做法

1. 空心菜洗淨，入沸水中焯燙，瀝乾，切段備用；榨菜切末。
2. 鍋置大火上，倒油燒熱，下乾辣椒節炸至棕紅色，下花椒、榨菜末炒香，倒玉米粒、空心菜段炒熟，加鹽調勻即可。

薏仁紅豆糙米飯

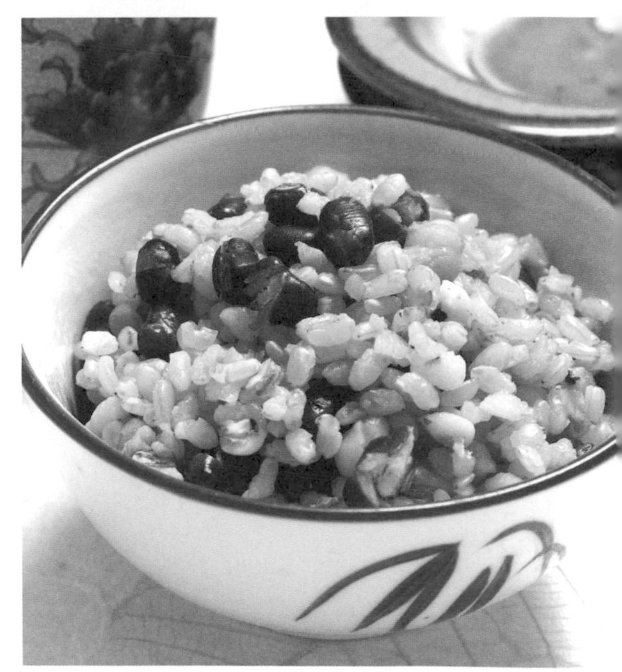

食材 薏仁50克，紅小豆25克，糙米125克。

做法

1. 薏仁、糙米、紅小豆分別淘洗乾淨，用清水浸泡4～6小時。
2. 把薏仁、紅小豆和糙米一起倒入電鍋中，倒入沒過米表面2個指腹的清水，蓋上鍋蓋，按下蒸飯鍵，蒸至電鍋提示米飯蒸好即可。

高血壓合併血脂異常

高血壓病與血脂異常密切相關，血脂的增高往往使原有的高血壓症狀加重，因此人們稱其為一對「難兄難弟」。高血壓病合併血脂異常除了藥物治療外，飲食的調養也很重要。

飲食原則

1. 每天攝入的總能量不宜過高，以維持理想體重。
2. 常吃些洋蔥、木耳、大蒜等具有調脂作用的食物。
3. 吃鹽應適量，每天的食鹽量應控制在 5 克以下。
4. 膽固醇輕度增高者每天膽固醇的攝入量應不超過 300 毫克；中、重度膽固醇增高者每天膽固醇的攝入量應不超過 200 毫克；膽固醇高者要限制動物脂肪的攝入量，增加蔬菜、菌藻、豆類等富含膳食纖維食物的攝入量，以促進多餘膽固醇的代謝。
5. 三酸甘油酯增高者，要限制總能量的攝入，使體重減輕。主食以穀類等粗雜糧為主，適當補充蛋白質，尤其是植物蛋白。增加維生素、礦物質和膳食纖維的攝入量。烹調用油宜選擇玉米油、大豆油等富含不飽和脂肪酸的植物油。
6. 極低密度脂蛋白異常者，每天膽固醇的攝入量應不超過 200 毫克，忌吃高膽固醇食物，控制碳水化合物的攝入，適當增加蛋白質的攝入，特別是豆類及其製品。烹調用油宜選擇富含不飽和脂肪酸的植物油。
7. 膽固醇與三酸甘油酯都增高者，既要適當地限制動物脂肪和膽固醇的攝入量，又要控制總進食量，忌吃甜食，限酒，常吃具有降脂作用的食物。
8. 飲食清淡，烹調用油應限量，避免進食油煎、油炸、重油的食物。
9. 多吃富含鉀、鈣的食物，如香蕉、馬鈴薯、豆製品、海帶、奶及奶製品等。

推薦食物

穀類	白米、麵粉、燕麥、蕎麥、全麥、玉米、高粱、薏仁等
豆類	紅小豆、綠豆、黑豆、黃豆及其製品
蔬菜類	芹菜、大白菜、青江菜、菠菜、洋蔥、茄子、冬瓜、大蒜等
水果類	蘋果、桃子等
菌藻類	木耳、銀耳、香菇、海帶、紫菜等

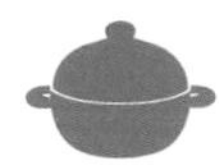

推薦食譜

奶香燕麥粥

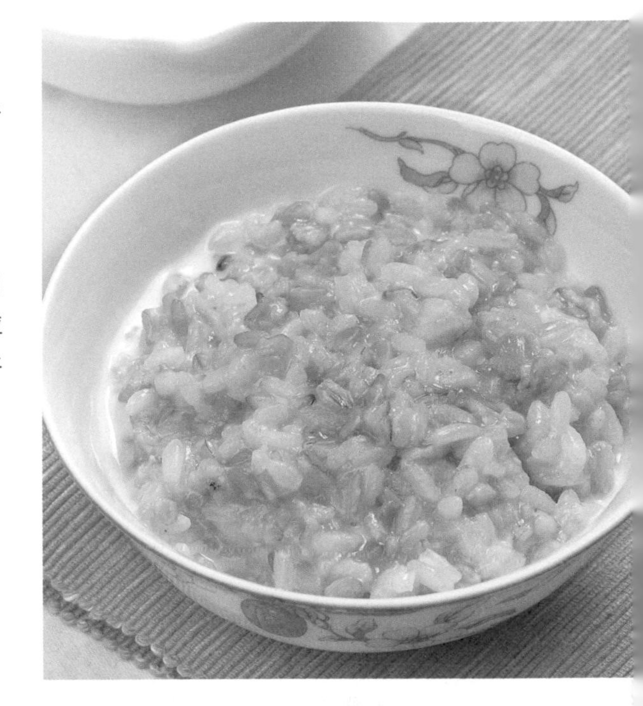

食材 白米30克，燕麥片50克，脫脂牛奶150克。

做法

❶ 白米淘洗乾淨。

❷ 鍋置火上，倒入適量清水燒開，放入白米和燕麥片大火燒開，轉小火煮至米粒熟爛的稠粥，離火，涼至溫熱，倒入牛奶攪拌均勻即可。

清炒西芹

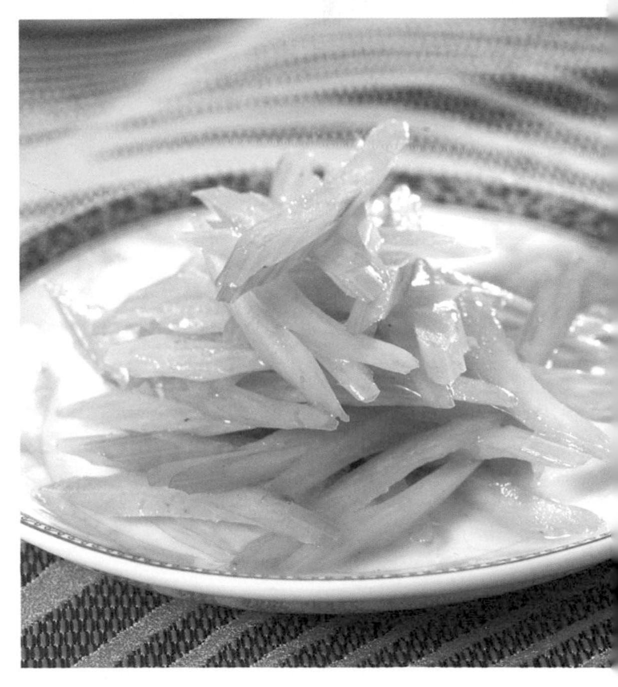

食材 西芹300克，鹽、雞精、白糖、植物油各適量。

做法

❶ 西芹洗淨後從中間剖開，斜切成片狀，放入滾水鍋中焯水1分鐘，撈出，過水。

❷ 鍋內倒油燒熱，放西芹爆炒，加白糖、鹽翻炒幾下，調入雞精即可。

高血壓合併肥胖

高血壓和肥胖可以說是形影不離，高血壓患者中有大約 50% 的人是胖子。肥胖的高血壓患者同時還容易併發血脂異常、糖尿病、動脈硬化等，所以要特別重視，及時減肥。良好的進餐習慣是取得並保持理想減肥效果的必要保證。

飲食原則

1. 控制每日總能量的攝入，使攝入的能量比消耗的能量少。
2. 適量多吃些蔬菜、豆製品等能增加飽腹感的食物。
3. 不喝酒和甜飲料，少吃甜點、糖果、蜜餞等甜食，少吃肥肉、肥禽、動物油、黃油、奶油等富含脂肪的食物。
4. 宜採用蒸、煮、燒、炒、拌等方法烹調食物，禁用油煎炸、醃燻等烹調方法。
5. 少量多餐，細嚼慢嚥，每餐時間不少於 20 分鐘，每頓飯以吃「半飽」為好。
6. 主食可適量吃些富含膳食纖維的粗糧，能增加飽腹感，減少能量的攝入。
7. 飯前可吃一些低糖水果，然後再吃飯，能減少進食量。
8. 含優質蛋白質的低脂奶、魚、瘦肉、禽類等食物要適量，不能不吃，以防止免疫功能下降。

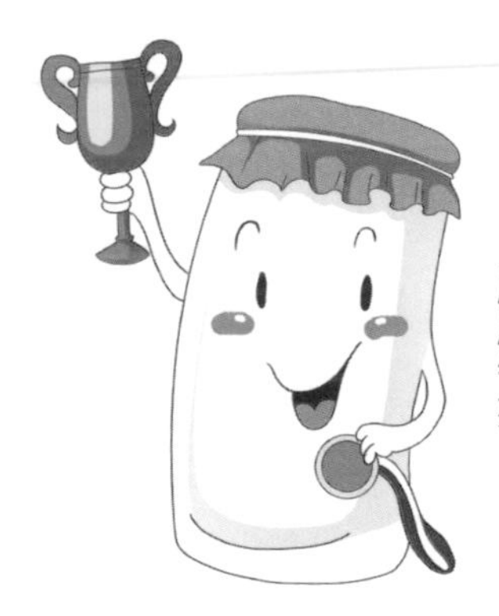

推薦食物	
穀類	燕麥、高粱等
豆類	黃豆及其製品、紅小豆、綠豆、黑豆等
蔬菜類	四季豆、豌豆、蒟蒻、芹菜、生菜、竹筍、洋蔥、蒜苔、蘿蔔、茭白筍、冬瓜、黃瓜、絲瓜、櫛瓜、大白菜、番茄、茄子等
肉類	瘦肉、去皮禽肉、魚、蝦、蟹等
菌藻類	木耳、銀耳、香菇、蘑菇、海帶、紫菜等
水果類	山楂、蘋果、梨、奇異果等

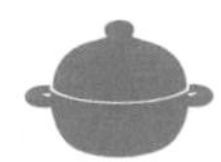

推薦食譜

鮮蒸白菜心

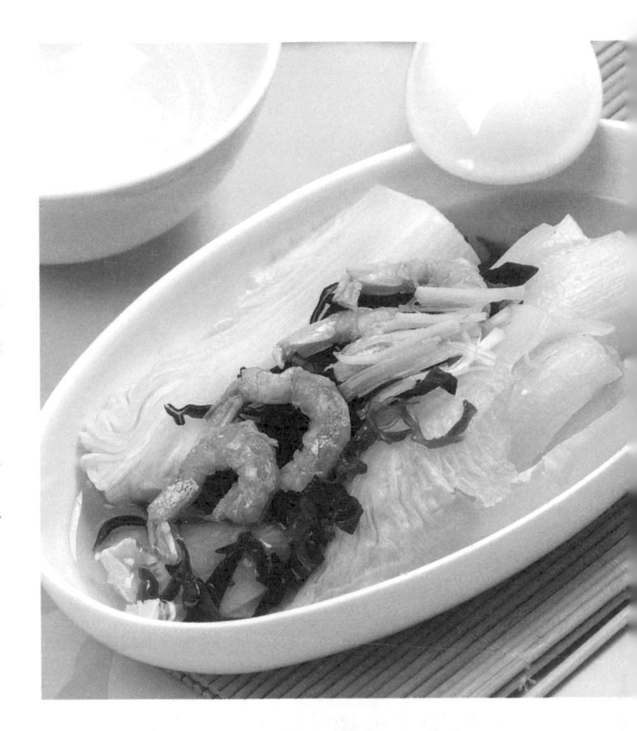

食材 嫩白菜心 250 克，乾木耳 2 朵，海米 5 克，蔥絲、薑絲各 10 克，料酒、鹽、香油各少許。

做法

❶ 木耳用清水泡發，擇洗乾淨，切絲；海米洗淨，用清水泡軟；白菜心整棵沖洗乾淨，切成 3 段。

❷ 取耐熱的碗，放入白菜段，放上木耳、海米、蔥絲和薑絲，加料酒、50 克清水及少許泡海米的水，攪拌均勻，送入燒開的蒸鍋，大火蒸 15 分鐘，取出，加鹽調味，淋上香油即可。

橙子葡萄檸檬汁

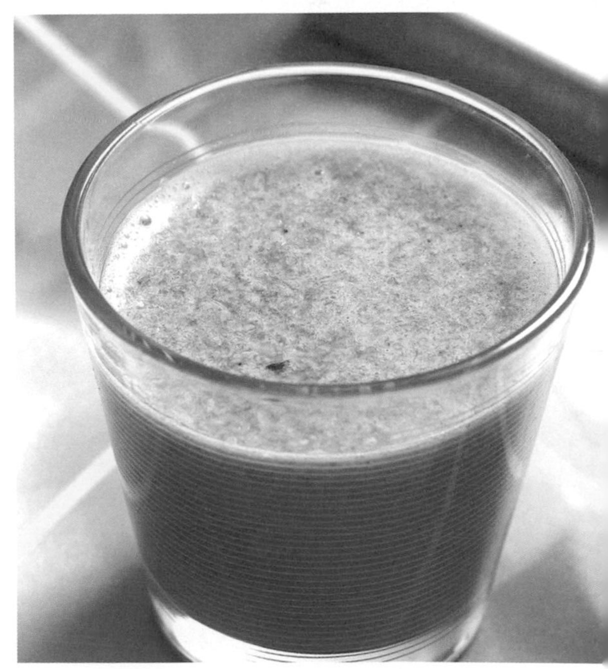

食材 橙子 150 克，葡萄 100 克，檸檬 50 克。

做法

❶ 橙子去皮，切小塊；葡萄洗淨，切對半，去子；檸檬去皮、去子，切小塊。

❷ 將上述材料放入果汁機中，加入適量飲用水榨汁即可。

高血壓合併冠狀動脈疾病

高血壓是冠狀動脈疾病的危險因素，高血壓患者中有相當一部分人同時患有冠狀動脈疾病。高血壓和冠狀動脈疾病的發生、發展都與飲食密切相關，合理飲食在高血壓冠狀動脈疾病的防治中有重要意義，可避免心腦血管疾病的發生。

飲食原則

1. 控制飲食總量，攝入過量，不僅使身體熱量攝入過多，脂肪和葡萄糖也會攝入過多，導致身體容易出現肥胖，而且也易使不飽和脂肪酸攝入增多，增加了動脈硬化的危險。
2. 限制動物脂肪的攝入，少吃或不吃肥肉、黃油、豬油等含動物脂肪較多的食物。飲食還應控制膽固醇的攝入，每天膽固醇的攝入量應少於 300 毫克，動物的心、腦、肝、腎等富含膽固醇的食物要少吃或不吃。
3. 限制食鹽的攝入，雖然食鹽與冠狀動脈疾病本身沒有直接的關係，但食鹽卻與高血壓、心功能不全有著密切的關係。高血壓患者應將食鹽控制在每天 5 克以內，儘量不吃鹹菜、醬菜、鹹鴨蛋等醃製食品。
4. 適量攝入蛋白質，蛋白質不易消化，攝入過多會增加心臟的負擔。高血壓合併冠狀動脈疾病者，每日食物中蛋白質的含量以每公斤體重不超過 1 克為宜，應多選用牛奶、酸奶、魚類和豆製品等。
5. 多食膳食纖維，每人每天需要膳食纖維 25 ～ 30 克及 100 克水果，每天應吃至少 400 克蔬菜，蔬菜和水果中都含有大量的膳食纖維，如四季豆、芸豆、菠菜等。
6. 補充維生素及礦物質，蔬菜、水果是維生素、鈣、鉀、鎂、纖維素和果膠的豐富來源，食物纖維能降低人體對膽固醇的吸收，可多吃洋蔥、大蒜、木耳、海帶、香菇、紫菜、芹菜、蘿蔔、萵筍、茭白筍、番茄、茄子等蔬菜。

推薦食物

穀類	白米、麵粉、燕麥、玉米等
豆類	紅小豆、綠豆、黑豆、黃豆及其製品
蔬菜類	大白菜、菠菜、青江菜、番茄等
菌藻類	木耳、銀耳、香菇、海帶、紫菜等
肉類	瘦肉、去皮禽肉、魚、蝦等

推薦食譜

玉米渣子粥

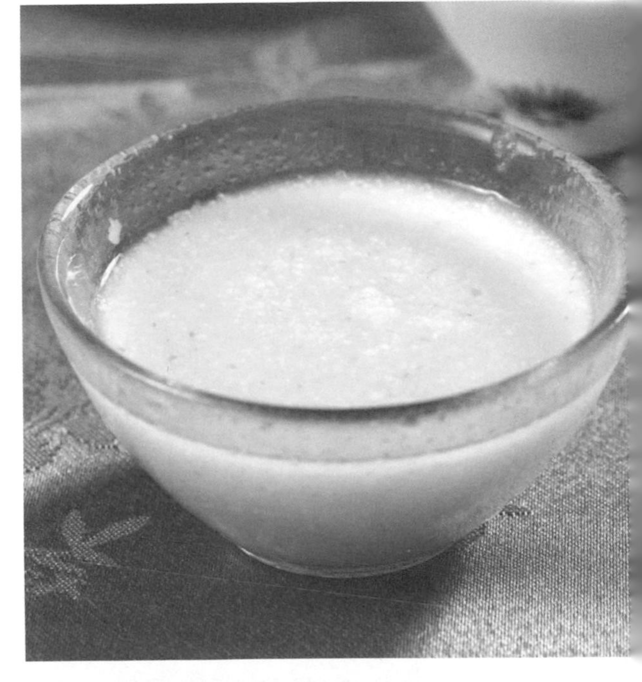

食材 玉米渣 75 克。

做法

❶ 玉米渣淘洗乾淨，用水浸泡 4 小時。

❷ 倒入鍋中，加入適量清水煮沸，轉小火熬煮至稠粥即可。

小白菜水餃

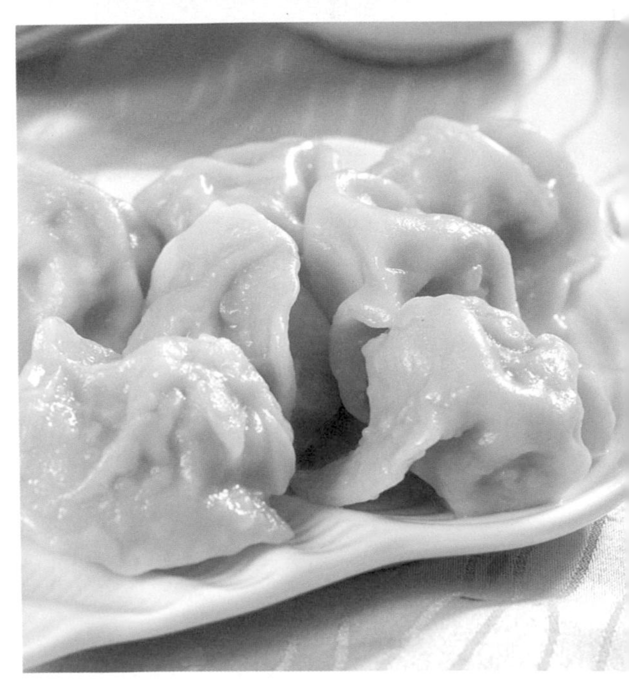

食材 麵粉 500 克，小白菜 200 克，豬肉 350 克。蔥末、花椒麵、鹽、醬油、香油各適量。

做法

❶ 麵粉倒入盆中，加適量清水攪拌均勻，和成表面光滑的麵糰，餳發 20 分鐘。2 小白菜擇洗乾淨，剁碎；豬肉餡加蔥末、花椒麵、醬油和香油順一個方向攪拌至上勁，放入白菜碎和鹽攪拌均勻，製成餡料。

❷ 麵糰搓成長條，揪成大小均勻的麵劑子，擀成餃子皮，包入餡料，做成餃子生坯，放入沸水中煮熟即可。

高血壓合併腎功能減退

高血壓與腎臟的關係較為密切。腎臟病如果得不到有效控制，會引起高血壓，反過來，如果血壓控制不好，又可以引起腎臟損害。高血壓合併腎功能減退的飲食應以保護腎功能、預防腎功能減退為主，用合理的飲食來減輕腎臟的負擔，提高患者的生活質量。

飲食原則

1. 控制蛋白質的攝入量，要根據血肌酐和尿內生肌酐清除率的檢驗結果來具體確定每天蛋白質的攝入量，一般為每天 30 ～ 50 克。蛋白質宜攝入優質且生理價值高的動物性蛋白質食物，如魚肉、瘦肉、雞蛋白、乳製品等。
2. 在限制蛋白質攝入量的同時，要確保攝入一定量的碳水化合物和脂類，以提供所需的能量。
3. 豆漿、豆腐等豆製品應在營養師的指導下限量食用。
4. 飲食清淡、少鹽，食物種類多樣，避免進食油炸及煙燻食物。
5. 避免食用一切用鹽醃漬的食物，如醬菜、鹹肉等，加工及醃製罐頭含鈉鹽量也很多，並要避免加鹼製作的饅頭、糕點、餅乾、掛麵等。
6. 避免食用鉀離子含量高的蔬菜水果，並避免生食蔬菜。烹調時，蔬菜先用開水燙過、去掉湯汁再用油炒，可減少鉀的攝入量。

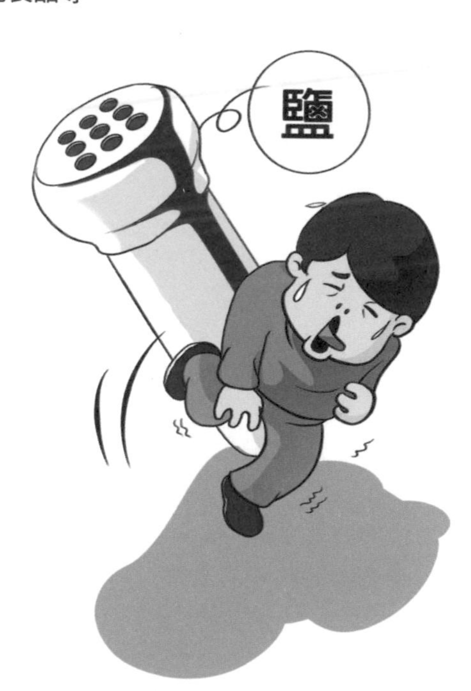

推薦食物

薯類	山藥、芋頭、蓮藕、藕粉等
蔬菜類	大白菜、高麗菜、芹菜、苦瓜、絲瓜、冬瓜、番茄、茄子等
水果類	蘋果、梨、橘子、草莓、桃子、西瓜、葡萄、木瓜等

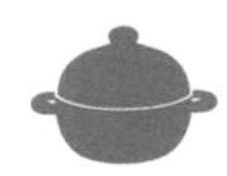

推薦食譜

木瓜蒸燕窩

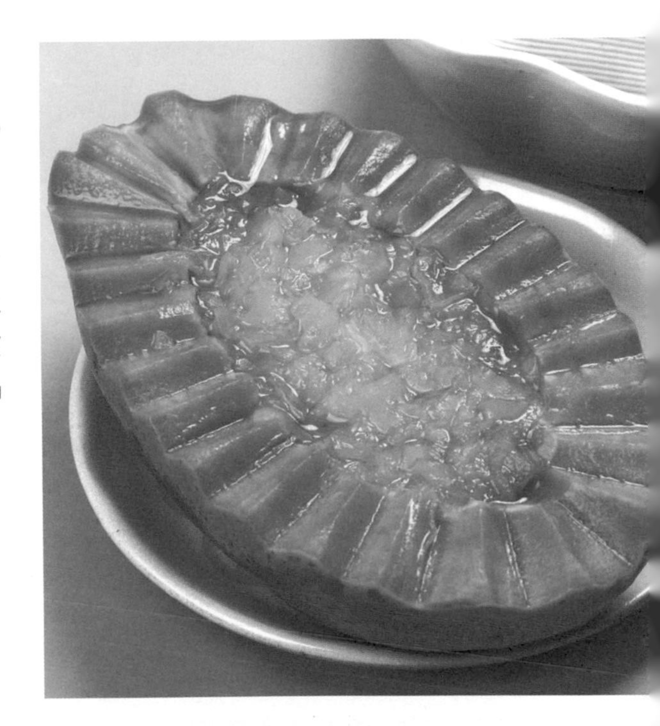

食材 木瓜1顆（中等大小），燕窩10克，冰糖5克。

做法

燕窩用溫水泡發，除去雜質、絨毛，用清水洗淨；冰糖用溫水化開；木瓜洗淨，從中間切成兩半，去子，切口朝上放在蒸盤中，放入燕窩和冰糖水，送入燒開的蒸鍋蒸至燕窩軟糯即可。

栗子燜仔雞

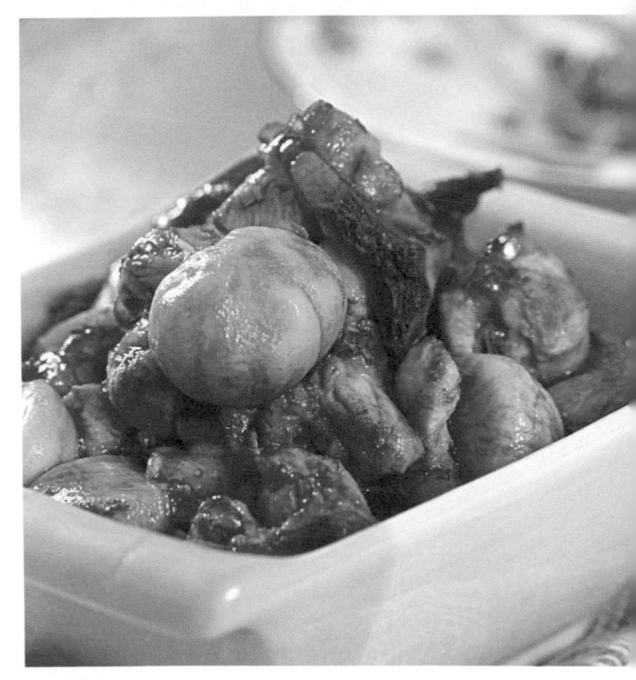

食材 淨仔雞1隻（約400克），生栗子100克，蔥花、薑片、醬油、料酒、白糖、鹽、植物油各適量。

做法

1. 淨仔雞洗淨，斬塊，焯透，撈出；生栗子洗淨，煮熟，取肉。
2. 炒鍋內倒入油燒至七成熱，加蔥花、薑片炒香，倒入雞塊和栗子肉翻炒均勻，加醬油、料酒、白糖和適量清水，大火煮沸，轉小火燜至雞塊熟透，用鹽調味即可。

高血壓合併中風

中風是「腦卒中」的俗稱，又叫「腦血管意外」，分為「出血性中風」和「缺血性中風」，但不管是哪一種中風，都會有不同程度、不同部位的腦損傷，而後產生多種精神症狀，表現為身體某一部位或多個部位發生功能障礙。可以說中風是高血壓患者致死、致殘的主要原因，嚴重威脅患者的生命安全。所以在飲食上需要有別於其他併發症的特殊要求。

飲食原則

1. 控制總熱量的攝入，保持適宜的體重。
2. 碳水化合物仍是能量的主要來源，每天的攝入量應占總能量的 50% ～ 60%。
3. 適量食用魚肉、雞肉、鴨肉、兔肉、鴿肉等含優質蛋白質的食物，不僅對維持正常血管彈性及改善腦部血流有益，還能促進鈉鹽的排泄，有利於防止中風的再次發生。在無肝、腎功能不全的情況下，每天蛋白質的攝入量一般占總能量的 12% ～ 15%。
4. 飲食宜清淡，限量使用油脂。不食用肥禽、肥肉。患者消化功能正常時，每天脂肪的攝入量應占總能量的 20% ～ 25%。
5. 飲食不宜過甜，甜食含糖量高，會在體內轉化成脂肪，容易發生動脈硬化。
6. 忌吃醃漬、臘味等鹹味過重的食物，這些食物含鈉量較高，對中風患者的健康不利。
7. 常吃些新鮮蔬菜和水果，因為其富含鉀，能降低發生中風的危險性，預防中風的再次發生。
8. 常吃些番茄、洋蔥等富含類黃酮與番茄紅素的食物，對防止血管狹窄和血凝塊堵塞腦血管有積極的作用。
9. 吞嚥功能正常的患者，所吃的食物一定要軟、爛且易於咀嚼。
10. 喪失吞嚥功能的患者應給予全流質鼻飼飲食，可選用高血壓患者專用腸內營養製劑，也可自己製作，然後經鼻胃管餵給患者。

推薦食物

穀物類	白米、麵粉、燕麥、玉米等及其製品等
蔬菜類	大白菜、菠菜、生菜、青江菜等綠葉蔬菜及番茄、茄子、冬瓜、黃瓜、苦瓜等蔬菜
水果類	各種新鮮水果
菌藻類	木耳、銀耳、香菇、海帶、紫菜等菌藻
肉蛋類	瘦肉、去掉肉皮和肥肉的禽肉、魚、蝦及雞蛋清等

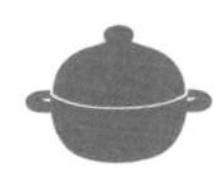

推薦食譜

菠菜馬鈴薯肉末粥

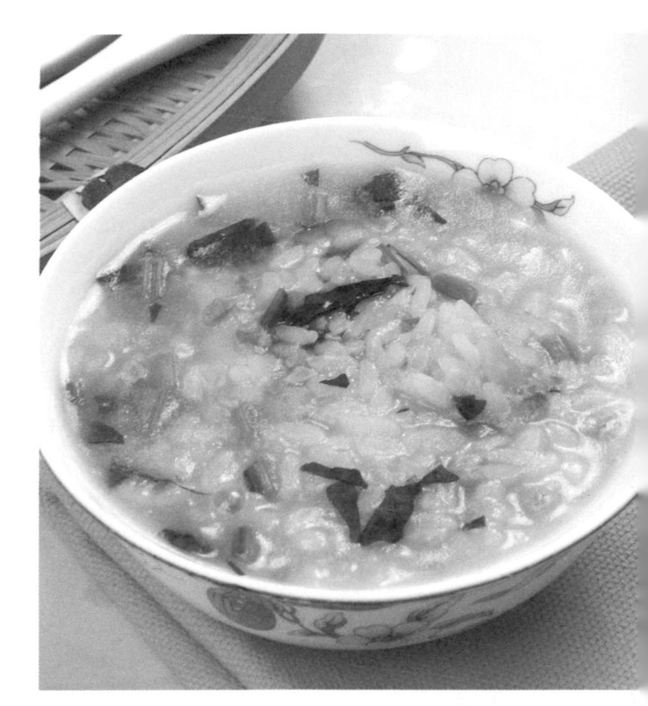

食材 白米 80 克，菠菜、馬鈴薯、豬瘦肉各 50 克，鹽 2 克，香油少許。

做法

❶ 馬鈴薯洗淨，蒸熟，去皮，碾成馬鈴薯泥；豬瘦肉洗淨，煮熟，剁成肉末；菠菜擇洗乾淨，用沸水焯燙 1 分鐘，撈出，擰去多餘水分，切末；白米淘洗乾淨。

❷ 鍋置火上，倒入適量清水燒開，下入白米煮至米粒熟爛的稀粥，加馬鈴薯泥、肉末、菠菜再煮片刻，加鹽和香油調味即可。

鮮炒魚片

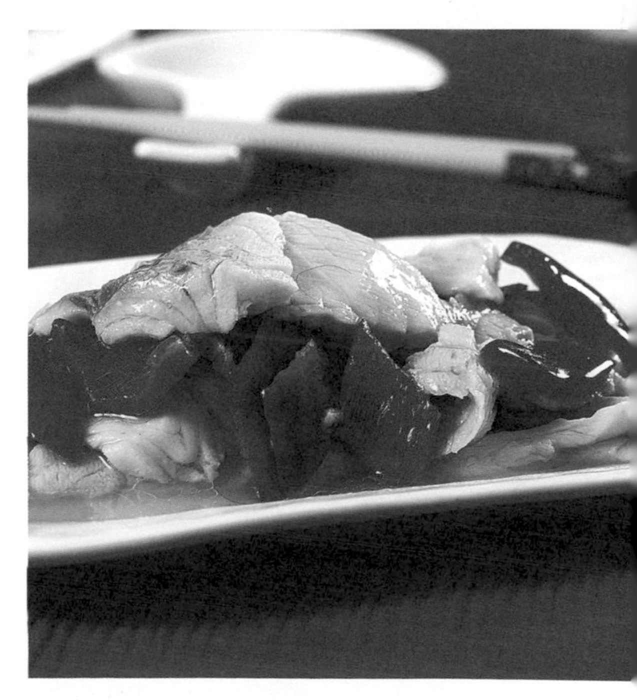

食材 魚肉 200 克，香菇 1 朵，青紅椒片 50 克，植物油、雞蛋清、鹽、太白粉水、胡椒粉、香油各適量。

做法

❶ 魚肉洗淨，切片，加鹽、雞蛋清、胡椒粉、太白粉水上漿，醃漬 10 分鐘；香菇用溫水泡發，去蒂，撈出，切片。

❷ 鍋內倒植物油燒熱，放入魚片過油，撈出。

❸ 鍋底留油燒熱，放香菇、青紅椒片同炒，將鹽、適量水調勻，淋入鍋中，放入魚片一同炒勻，用太白粉水勾芡，淋上香油即可。

高血壓合併痛風

高血壓患者是痛風的好發人群。高血壓患者如果發現尿酸輕度升高，可以透過調整飲食來減少普林的攝入量，使尿酸降低；尿酸中度升高者需要控制飲食和採取藥物治療。高血壓合併痛風的患者應注意自己的飲食，飲食科學、合理，可以幫助緩解症狀，防止復發；飲食不當，就會加重病情。

飲食原則

1. 限制含普林食物的攝入量。應少吃普林含量較多的動物性食物。
2. 少吃動物內臟（心、肝、腸、腎）及腦、蛋黃、蝦子、蟹黃、肥肉、魷魚、墨魚、牛油、奶油等高脂肪、高膽固醇的食物。
3. 多吃些鹼性食物。鹼性食物主要是新鮮蔬菜、水果、牛奶等。這類食物能使尿液偏鹼性，減少尿酸的形成。
4. 每天從湯、粥及飲水中攝入的總水量應達到 2,500 ～ 3,000 克，日排尿量最好達到 2,000 克，可以稀釋尿酸，使尿酸值下降，還能加速尿液排泄；夜間也應注意補充水分，預防夜尿濃縮。當腎功能有問題時，飲水量應聽從醫生的具體指導。
5. 適量攝入蛋白質。過多地攝入蛋白質會使普林的合成量增加，蛋白質代謝也會產生含氮物質，引起血壓波動。應少吃含脂肪高的豬肉，增加含蛋白質較高而脂肪較少的禽類及魚類。牛奶、雞蛋含普林很少，可作為蛋白質的首選來源。
6. 忌飲酒及含酒精的飲料。酒精容易使體內乳酸堆積，對尿酸排出有抑制作用，易誘發痛風。

推薦食物

處在急性期時，首選普林含量少的食物（100 克含量小於 50 毫克），每天普林的攝入量不超過 150 毫克；處在緩解期時，可適量食用普林含量中等的食物（100 克含量在 50 ～ 150 毫克）；急性期和緩解期都應避免食用普林含量較高的食物（100 克含量在 150 毫克以上）。

食物普林含量表（每 100 克食物） 單位：毫克

澱粉類	白米	18.1	糙米	22.4	糯米	17.7	米糠	54.0
	小米	7.3	小麥	12.1	麵粉	17.1	麵條	19.8
	米粉	11.1	高粱	9.7	玉米	9.4	芋頭	10.1
	麥片	24.4	紅薯	2.4	荸薺	2.6	馬鈴薯	3.6
豆類	豆芽	14.6	綠豆	75.1	紅豆	53.2	豌豆	75.7
	雜豆	57.0	黃豆	116.5	豆腐乾	66.5	黑豆	137.4
蔬菜類	白菜	12.6	菠菜	13.3	高麗菜	12.4	空心菜	17.5
	茼蒿莖	16.3	芥菜	12.4	榨菜	10.2	芹菜	12.4
	芥藍菜	18.5	大蔥	13.0	韭菜	25.0	葫蘆	7.2
	苦瓜	11.3	冬瓜	2.8	絲瓜	11.4	小黃瓜	14.6
	茄子	14.3	青椒	8.7	蘿蔔	7.5	紅蘿蔔	8.9
	洋蔥	3.5	花椰菜	24.9	薑	5.3	蘑菇	28.4
水果類	檸檬	3.4	桃子	1.3	西瓜	1.1	哈密瓜	4.0
	橙子	3.0	橘子	3.0	葡萄	0.9	石榴	0.8
肉／水產類	瘦猪肉	122.5	猪血	11.8	猪皮	29.8	猪	66.3
	豬肝	169.5	豬大腸	262.2	豬腎	132.6	豬肚	132.4
	豬肺	138.7	牛肉	83.7	牛肚	79.0	牛肝	169.5
	羊肉	111.5	兔肉	107.6	雞心	125.0	雞胸肉	137.4
	雞肝	293.5	鴨肝	121.0	鴨心	301.5	鱔魚	92.8
	草魚	140.3	鯉魚	137.1	鰱魚	202.4	海參	4.2
	海蜇皮	9.3	螃蟹	81.6	墨魚	89.8	魚丸	63.2
	蝦	137.7	平魚	238.1	白帶魚	391.6	鯊魚	166.8
	烏魚	183.2	海鰻	159.5	牡蠣	239.0	蚌蛤	436.3
蛋類	雞蛋清	3.7	雞蛋黃	2.6	鴨蛋清	3.4	鴨蛋黃	3.2
堅果類	栗子	34.6	蓮子	40.9	瓜子	24.2	杏仁	31.7
其他	銀耳	98.9	香菇	214.5	醬油	25.0		

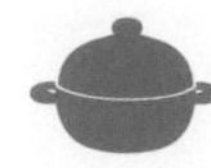

推薦食譜

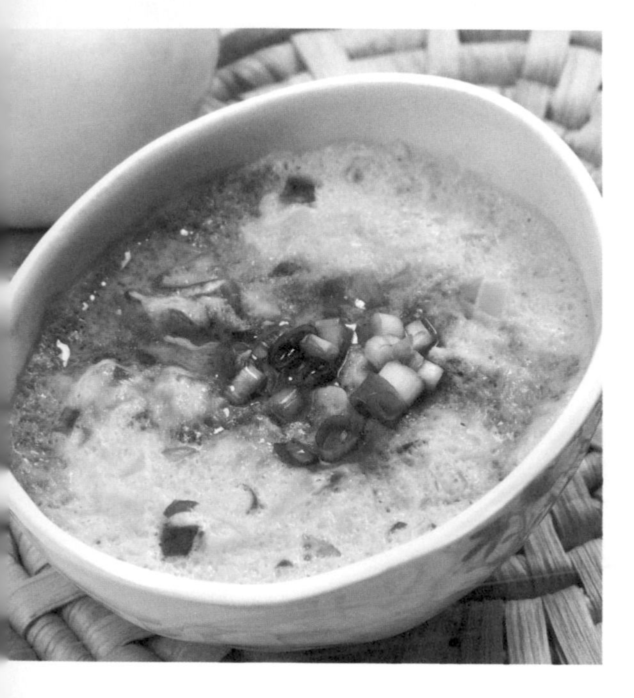

蔬菜蒸蛋

食材 雞蛋2顆，大白菜、青江菜各50克，蔥末10克，鮮醬油、鹽、香油各少許。

做法

❶ 大白菜、青江菜擇洗乾淨，切成末；雞蛋洗淨，打入碗中，加入適量涼開水，加鹽和菜末攪拌均勻。

❷ 蒸鍋置火上，倒入適量清水，放蒸簾，將雞蛋液放上，大火燒開後轉小火蒸8分鐘，取出，撒上蔥末，淋上鮮醬油和香油即可。

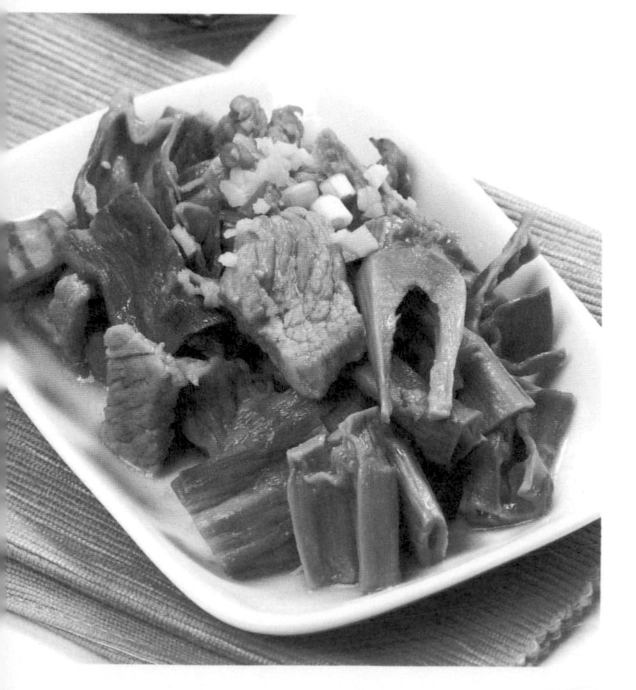

筍乾炒肉

食材 竹筍乾100克，豬瘦肉200克，蔥末、薑末各5克，鹽、油各適量。

做法

❶ 竹筍乾用清水泡發，洗淨，切片；豬瘦肉洗淨，切片，用沸水焯一下，撈出。

❷ 鍋置火上，倒油燒至六成熱，加蔥末和薑末炒香，放入竹筍乾和肉片翻炒均勻，加適量清水燒8～10分鐘，加鹽調味即可。

合理運動
跑跑跳跳降血壓

在一般人的觀念裡，高血壓患者似乎不合適做運動。其實不然，運動可以調節高級神經活動（higher nervous aclivity），使血管舒張、血壓下降，增強抗病能力。

運動與高血壓

國內外的治療經驗都已肯定，運動療法是高血壓病有效的輔助療法。運動療法可以有效協助降低血壓、調整神經系統的功能、改善血液循環、提高身體活動能力和改善生活質量，是治療高血壓病的重要組成部分。運動療法效應的產生需要至少 1 週的時間，達到較顯著的降壓效應需要 4 ～ 6 週，所以運動要持之以恆，如果停止運動，運動療法產生的效應可能在 2 週內完全消失。進行運動療法時請不要放棄藥物治療，因為運動療法只是高血壓病治療的輔助手段，特別是 2 期以上的高血壓患者更應在藥物治療的基礎上進行運動療法。

運動降血壓的原理

運動是人類對抗高血壓的有效手段之一。一次運動之後，人體血壓值可在一定時間內下降，並能保持 22 小時之久。那麼，運動為什麼可以降壓呢？主要在於以下幾點：

1. 運動可改善自主神經功能，降低交感神經張力，減少兒茶酚胺的釋放量，或使人體對兒茶酚胺的敏感性下降。
2. 運動可提升胰島素受體的敏感性以及「好膽固醇」——高密度脂蛋白，降低「壞膽固醇」——低密度脂蛋白，減輕動脈粥樣硬化的程度。
3. 運動能鍛鍊全身肌肉，促使肌肉纖維增粗，血管內徑增大，管壁彈性增強，心、腦等器官的側支循環開放，血流量增加，有利於血壓下降。
4. 運動能增加體內某些有益的化學物質濃度，如腦內啡、血清素等，降低血漿腎素和醛固酮等有升壓作用物質的值，使血壓下降。
5. 精神緊張或情緒激動是高血壓病的一大誘因，運動可穩定情緒、舒暢心情，使緊張、焦慮和激動得以緩解，有利於血壓穩定。需要強調的是，並非所有的運動都有降壓之功，只有步行、慢跑、騎車、游泳、慢節奏的交誼舞和體操等有氧運動才能擔此重任。

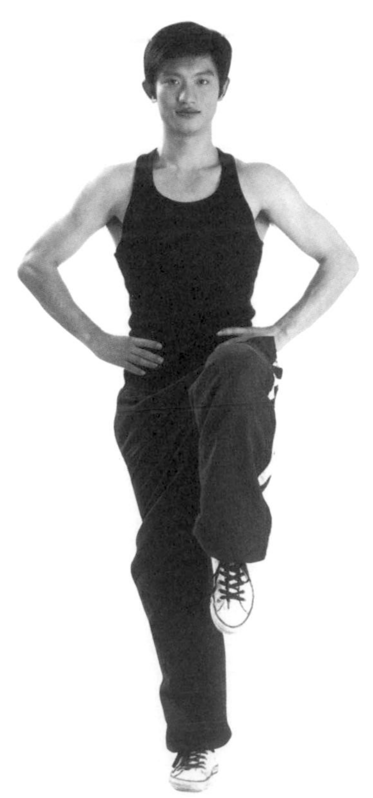

「微笑輕鬆運動」即高血壓患者自身能夠承受的運動。

各期高血壓患者的運動處方

輕度高血壓患者

處方一：輕度高血壓患者將血壓控制在 <140/90 毫米汞柱時，可適當進行運動，包括打球、游泳、慢跑、登山等。

處方二：最初開始運動時可每天運動 15 ～ 30 分鐘，視個人體力而定，以後每隔 2 ～ 3 週逐漸增加運動量，以不產生過度疲勞為宜，並儘可能持之以恆。

中度高血壓患者

處方一：中度高血壓患者在血壓降到較為安全的範圍內才可進行適當運動，最好能降到 <140/90 毫米汞柱。否則易誘發心肌梗塞、心絞痛、中風等。

處方二：最初開始運動時可考慮先進行少量運動，如打太極拳、慢步行走、健身操等，適應後可逐漸加大運動量。比如先逐漸延長慢步行走的距離和時間，然後也可改為慢跑。還可以適量進行一些如打乒乓球、游泳等運動項目。

處方三：中度高血壓患者在運動時一定要量力而行，切忌逞強好勝。

重度高血壓患者

處方一：重度高血壓患者不適宜運動，應該好好休息。只有當血壓得到控制並基本平穩後，才考慮適當進行體育鍛鍊。

處方二：最初開始運動時可考慮散步或進行室內運動，然後根據病情逐漸適當增加運動量。

合理運動的要點

對於高血壓患者來說，並不是所有運動都可以做。由於疾病的特殊性，高血壓患者在運動時有應遵循的原則以及必須注意的細節。

高血壓運動原則

1. 高血壓患者運動要以有氧代謝為原則，儘量避免在運動中做推、拉、舉等力量性練習或憋氣練習，應選擇全身性、有節奏、易放鬆的運動項目，如太極拳、降壓操、散步、慢跑、游泳等。
2. 運動的頻度可根據個人對運動的反應和適應程度，採用每週 3 次或隔日 1 次或每週 5 次等不同的間隔週期，如果每週運動少於 2 次，則很難取得運動效果，如果每天運動，則每次的運動量不可過大。
3. 並非所有高血壓患者都適宜做運動。運動只適合於臨界高血壓、輕度和中度原發性高血壓以及部分病情穩定的重度高血壓患者。血壓波動大的重度高血壓患者，或出現嚴重併發症的重症高血壓患者，以及出現抗高血壓藥不良反應而未能控制者和運動中血壓過度增高者都不可採用運動療法。

高血壓運動注意事項

1. 選擇適宜的運動方法。運動的種類和項目很多，要根據自己的具體情況，因人而異地選用適當的運動方法。
2. 運動量要適度。運動量太小，達不到預期目的；運動量太大，又易使血壓升高，甚至發生不良作用，因此要根據自己的情況，選擇適度的運動量。開始時運動量要小一些，以後逐漸增加，以不疲勞、練後輕鬆舒適為宜。要掌握循序漸進的原則，持之以恆，持續鍛鍊，絕不可半途而廢。禁止劇烈運動，避免身體驟然前傾、後仰和低頭等。
3. 鍛鍊前做好身體檢查。在運動前，要做好身體檢查，瞭解健康狀況，排除隱匿疾病，同時要注意自我醫療監護，防止意外事故發生。
4. 注意與其他療法配合運動並非萬能，其顯效較慢，作用較弱，有一定的侷限性，應注意與其他療法配合，在藥物使用、進行按摩等的同時，結合適宜的運動練習，以利提高臨床療效，切不可一味地採用運動方式而忽略了其他降壓方法。

如何把握運動的時間和強度

前面運動原則中提到了運動的強度和時間是非常重要的問題，那麼如何正確把握呢？

● 時間的把握

從自身感覺來判斷：如果運動後精神愉快，心情舒暢，雖感到輕度疲勞但無心跳加快、氣喘等難受感覺；睡眠有所改善；早晨脈膊比較穩定；食慾有所增加；血壓有逐漸下降的趨勢；保持正常體重，或超重者體重有所下降，這些都說明運動量適中，既沒有運動過量，又達到了運動治療的目的，可以說是恰到好處。如果運動後感到噁心、頭痛、胸悶，不願意繼續接受運動治療，睡眠質量下降，食慾不佳，第二天清晨醒來脈博加快，疲勞感長時間不能消失，不明原因的體重下降，如果是這樣的話，說明運動量過大，應該及時調整運動強度、鍛鍊內容或暫停運動。

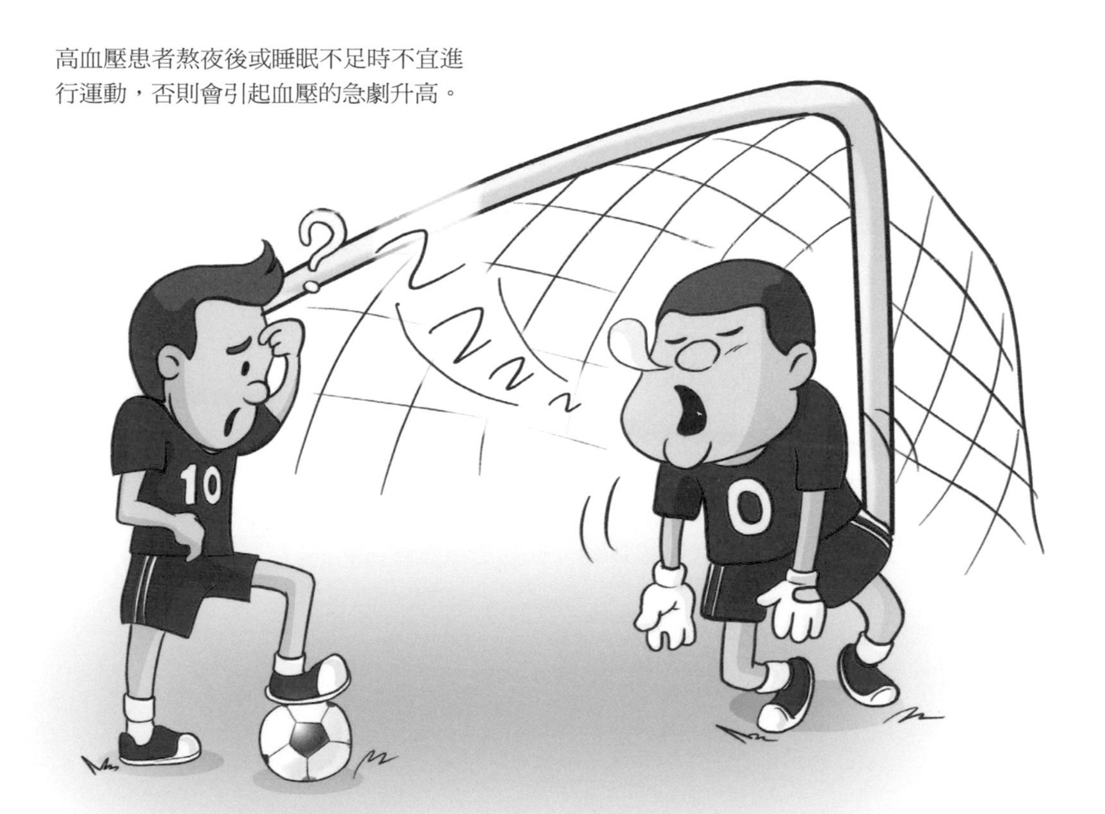

高血壓患者熬夜後或睡眠不足時不宜進行運動，否則會引起血壓的急劇升高。

從測定心率（脈博）來判斷：

在一般情況下，可用以下 3 種常用計算方法來判定：

1. 以運動後的最高心率減去安靜時的心率，所得心率的增快數一般不超過 60 次 / 分鐘，則表示運動量適宜。

$$\frac{(\text{運動後心率}-\text{運動前心率})}{\text{運動前心率}}\times 100\%$$

結果在 81%以上，為大運動量。

在 51 ～ 80%，為較大運動量。

在 31 ～ 50%，為中運動量。

在 30%以下，為小運動量。

此法雖然複雜一些，但可以做量的比較，如運動後無不良反應，所得的百分數又較小，說明運動量可增大一些，以取得更好的治療效果。

2. 運動後心率＝ 170 －年齡

運動後心率加快到這個公式所得的結果時，表示運動量適宜。

3. 以心率恢復時間來判斷：在運動後的 5 ～ 10 分鐘內，心率恢復到運動前安靜時的值較為合適。

散步	高血壓患者可根據自己的體力每次散步 10 ～ 30 分鐘，每天 1 ～ 2 次
慢跑	高血壓患者慢跑的時間可由少逐漸增多，每次以 15 ～ 30 分鐘為宜
游泳	高血壓患者游泳的時間不宜過長，一般在水中停留 30 ～ 60 分鐘為宜
五禽戲	每日可鍛鍊 4 ～ 5 次，每次 10 分鐘
做體操	每天做一次或數次體操，每次 20 分鐘
瑜伽	每週做 2 次為宜，每次 30 分鐘

有氧運動是最好的選擇

所謂「有氧運動」，是指能增強人體內氧氣的吸入、輸送和利用的耐久性運動。持續有規律的有氧運動，有利於降血壓，提高心肺功能，減少精神壓力，促進高血壓病患者緩解症狀。

常見的有氧運動包括：散步、慢跑、上樓梯、做操、原地跑、跳交誼舞、打太極拳、打乒乓球、打高爾夫球、游泳、騎自行車、有氧健身操等。

● 有氧運動的好處

1. 大量研究顯示，每次有氧運動後人們都會感到心曠神怡。
2. 有氧代謝運動能夠有效防止鈣的流失，提高骨骼密度。
3. 減少多餘脂肪。有氧運動加上適當的飲食控制，能夠最有效地去除體內多餘的脂肪，而且不會損失肌肉成分。
4. 改善睡眠質量。不愛運動的人，當他們開始定期進行體育鍛鍊後，夜間醒來的次數也會減少。

● 高血壓患者不適宜做的運動和動作

- ⊗ 做引體向上時雙臂用力上提身體。
- ⊗ 做舉重時的挺舉動作。
- ⊗ 搬運盛滿水的水桶。
- ⊗ 用力拉伸拉力器。
- ⊗ 兩手搬運重物。
- ⊗ 上下抖動被子。

這些運動或動作都是肌肉等長性收縮的實例，什麼叫肌肉的等長性收縮呢？就是肌肉緊張但是四肢並沒有做出屈伸的狀態。肌肉等長性收縮具有使血壓值和脈搏數增加，尤其是舒張壓明顯升高的特點。所以，高血壓患者不適宜做上述的運動和動作。

春夏兩季的運動應格外注意

無論季節如何更替，高血壓患者都應走進大自然，盡情呼吸清新的空氣，根據自己的病情、身體狀況以及天氣情況來擬定適合自身的運動方式。

春季最適合高血壓患者的運動

散步等皆為動態的等張性運動，通過肌肉的反覆收縮，促使血管擴張與收縮，從而降低血壓。但有心動過速、嚴重心律不整及明顯心絞痛者發病時宜靜養，暫停鍛鍊。春季可供高血壓患者選擇的運動方式有散步、游泳、放風箏、騎自行車，不宜進行拉、推、舉、挑重物這樣的動作，因為這些動作容易誘發舒張壓上升。

高血壓患者春季運動的注意事項

● 注意選擇合適的運動項目

兒童高血壓患者以跑步、跳繩、打羽毛球、做廣播體操為好；中年高血壓患者以長跑、爬山、打球為佳；老年高血壓患者以慢跑、散步、舞劍、做醫療體操為宜。

● 運動前做好準備活動

運動前必須先活動活動四肢與腰部的關節，搓搓臉、耳、手等暴露在外面的部位，以促進局部血液循環，防止和避免扭傷的發生。

● 注意防寒保暖

早春的氣候多變，戶外運動時要注意防寒保暖，以免出汗後受涼，高血壓患者千萬不要在大汗淋漓後脫下衣服或在風口處休息。劇烈活動後不應驟停休息，應用乾毛巾擦乾身上的汗水，並及時穿好防寒的衣服。

● 注意晨練的時間

春天，早晨的氣溫較低，霧氣重，濕度大。因室內外溫差懸殊，人體驟然受冷，容易患傷風感冒，使哮喘病、慢性支氣管炎、肺心病等病情加重，所以春天應在太陽升起後再到戶外進行運動。

● 加強健康監護

心、肝、腎等臟器有嚴重疾患的高血壓患者，須經醫生同意後才能進行運動，且只適宜進行短時間、低強度的運動。

● 注意感官衛生

春天風大、霧多，運動時肢體的裸露部分不宜過多，運動時的呼吸方式最好是鼻吸口呼，練習場所宜選在寧靜的湖畔或寬闊的田野，因為空氣中的陰離子，可發揮健腦驅勞，振奮精神的作用，易於使高血壓患者保持良好的心境和精神狀態。

夏季再熱高血壓患者也要動一動

夏季天氣炎熱，一動就出汗，這令許多高血壓患者，尤其是老年高血壓患者對運動望而卻步。事實上，運動可以有效改善小血管的痙攣，提高血管壁的彈性，讓大、小血管保持良好的舒張和收縮功能。

夏季到來時，不管天氣有多熱，高血壓患者都應該動一動。但一定要控制好運動時間和運動的強度。對於中、老年高血壓患者而言，以節奏較慢、強度較低的全身運動為主。例如，太極拳、木蘭拳、上下樓梯、騎自行車慢行等等。此外，用社區內的健身器材鍛鍊一下也是不錯的選擇，如扭腰器、拉伸器等等。

適宜高血壓患者的夏季運動方式

夏練三伏不適合高血壓患者，而且夏天人的血壓要比冬天低一些，運動量要適當調整得小一些，運動時間短一些。運動要避開氣溫最高的時間段，避免在陽光直射的環境中進行運動。

另外，要特別注意補水，運動補水最好在運動前、運動中和運動後，少量多次，每次大約 150 毫升，水溫不要太涼，以 20℃為宜，太涼會刺激胃腸系統，同時會對血壓帶來不良的刺激。

高血壓患者運動要選擇恰當的時間。

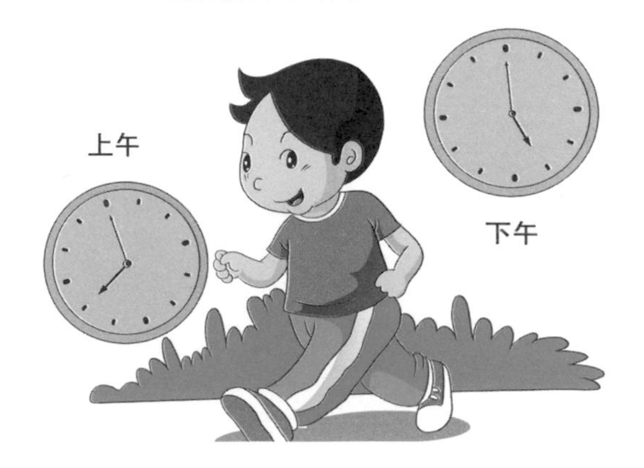

散步

散步是簡單而有效的鍛鍊方式，是一種不受環境、條件限制，人人可行的保健運動。大量臨床實踐顯示，散步是調養高血壓病的有效方法。

● 功效

在戶外進行輕鬆而有節奏的散步，能使大腦皮質處於緊張狀態的細胞得以放鬆，可促進血液循環，緩解血管痙攣，促使血壓下降。據觀察，高血壓患者在平地上長時間步行，能使舒張壓明顯下降。保持散步習慣可以達到鍛鍊身體又使血壓下降的目的。散步鍛鍊身體的作用，完全可以和劇烈運動相媲美。

散步時四肢自然擺動，全身關節筋骨都能得到適度運動，從而使經絡疏通，氣血和暢，關節靈活。通過散步，還可加強肺的換氣功能，使呼吸變得深沉，心肺功能得到鍛鍊、加強。散步還可鍛鍊心肌，促進血液循環。

● 方法

1. 散步前要適當活動肢體，調勻呼吸。
2. 散步時肩要平、背要直，抬頭挺胸，目視前方，手臂自然擺動，手腳合拍。
3. 根據體力每次散步 10 ～ 30 分鐘，每天 1 ～ 2 次。
4. 慢速散步（每分鐘 60 ～ 70 步）；中速散步（每分鐘 80 ～ 90 步）；快速散步（每分鐘 90 步以上）。
5. 散步的同時可進行有節奏地擺臂擴胸，還可配合擦雙手、捶打腰背、揉摩胸腹、拍打全身等動作，有利於疏通氣血。

● 適用人群

幾乎對所有的高血壓患者都適用，而且對高血壓及有心、腦、腎併發症的患者也非常適宜。

● 注意事項

1. 散步時不宜穿皮鞋和高跟鞋。
2. 如果是飯後散步，最好在進餐完 30 分鐘後進行。
3. 合併心、腦、腎病變的高血壓患者不宜選擇快速散步。

慢跑

慢跑能減輕體重、降低血脂，有助於降低血壓。同時，慢跑可調節大腦皮質功能，使人精神愉快，改善或消除高血壓患者頭痛頭暈、失眠等症狀，是高血壓患者常用的袪病保健方法。

● 慢跑的適應證和禁忌證

高血壓病 1、2 級的患者及臨界高血壓患者，尤其是中青年患者，適宜選擇慢跑。但對於需要藥物治療的 3 級高血壓患者以及發生高血壓併發症的高血壓患者來說，則不宜進行慢跑運動。

● 方法

1. 慢跑（每分鐘約 120 ～ 140 公尺）的方式可採取慢跑與步行交替的方法進行，以不感覺難受、不喘粗氣、頭不暈、最高心率以每分鐘 120 ～ 130 次為宜。
2. 慢跑前做 3 ～ 5 分鐘的準備活動，動一動肢體的各個關節，然後由步行逐漸過渡到慢跑，起初的距離可短一些。
3. 慢跑時兩手輕輕微握，上臂和前臂肘關節屈曲成 90 度左右，全身肌肉放鬆，上身略向前傾，兩臂自然下垂擺動，腿不宜抬得太高。
4. 身體重心要穩，呼吸深長而均勻，與步伐有節奏地配合。
5. 不能用足跟先著地，要用前腳掌先著地。

● 注意事項

1. 不要在飯後立即跑步，也不宜在跑步後立即進食。
2. 慢跑時最好用鼻子呼吸，避免用口呼吸，防止引起噁心、嘔吐、咳嗽。
3. 慢跑中若出現呼吸困難、胸痛、心悸、腹痛等症狀，應立即減速或停止跑步，必要時可到醫院檢查。慢跑結束前，要逐漸減慢速度或改為步行，切忌突然停止，以免出現不良症狀。

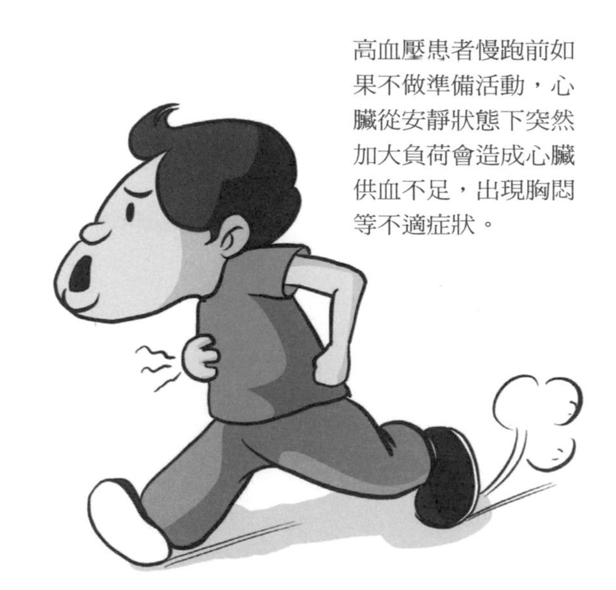

高血壓患者慢跑前如果不做準備活動，心臟從安靜狀態下突然加大負荷會造成心臟供血不足，出現胸悶等不適症狀。

游泳

游泳是所有體育項目中對身體各部位的鍛鍊最為全面的運動，因為所有的內臟器官和肌肉都參與有節奏的運動。對於高血壓患者來說，游泳可以說是一種鍛鍊血管的體操。慢速游泳可以幫助高血壓患者放鬆肌肉和血管。

• 游泳的適應證和禁忌證

通常來說，1 級原發性高血壓的患者，症狀並不嚴重，如果發病前又是游泳愛好者，是可以游泳的。即使不會游泳的人，也應當學習游泳，以利疾病康復。但由於游泳運動量比較大，因此每次游泳的時間不宜過長。對於合併有心、腦血管疾病者（例如高血壓病 2、3 級患者），即使是新發現的高血壓患者，但症狀比較明顯時，最好不要游泳，以免發生腦卒中等危險。另外，對於年老體弱或者合併有精神病、癲癇、肺結核等疾病者不宜游泳。對於繼發性高血壓患者來說，在原發疾病未能治癒前不宜游泳。

• 方法

1. 游泳前做好準備活動，用冷水擦浴，做徒手操、肢體伸展運動，使肌肉和關節活動開，防止受傷及意外事件的發生。
2. 游泳時間不宜過長，一般在水中停留 30 ～ 60 分鐘為宜。
3. 游泳速度不要過快，也不要過猛。

• 注意事項

1. 空腹時不宜游泳，易引起頭暈、四肢乏力甚至發生意外；飯後 1 小時內也不宜游泳，否則會影響食物的消化吸收。
2. 繼發性高血壓患者在原發病未治癒前不宜游泳。
3. 有心、腦、腎等併發症（如高血壓二、三期），或者是早期的高血壓患者，在症狀比較明顯時，最好不要游泳，以免發生中風等危險。

八段錦

中國民間流傳的八段錦是一種以八節動作組合而成的保健操。經常練習具有通血脈、調臟腑等功效，同時能消除中樞神經系統疲勞，改善血液循環，有助於降低血壓和改善高血壓患者頭痛頭暈、心煩失眠等症狀。

● 具體方法：

高血壓患者可根據自己體質和病情的不同，選擇練習其中的某一個或多個動作。每個動作一般做 4 ～ 20 次，每天可練習整套動作 1 ～ 2 次。下面介紹八段錦療法中的一個動作，以備高血壓患者參考、練習。

調理脾胃單舉手

1. 全身放鬆，自然站立，兩腳分開與肩同寬，兩臂在體側自然下垂。
2. 左手翻掌從左側朝上舉，舉到頭頂上，掌心朝下，指尖向右，同時右手朝上移，移動含勁，移到腰間；接著左掌盡力朝上托，右手掌心朝下，指尖向前，用力下按。然後左手從體側放下，掌心朝下，右手從體側上舉，舉到頭頂，掌心朝上，指尖向左，而後動作含勁，右掌用力向上托，左掌用力向下按。

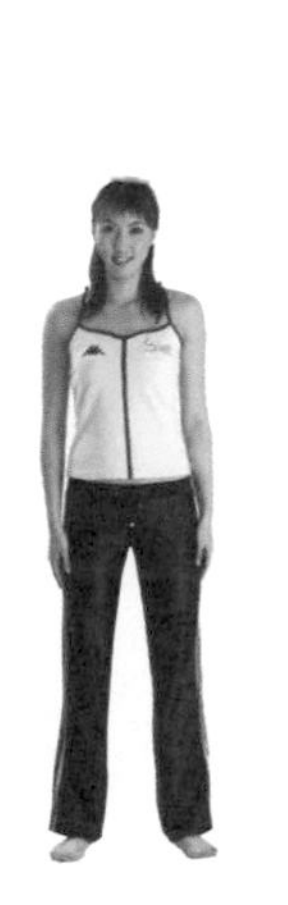
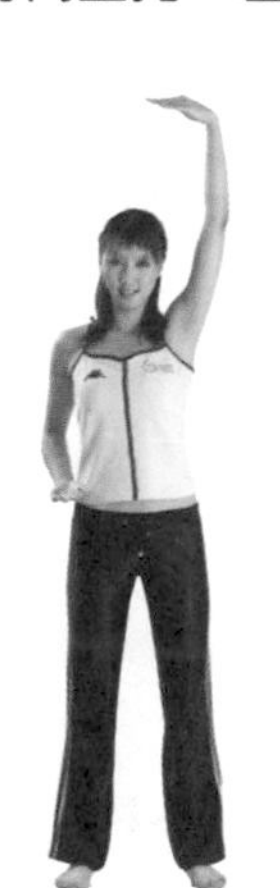
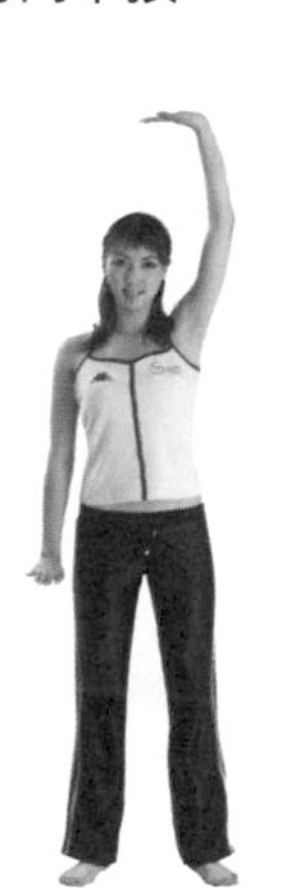
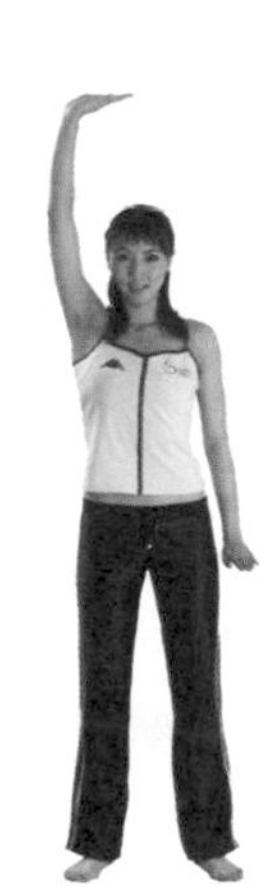

運動優點：運動量適中，簡單易學，不受環境和場地的限制，隨時隨地都可以練習。
適用範圍：有助於降低血壓和改善高血壓患者失眠心煩、頭痛頭暈等症狀。

● 注意事項：

1. 練習時身體要放鬆，心情要平靜，做到平衡舒暢、剛柔相濟、粗中有細。
2. 練習時注意上舉和下按要同時進行，舉、按時吸氣，復原時呼氣。

降壓操

做體操可以使血管擴張，血壓下降，心臟得到鍛鍊。高血壓患者經常做些降壓保健操，可促進血壓流動，新陳代謝旺盛，血液中的氧含量更多，使心臟和肌肉的工作更加順暢。

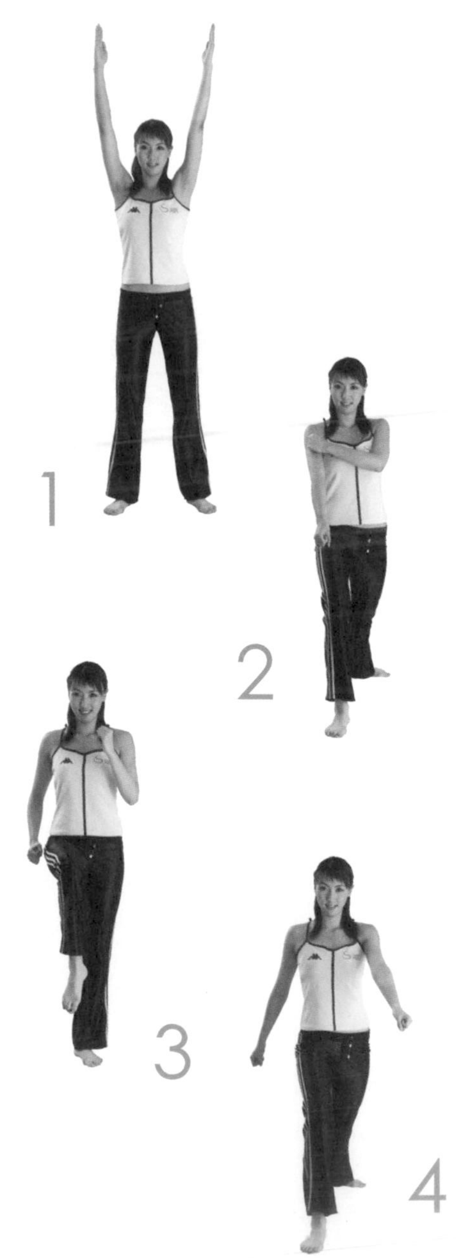

第一節

同步甩手。全身放鬆，自然站立，兩腳分開與肩同寬，雙手舉起，舉至頭頂兩側，然後同步向上和向下甩手，重複做 50 ～ 100 次。

第二節

捶打上臂。雙腳弓步站立，雙手交替互打左右上臂，右手打左手手臂，左手打右手手臂，重複做 50 ～ 100 次。

第三節

高抬腿握拳。做高抬腿動作的同時雙手握拳，交替上下揮動，重複做 50 ～ 100 次。

第四節

左右甩手。雙腳弓步站立，張開雙手，分別向與肩膀 45 度的方向用力甩手，左右交替進行，重複做 50 ～ 100 次。

第五節

空跳繩。雙手呈握繩的姿勢，然後模仿跳繩的動作，重複做 50 ～ 100 次。

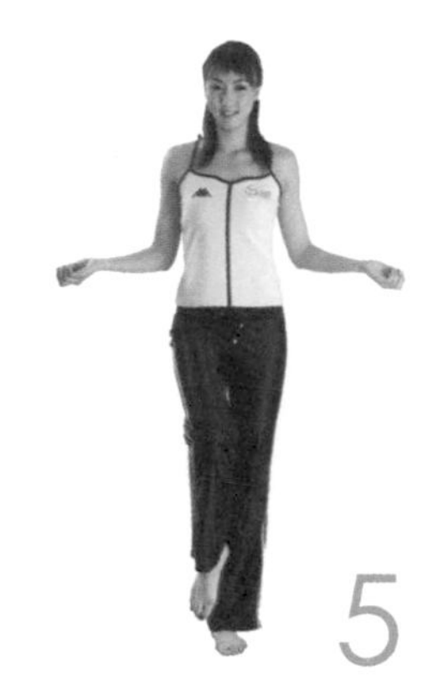

5

第七節

自然抖手。雙腳弓步站立，雙手自然下垂、抖動，可同時伴隨頭部的左右轉動，重複做 50 ～ 100 次。

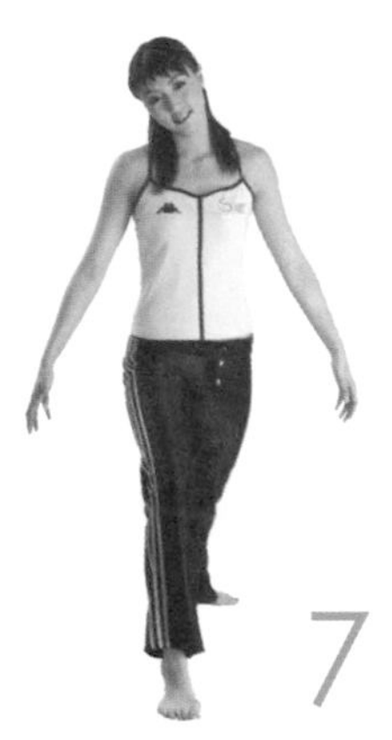

7

6

第六節

重複第二節（捶打上臂）的動作，連續做 50 ～ 100 次。

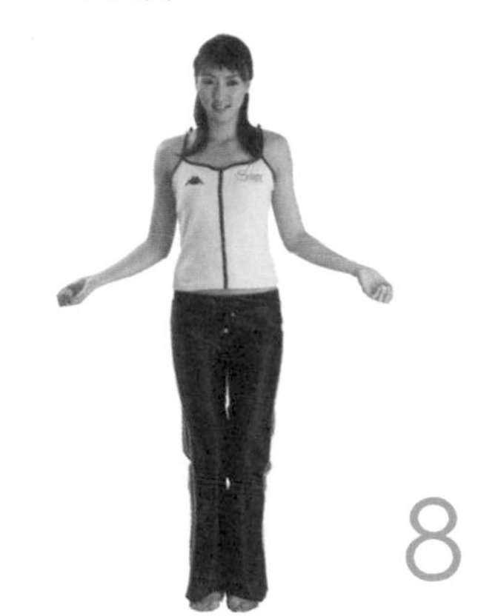

8

第八節

重複第五節（空跳繩）的動作，重複做 50 ～ 100 次。

運動優點：

沒有場地的限制，無論是上班族還是居家者練習起來都很方便。

• 注意事項：

1. 高血壓患者可根據自己體質和病情的不同，每天做一次或數次這套降壓體操，每次 20 分鐘。
2. 做降壓體操的時間最好平均穿插在一天中的各個時間段為宜。

太極拳

太極拳是一種剛柔相濟、動靜結合的獨特養生方法，經常練習可輔助治療高血壓等疾病。對防治高血壓有良好的療效，深受廣大高血壓患者的歡迎。

● **具體方法：**

高血壓患者可以根據自己的病情和體質，選擇練習全套太極拳或半套太極拳，或只選擇幾個動作練習。最好每天早晚各做 1 次。下面介紹太極拳二十四式中的幾式，以備高血壓患者參考、練習。

運動優點：動作穩定，姿勢放鬆，運動量適中，不受時間和地點的限制。

適用範圍：適合高血壓 1、2 期的患者以及高血壓病合併冠狀動脈疾病的患者採用。

海底撈針

1. 身體重心移在右腿上，右手向下轉後上擺置頭的右側，手心向左，指尖向前；左手向前下伸，手心向下，手指向前，高過平腰，眼瞧左手。
2. 右手向前下伸，手指向前下，手心向左，與膝平；左手收至左膝前，手心向下，手指向前，眼瞧右手。

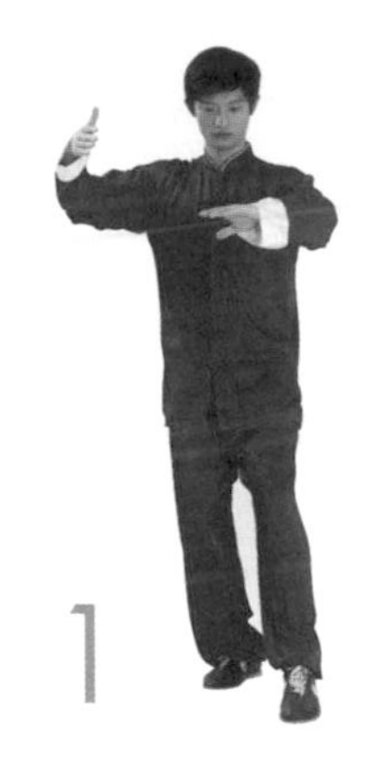

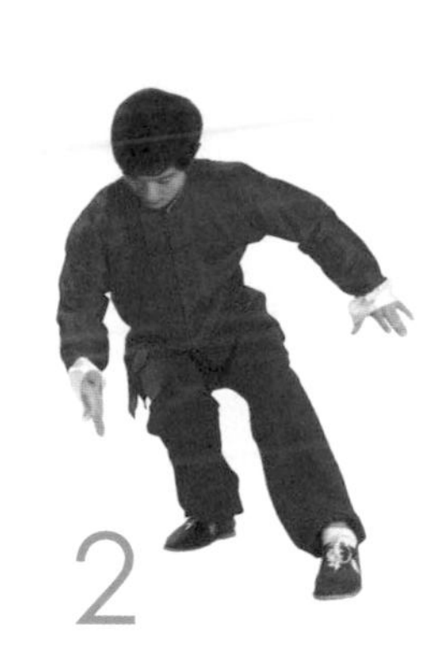

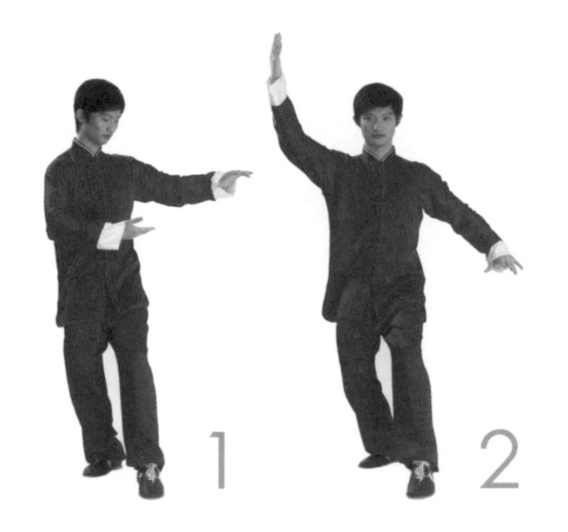

白鶴晾翅

1. 上體微向左轉，右手收抱腹前，手心向上，左手收抱胸前，手心向下，眼瞧右手。
2. 右腳稍向前移，左腳繼之前移成左高虛步，同時左右手分別向左下右上分開，右手擺至頭的右上方，手心向後，左手擺至髖前，手心向下，眼向前平視。

高探馬

右腳跟向前移成左高虎步，右手手心轉向下，沿右耳向前伸出，手心朝下，手指向前上；左手收至腹前，手心朝上，眼看右手。

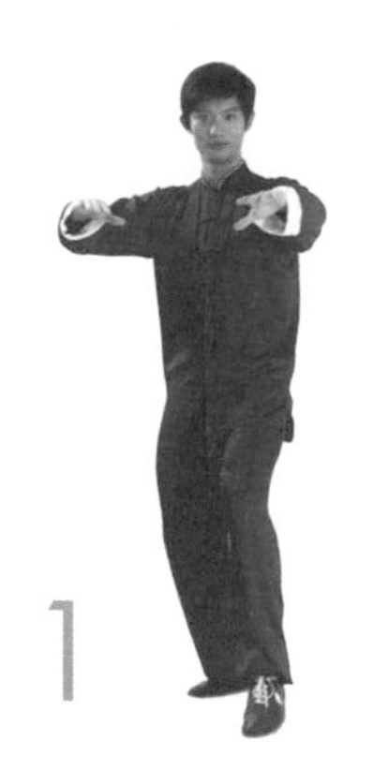
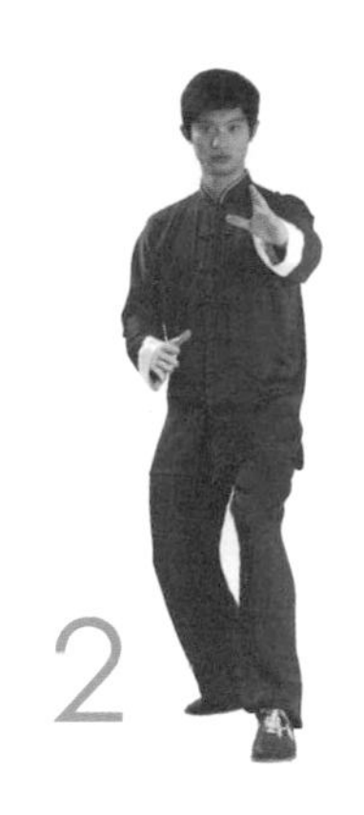

雙峰貫耳

1. 右腳收回，屈膝平舉，身體隨之稍向右轉，左手伸向右手，手心向後，與肩平，眼看右手。
2. 右腳向前落成右弓步，同時兩手撤至兩肋，然後握拳分向左右繞弧轉前，兩拳相對，與耳平齊，手心斜向外下，眼看兩拳。

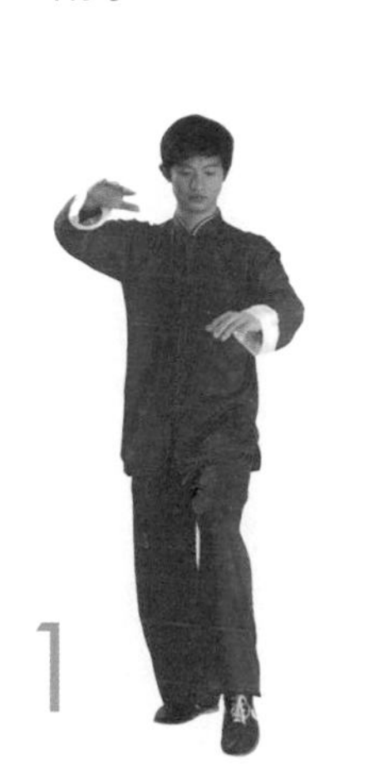
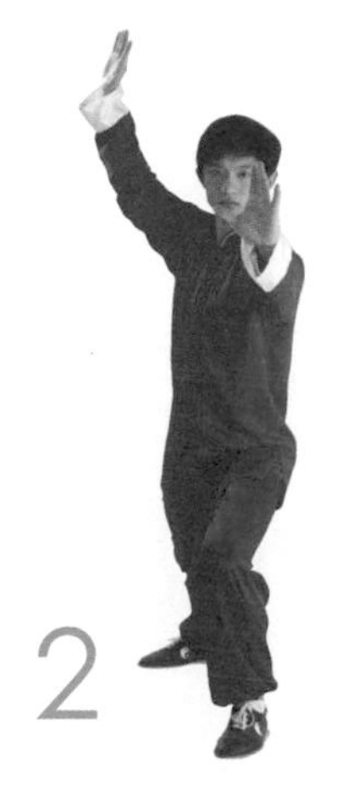

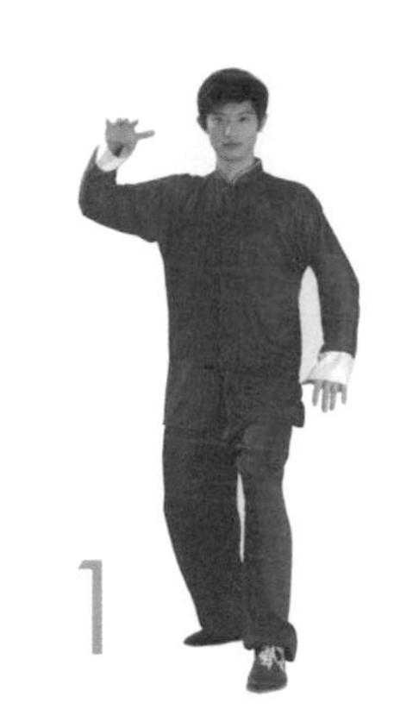
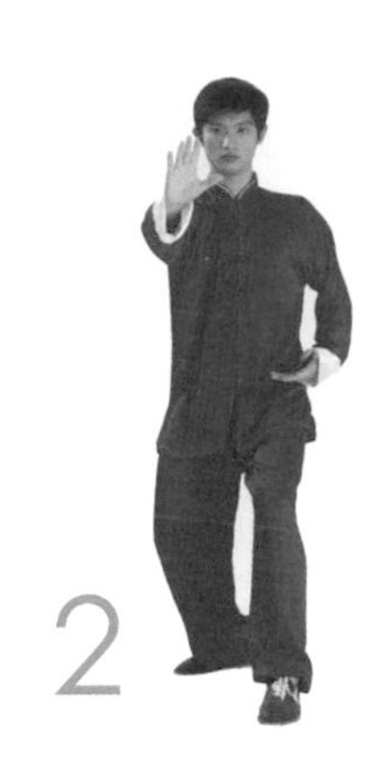

手揮琵琶

1. 右腳前移半步，身體重心移於右腿上，右手稍向後下收，左手稍向前上伸。
2. 左腳稍前移，翹起腳尖，左手向前上伸，手心向右，手指高平口；右手收至左肘內側，手心向右，眼看左手。

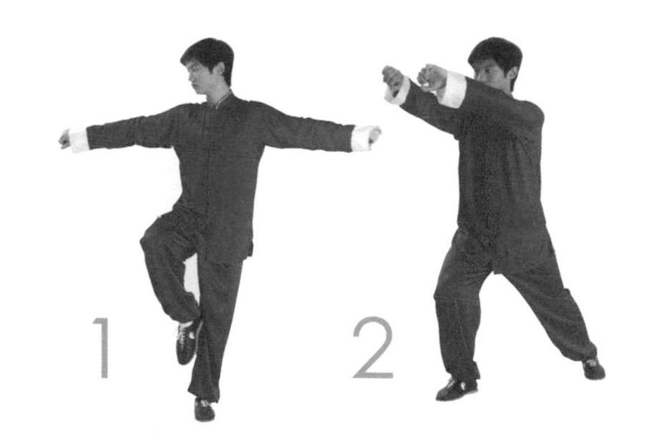

閃通臂

1. 左腳微向上提，兩手微向上提，眼看左手。
2. 左腳前落成左弓步，同時右手向上架起，手心向右上，高舉過頭項；左手向前推出，手指向上，與肩平齊，眼看左手。

五禽戲

五禽戲是古代名醫華佗精心研究虎、鹿、熊、猿、鳥五禽的活動特點，並結合人體臟腑經絡的功能，模仿五禽的形態、神態和動作而創立的一種健身操。如能經常練習，對高血壓等慢性病均有較好的康復作用。

● 具體方法：

高血壓患者可以根據自己的病情和體質，選擇全套動作反覆練習，也可選擇其中的一種或多種動作反覆練習。每日可鍛鍊 4 ～ 5 次，每次 10 分鐘。下面介紹五禽戲的個別動作，以備高血壓患者參考、練習。

熊形

1. 全身放鬆，自然站立，兩腳分開與肩同寬，兩臂在體側自然下垂，意念集中於中宮穴。
2. 屈右膝，左腳向左前邁出半步，身體稍微左轉，右肩向前下晃動；手臂隨之下沉，左肩稍微向後外舒展，肘稍屈，左臂向上抬；然後收左腳，屈左膝，右腳向右前邁出半步，身體稍微右轉，左肩向前下晃動，手臂隨之下沉，右肩稍微向後外舒展，肘稍屈，右臂向上抬。

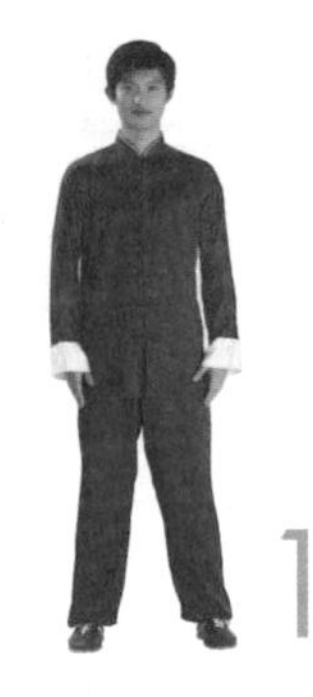

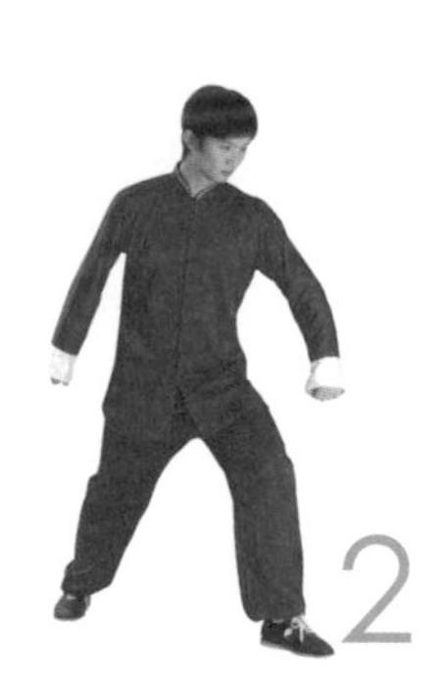

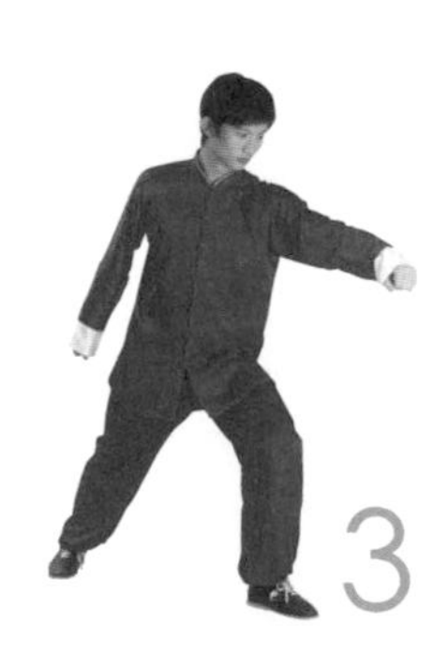

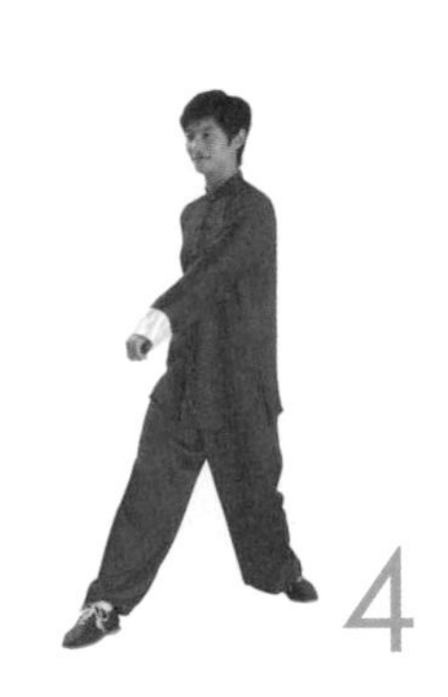

虎形

1. 自然站立，左腳向左跨步，右手向左上方劃弧橫於前額，呈虎爪形，掌心向下，距額一拳，左手橫於後腰，掌心向上，距腰一拳，身向左扭動，眼看右足跟，同時抬頭，強視片刻，形似尋食。
2. 相反方向，動作相同。

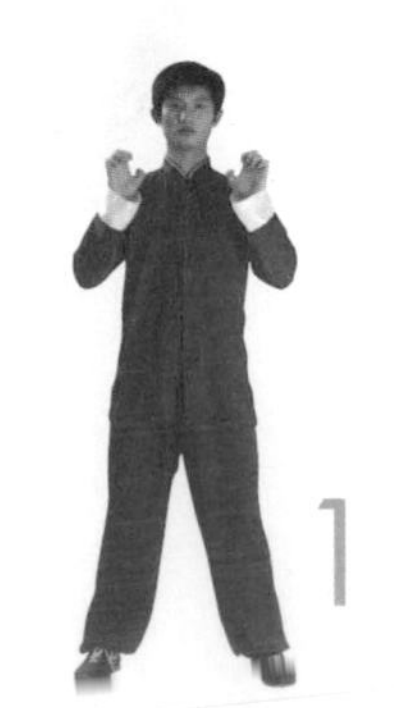

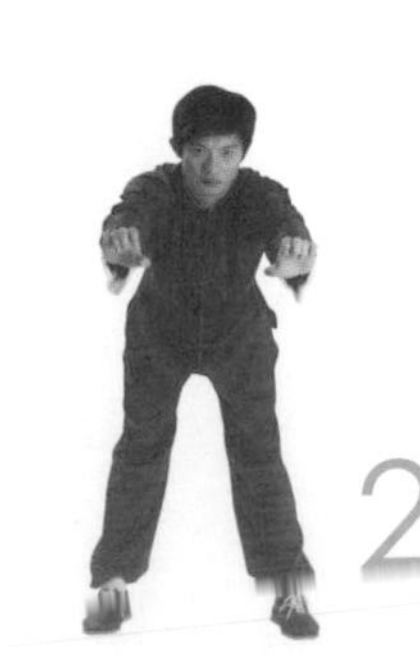

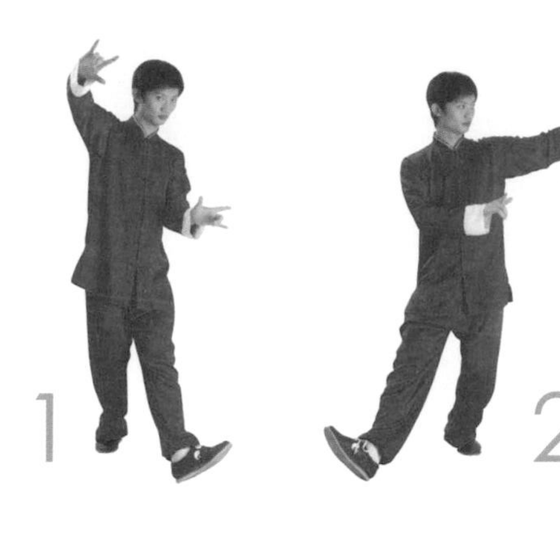

鹿形

1. 自然站立，左腿起步踢出，上體前傾，腳掌距地一拳，右腿微屈，成剪子步；右臂前伸，腕部彎曲，手呈鹿蹄形，指尖下垂與頭平；左臂於後，距腰一拳，指尖向上，眼為斜視。
2. 方向相反，動作相同。

猿形

1. 自然站立，左腿邁出，足跟抬起，腳尖點地，右腿微屈提步；左臂緊貼乳下方，指尖下垂成猿爪形；右臂彎曲上抬，右手從右腦後繞於前額，拇指中指併攏，眼為動視。
2. 方向相反，動作相同。

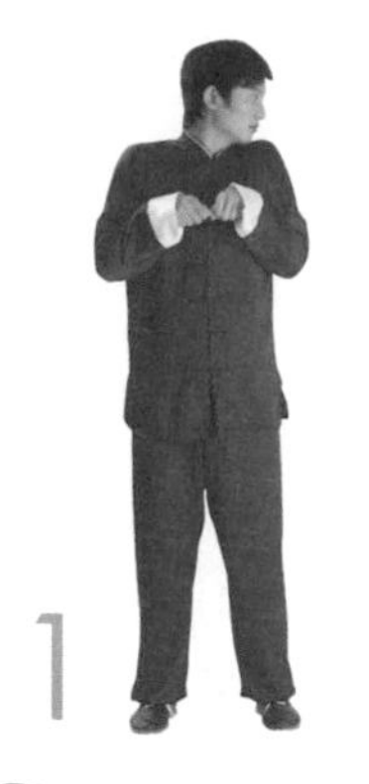

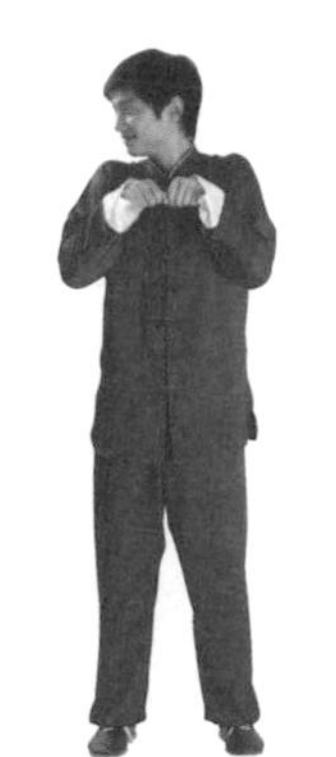

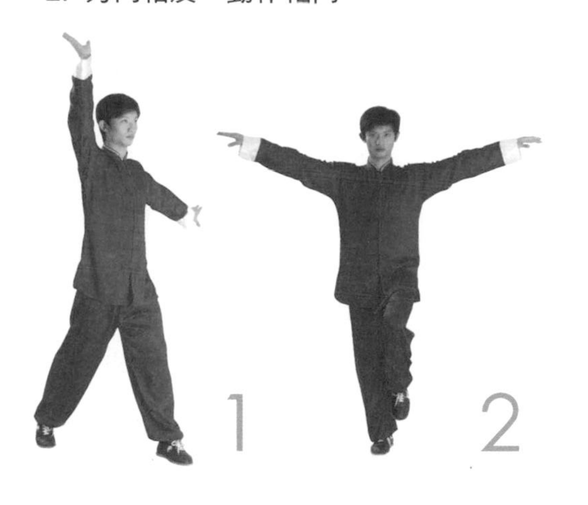

鳥形

1. 兩腳平行站立，兩臂自然下垂，左腳向前邁進一步，右腳隨之跟進半步，右腳尖點地，同時兩臂慢慢從身前抬起，掌心向上，與肩平時兩臂向左右側方舉起，隨之深吸氣；兩腳相併，兩臂自側方下落，掌心向下，同時下蹲，兩臂在膝下相交，掌心向上，隨之深呼氣。
2. 方向相反，動作相同。

運動優點：動作簡便，形象生動，方便易學。

適用範圍：五禽戲對高血壓有預防及防止復發的功效。留有中風後遺症的患者，如果能經常練習五禽戲，能改善異常步態和行走姿式，防止肌肉萎縮，提高身體的平衡能力。

● 注意事項：

練習五禽戲時要做到全身放鬆，精神專注，排出雜念，呼吸和緩均勻，動作自然，以達到最佳的鍛鍊效果。

易筋經

易筋經是民間廣為流傳的運動健身方法，它是仿效古代勞動人民舂米、載運、進倉、收囤和珍惜穀物等多種姿勢演化而來的。經常練習可對多種慢性病有輔助治療作用。

● 適宜範圍：

適宜於輕度高血壓患者鍛鍊。

● 特點：

剛柔相濟、動靜結合。

● 具體方法：

易筋經流傳下來的套路很多，其中最為流行的有十式、十二式兩種，高血壓患者可以根據自己的病情和體質，選擇練習全套的易筋經或只選擇其中的幾式動作練習。下面介紹易筋經中的幾式，以備高血壓患者參考、練習。

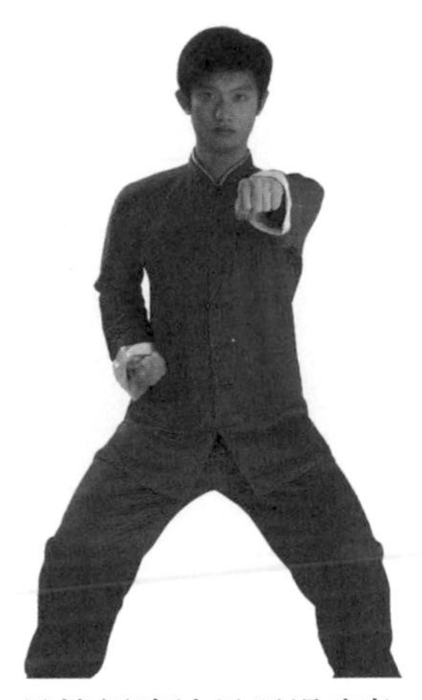

易筋經療法是通過脊柱的旋轉屈伸運動，帶動四肢、內臟運動。

▶ 牽牛拉糧

1. 自然站立，兩腳分開與肩同寬，兩臂在體側自然下垂，調勻呼吸。
2. 左腳向前跨一步，屈膝，右腿蹬直，成左弓步，雙手握拳，左臂屈肘，左拳舉至前上方，高出肩，右拳垂於身後，每吸氣時，兩拳緊握內收，呼氣時放鬆復原。連續做 10 ～ 15 次後，左右易位，隨呼吸再做 10 ～ 15 次。

▶ 躬身收糧

1. 自然站立，兩足跟併攏，兩臂在體側自然下垂，全身放鬆。
2. 兩腳開立，上身前屈，兩臂下垂伸直，掌心朝上，用力下推，頭稍微上抬，稍停片刻，上身直立，兩臂側舉。如此吸氣時直立，呼氣時屈體，屈體時腳跟稍微抬起，直立時著地，可連續做 20 ～ 30 次。

▶ 背牽運糧

1. 自然站立，兩腳分開，比肩稍寬，手握拳於腰間，全身放鬆。
2. 兩拳變掌，左前臂向後屈，手背緊貼背胸椎，指尖儘量向上移；右手由右肩上後伸，如牽拉繩子一樣去拉左手手指，同時足趾抓地，身體略前傾；每當吸氣時，兩手拉緊（如兩手指不能拉在一起，可儘量靠攏），呼氣時放鬆。以上動作可反覆做 5 ～ 10 次，然後左手在上，右手在下，如前所述再做 5 ～ 10 次。

附錄　高血壓的自我按摩

軀體按摩降壓法

通過按摩軀體上一些重要穴位或部位，可調節神經血管運動中樞的功能，改善周身血液循環，使小動脈、微血管擴張，循環阻力減小，血壓降低。

• 方法一

高血壓患者仰臥，按摩者用雙手揉捏高血壓患者上肢及下肢 2 ～ 3 次後，提拿腹部 2 ～ 3 次，然後按壓曲池、內關、足三里及豐隆穴。此法適用於痰濕壅盛及脾胃氣虛者。

• 方法二

1

肋間肌分肋間外肌和肋間內肌，前者起於上位肋骨下緣止於下位肋骨上緣，肌纖維斜向前下方走行，收縮助吸氣。後者起自下位肋骨上緣止於上位肋骨下緣，肌纖維斜向前上方走行，收縮助呼氣。

肋間肌

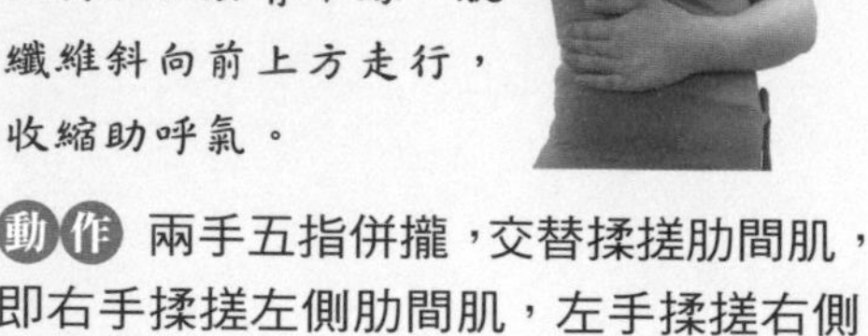

動作　兩手五指併攏，交替揉搓肋間肌，即右手揉搓左側肋間肌，左手揉搓右側肋間肌 15 ～ 20 次。

2

胃脘部一般是指上、中、下三脘部位，或指兩側肋骨下緣聯線以上至鳩尾形成的梯形部位（即心窩處到肚臍以上）。

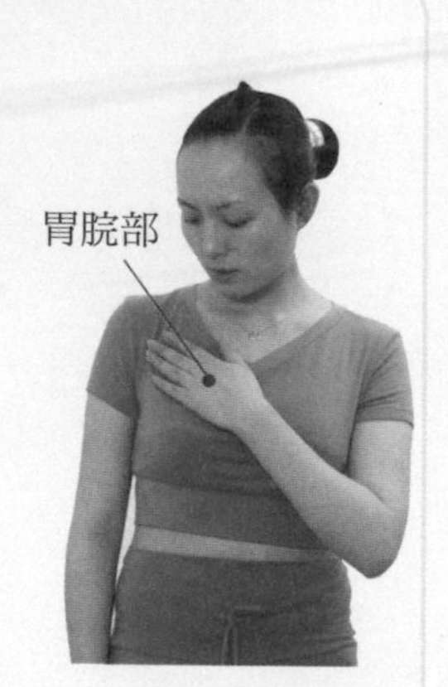

動作　兩手五指併攏，交替按摩胸腔的兩側，即右手按摩左胸，左手推摩右胸各 15 ～ 20 次。

• 方法三

1. 高血壓患者取臥位，全身放鬆，按摩者站在高血壓患者身旁，在其背部脊柱兩旁從上到下輕輕按摩 2 ～ 3 次。
2. 按摩者兩手半握拳，拇指伸直，兩食指抵脊椎骨上，兩拇指垂直，自尾骨端的長強穴起，向上推擠皮膚，拇指捏起皮膚，如此兩手交替沿脊柱從上到下，邊推、邊捏、邊放，一直推到大椎穴為止，同時按揉長強、大椎穴各 1 分鐘。反覆操作 3 ～ 5 次。接著按摩者再依照上法從下至上捏提 2 次，用兩拇指在脾俞、大腸俞、腎俞穴上各按揉半分鐘。

足底按摩降壓法

高血壓患者進行足底按摩，可調節大腦皮層功能，改善腦內血液循環，使微血管擴張，血液增加，血壓降低，還可有效地防止藥物的毒副反應，防止動脈硬化。

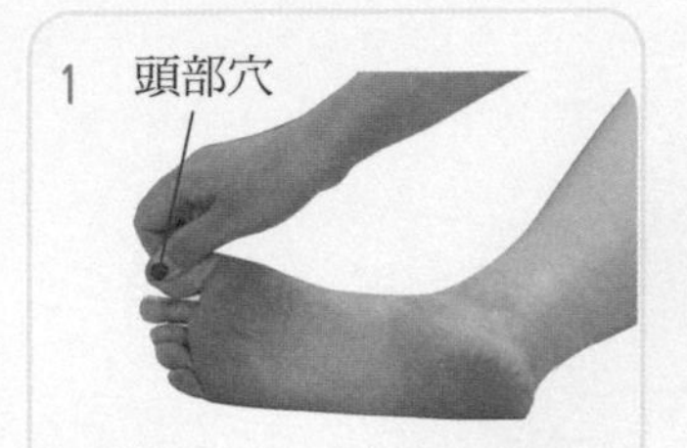

頭部穴：位於雙腳拇趾末節掌面的全部。右半球大腦的反射區在左腳上；左半球大腦的反射區在右腳上。

動作 揉足底的頭部穴。

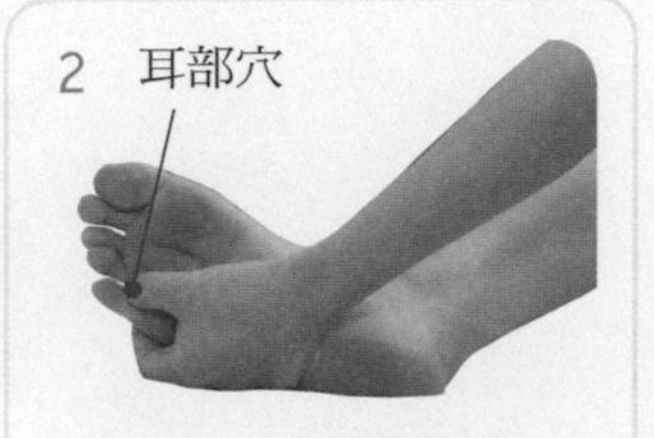

耳部穴：位於雙腳第四腳趾與第五腳趾根部中間（包括腳底和腳背兩個位置）。右耳反射區在左腳，左耳反射區在右腳。

動作 按壓足底的耳部穴。

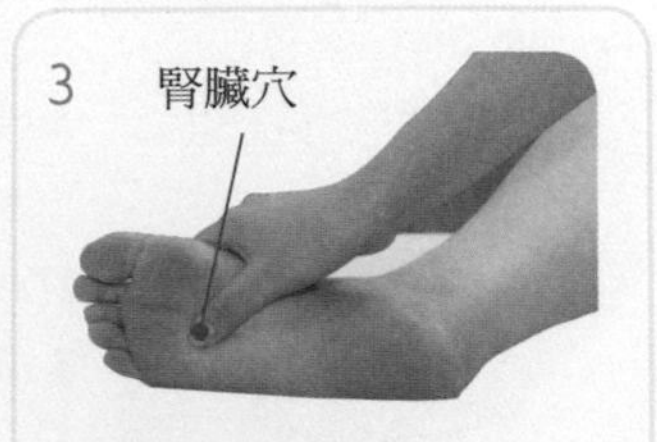

腎臟穴：位於雙腳腳掌第一蹠骨與跖趾關節所形成的「人」字形交叉後方中央陷凹處。

動作 推足底的腎臟穴2～3分鐘。

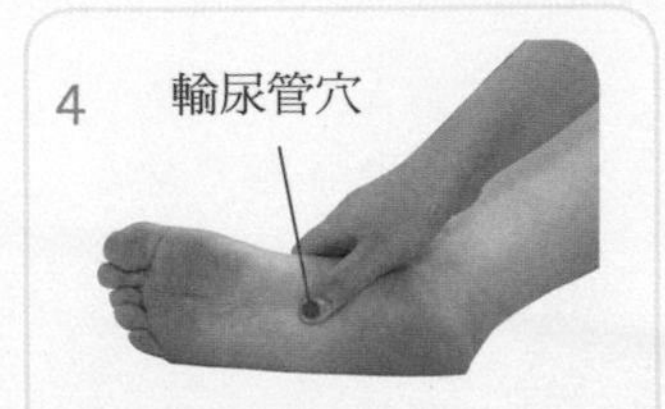

輸尿管穴：位於雙腳腳掌自腎臟反射區至膀胱反射區之間，成弧線狀的一個區域。

動作 推足底的輸尿管穴2～3分鐘。

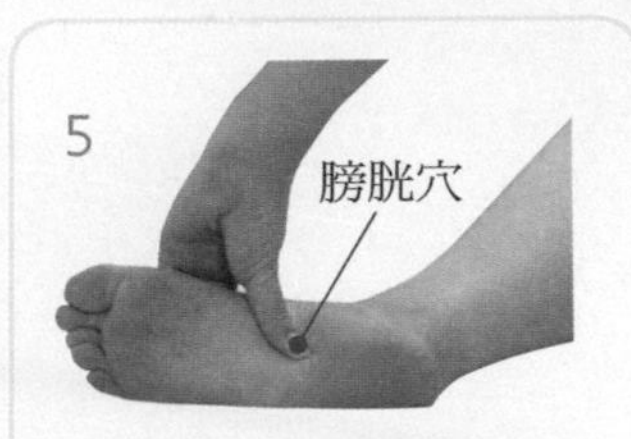

膀胱穴：位於內踝前下方雙腳腳掌內側舟骨下方，拇展肌側旁，稍突起處。

動作 推足底的膀胱穴2～3分鐘。

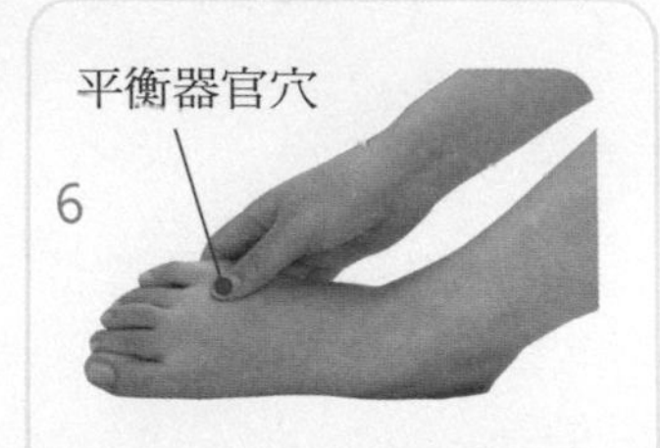

平衡器官穴：位於雙足足背，第四、五趾骨間縫遠端1/2區域。

動作 點按足面上的平衡器官穴。

手部按摩降壓法

手部按摩降壓法通過刺激雙手掌的經絡穴位和手反射區，達到疏通經絡、穩定和降低血壓、提高人體免疫力的作用。從而對高血壓病有改善作用。

1

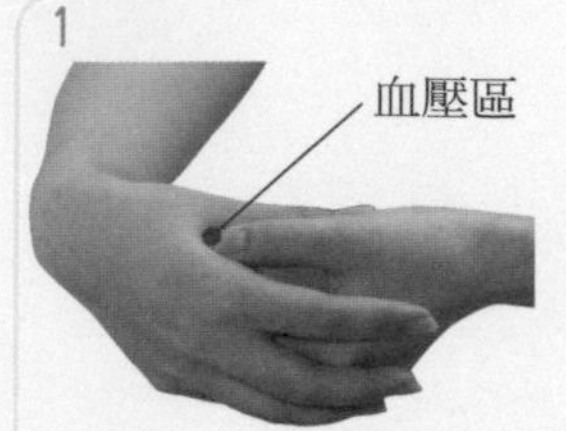

血壓區：位於雙手手背食指下方到腕部，呈一狹長帶狀。

動作 揉捏手背的血壓區3～5分鐘。

2

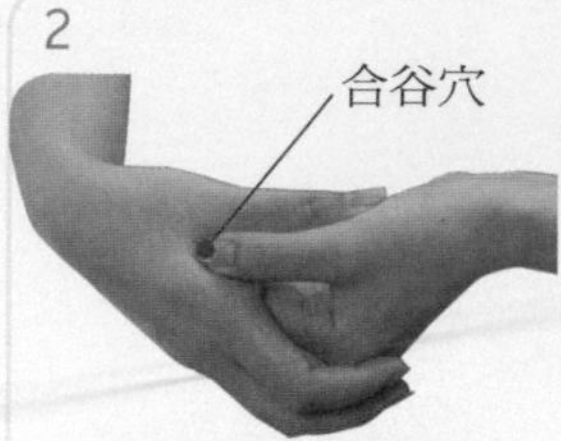

合谷穴：位於手背第一、二掌骨之間，約平第二掌骨中點處。

動作 揉捏手背的合谷穴3～5分鐘。

3

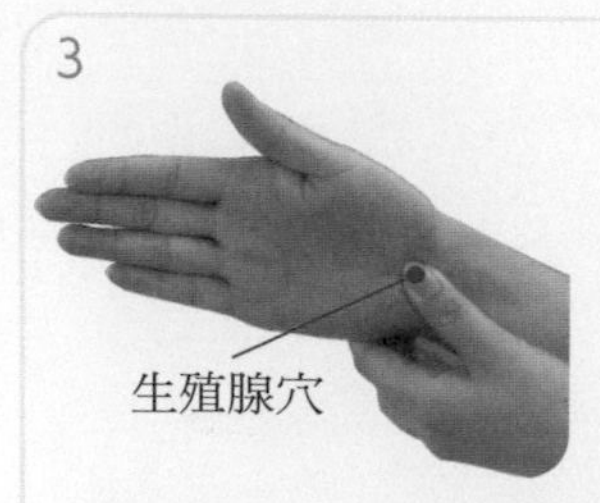

生殖腺穴：位於雙手掌根部橫紋中點。

動作 揉捏手心的生殖腺穴3～5分鐘。

4

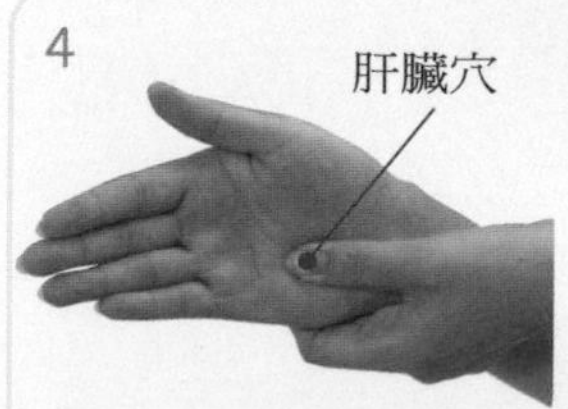

肝臟穴：位於雙手手掌無名指、小指中縫向下延伸至感情線交叉點下方。

動作 推手心的肝臟穴3～5分鐘。

5

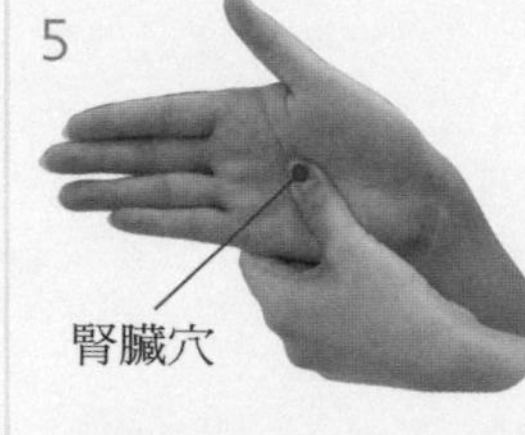

腎臟穴：位於雙手手掌中指下手心穴與三焦區穴點中間。

動作 按壓手心的腎臟穴3～5分鐘。

6

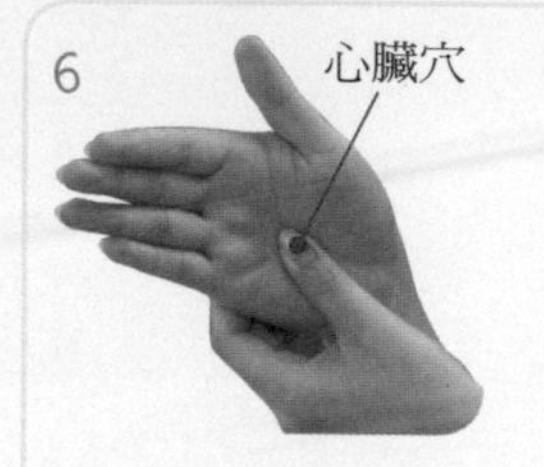

心臟穴：位於掌側橫紋上2吋，掌長肌腱與橈側屈肌腱之間。

動作 按壓手心的心臟穴5分鐘。

7

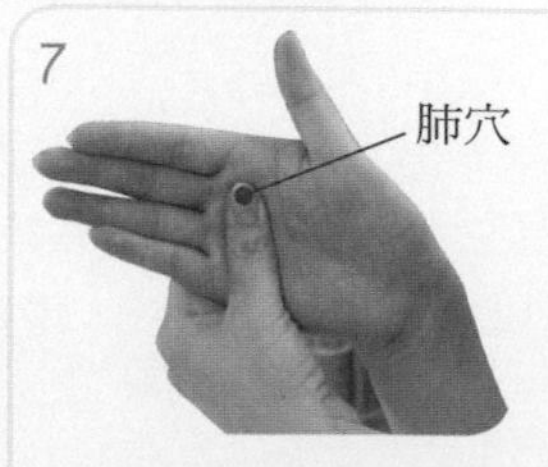

肺穴：位於雙手手掌中指、無名指指根下方、感情線上，呈現扁圓形。

動作 按壓手心的肺穴2～3分鐘。

8

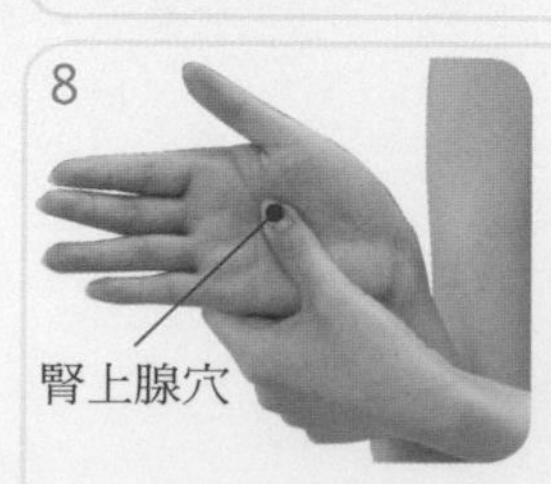

腎上腺穴：位於雙手掌第2、3掌骨體之間，距離第2、3掌骨頭約拇指寬處。

動作 按揉手心的腎上腺穴3～5分鐘。

耳穴按摩降壓法

耳朵不僅是人體的聽覺器官，而且與五臟六腑、十二經脈有著千絲萬縷的聯繫。通過按摩耳部的相關穴位，在發揮防治疾病效果的同時，還能活血、降低血壓。

1

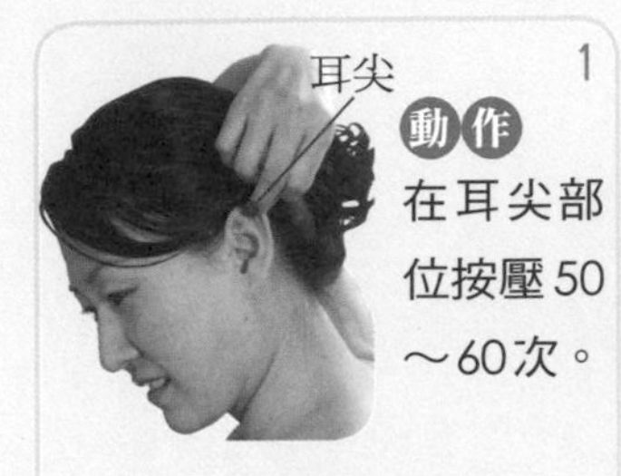

動作
在耳尖部位按壓50～60次。

耳尖：在耳郭的上方，當折耳向前，耳郭上方的尖端處。

2

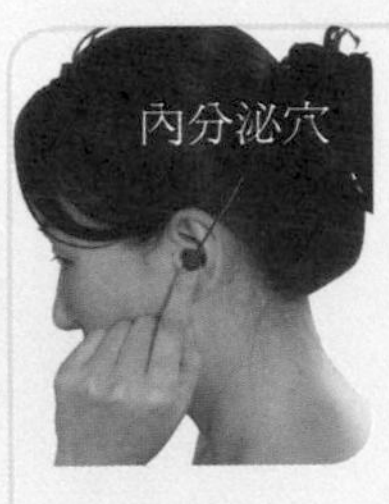

動作
按壓耳部的內分泌穴 50 ～ 60 次。

內分泌穴：位於三焦窩前1/3的中下部。

3

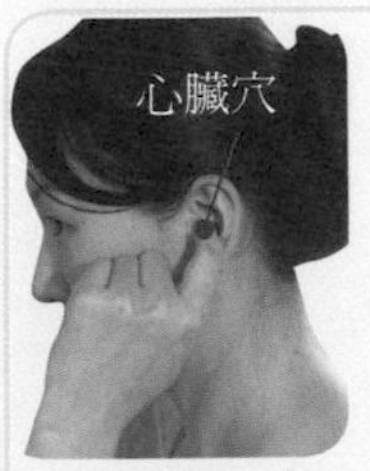

動作
按壓耳部的心臟穴 50 ～ 60 次。

心臟穴：在耳甲腔正中凹陷處。

4

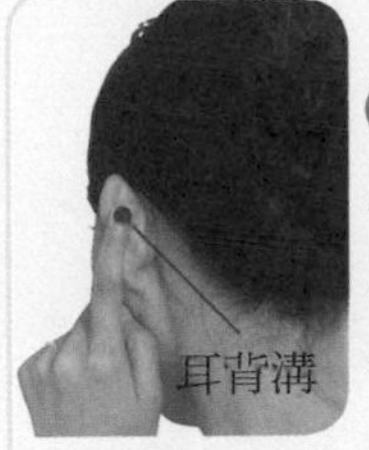

動作
用指甲推耳背溝 30 ～ 50 次。

耳背溝：在耳背對耳輪溝和對耳輪上下腳溝處。

5

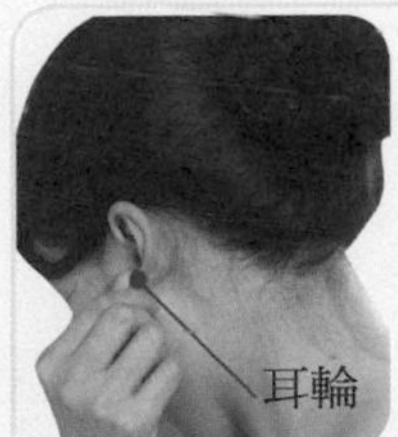

動作
用力提捏耳輪 20～30 次。

耳輪：耳郭邊緣向前捲曲的部分。

6

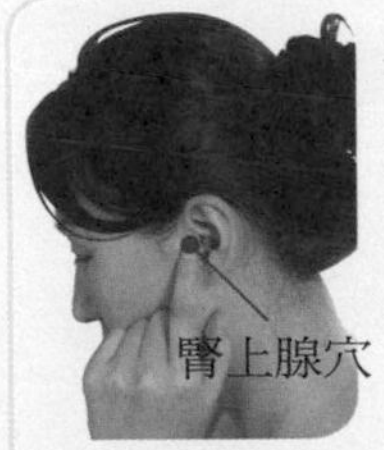

動作
用指甲推耳部的腎上腺穴 30 ～ 40 次。

腎上腺穴：位於耳屏下緣（如耳屏雙峰狀，則在下面隆起）的稍內側。

7

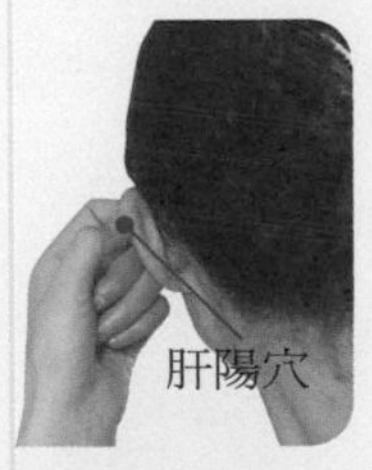

動作
點掐耳部肝陽穴 30 ～50次。

肝陽穴：位於耳輪結節處。

8

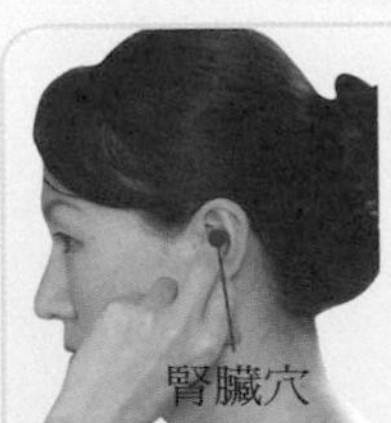

動作
點掐耳部腎臟穴 30 ～ 40 次。

腎臟穴：位於耳甲艇上緣，對耳輪下腳下方，盆腔的直下部位。

9

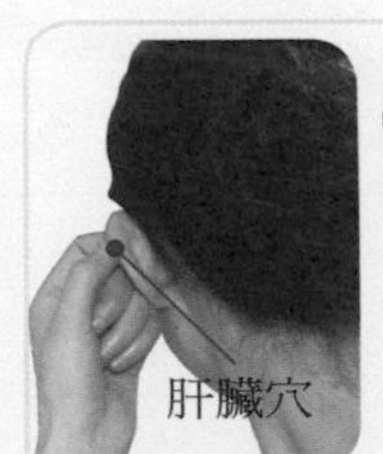

動作
點掐耳部肝臟穴 30 ～ 40 次。

肝臟穴：位於耳甲艇的邊緣，肝、腎兩者之間。

高血壓，你吃對了嗎？

營養科醫師的飲食調養黃金法則，讓你安全、有效、快速穩定血壓（二版）

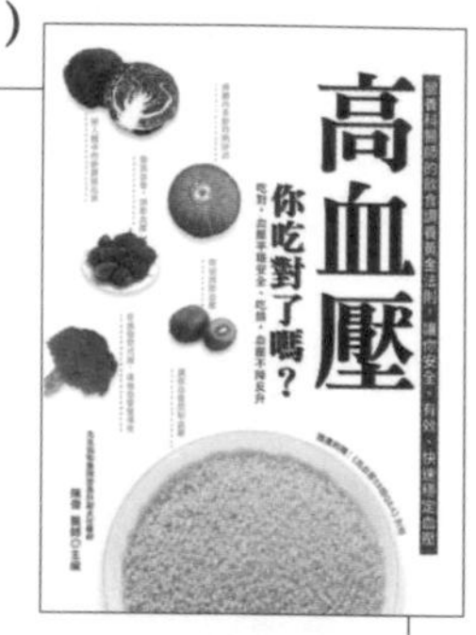

作　　者	陳　偉
發 行 人	林敬彬
主　　編	楊安瑜
編　　輯	黃暐婷・白宜平・林子揚
內頁編排	詹雅卉（帛格有限公司）
封面設計	彭子馨（Lammy Design）
編輯協力	陳于雯・高家宏
出　　版	大都會文化事業有限公司
發　　行	大都會文化事業有限公司 11051 台北市信義區基隆路一段 432 號 4 樓之 9 讀者服務專線：（02）27235216 讀者服務傳真：（02）27235220 電子郵件信箱：metro@ms21.hinet.net 網　　　址：www.metrobook.com.tw
郵政劃撥	14050529　大都會文化事業有限公司
出版日期	2021 年 10 月二版一刷
定　　價	450 元
I S B N	978-626-95156-0-8
書　　號	Health+176

Content Photography: All photos provided by Phoenix Science Press, except some from IMAGEMORE / 19715058 (P.8).

國家圖書館出版品預行編目（CIP）資料

高血壓，你吃對了嗎？營養科醫師的飲食調養黃金法則，讓你安全、有效、快速穩定血壓 / 陳偉 主編 . -- 二版 . -- 臺北市 : 大都會文化 , 2021.10

288 面 ; 17×23 公分

ISBN 978-626-95156-0-8（平裝）

1. 高血壓 2. 健康飲食

415.382　　110015547

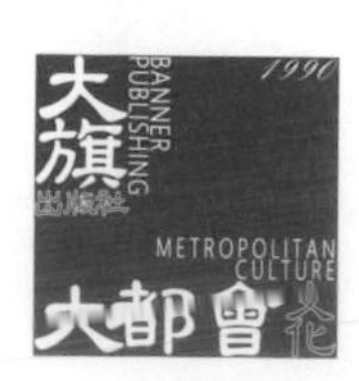

不可不知

Hypertension

高血壓68個Q&A

實用解惑 基本常識・飲食・運動
生活調養・用藥・急救

《高血壓，你吃對了嗎？》贈品

大都會文化 出品

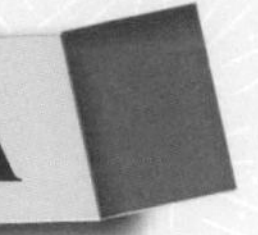

高血壓基本知識 Q&A

Q1.什麼是脈壓？

A 脈壓即收縮壓與舒張壓的差值，是人體健康的重要指標，很多疾病都會表現出脈壓異常。正常成年人在休息狀態下脈壓為 30 ～ 40 毫米汞柱，小於 30 毫米汞柱或大於 40 毫米汞柱均屬不正常。現代醫學研究發現，脈壓異常者發生心血管意外的機率比脈壓正常者高得多。脈壓增大與很多疾病有關，比如，甲狀腺功能亢進症、主動脈粥樣硬化或大動脈鈣化、嚴重貧血等。所以，平時測量血壓時，不可以忽略脈壓。

Q2.職業與高血壓的關係

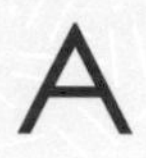

職業與高血壓病的發病率有一定的關係，在不同職業中高血壓病的患病率有明顯的差異。在職業與高血壓病關係的調查中發現，從事精神高度緊張、責任過重、矛盾較多、戶外活動較少之職業的人高血壓患病率較高，尤以腦力勞動為主的職業居多，例如，教師、銀行職員的發病率為 11.8% 和 7.4%，而礦工等體力勞動者的發病率則為 0.8% ～ 4.2%。調查還發現，城市的患病率比農村高。可見從事腦力勞動的人容易罹患高血壓，因此，長期從事腦力勞動的人在 40 歲以後應注意定期測量血壓，如血壓升高達到高血壓病的診斷標準，應予以休息及治療。

Q3.何為假性高血壓？

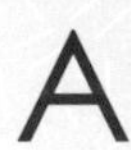

少數人用血壓計測出來的血壓值會很高，但實際上血壓可能是正常的，這在醫學上稱為「假性高血壓」，多發生於罹患動脈硬化的老年人。

血壓測量是指用血壓計從體外透過氣囊施加壓力於上臂的肱動脈，以阻斷血流，然後放氣監聽動脈搏動音，聽到動脈搏動音時為收縮壓，動脈搏動音消失時為舒張壓。而動脈硬化的老年人，動脈壁像硬橡皮管一樣，壓力不易阻斷血流，進而造成血壓測量值升高的假象，實際上動脈內的血壓可能是正常的。動脈硬化越嚴重，假性高血壓就越顯著。如果盲目使用抗高血壓藥物，會使正常血壓快速下降，反而會出現頭暈、胸悶等不良反應。　　因此，罹患動脈硬化的老年人要注意排除假性高血壓，尤其是服藥效果不好時，更要引起注意。判斷假性高血壓有一個簡便的方法，就是測量血壓時打氣到 200 毫米汞柱左右，這時假性高血壓患者由於其動脈管壁的硬化就可觸摸到條索狀的橈動脈，正常情況下觸摸不到橈動脈。如果有這種情況，要儘早去心血管專科或高血壓門診進一步診斷明確。

Q4.中醫怎樣分類高血壓？

A 高血壓可以根據中醫理論辨證分類，主要可分為以下幾種：風陽上擾型高血壓；肝陽上亢型高血壓；痰火內盛型高血壓；痰濁壅滯型高血壓；陰虛陽盛型高血壓；陰陽兩虛型高血壓。

Q5.高血壓分原發性和繼發性

A 原發性高血壓是一種發病原因尚不完全清楚的血壓升高，所以稱為「原發性高血壓」，也叫「高血壓病」。據統計，大多數高血壓患者屬於原發性高血壓，只有十分之一以上是屬於繼發性高血壓。所謂「繼發性高血壓」，就是發生高血壓的原因來自體內其他疾病，如腎臟疾病、內分泌疾病、血管疾病、顱腦病變等引起的高血壓。

Q6.高血壓是遺傳病嗎？

A 不能說是遺傳病，但罹患高血壓的父母所生下的子女罹患高血壓的機率確實比常人高。研究顯示，高血壓病有明顯的家族病史，雙親血壓都正常的子女，罹患高血壓的機率為3%，雙親血壓都高於正常值的子女，罹患高血壓的機率為45%。但出現高血壓是由很多因素共同決定的，不是由單一原因引起的。可能引起高血壓的因素被稱為高血壓病的危險因素，除了遺傳因素之外，還包括性別、年齡、肥胖、飲食、職業、高脂血症、吸菸、飲酒、精神心理因素等。

Q7.高血壓與高血壓病一樣嗎？

A 「高血壓」和「高血壓病」不是同一回事。高血壓只是一個症狀，不能算是一種獨立的疾病。許多疾病如急慢性腎炎、腎盂腎炎、甲狀腺機能亢進等，都可能出現血壓升高的現象。由於這種高血壓是繼發於上述疾病之後，通常稱為「繼發性高血壓」或「症狀性高血壓」。

高血壓病是一種獨立的疾病，又稱原發性高血壓。臨床上以動脈血壓升高為主要特徵，但隨著病情加重，常常使心、腦、腎等臟器受累，發生高血壓性心臟病、腎功能不全、腦出血等併發症。

由於病因病理不同，治療原則也不相同。原發性高血壓只有積極治療高血壓，才能有效防止併發症；而繼發性高血壓首先是治療原發病，才能有效地控制高血壓的發展，僅用降壓藥控制血壓是很難見效的，所以，臨床上遇到高血壓病人，必須排除其他疾病所致的高血壓，才能診斷為高血壓病。

Q8.年齡與高血壓的關係

A 高血壓病的發病率會隨著年齡增長而增加。有些統計資料顯示，10 歲以下的高血壓患者僅占總患病人數的 10% 左右，40 歲以上的高血壓患者則占總患病人數的 90% 左右。一些資料還顯示，4 ～ 14 歲人群的發病率為 0.86%，15 ～ 20 歲為 3.11%，20 ～ 29 歲為 3.91%，30 ～ 39 歲為 4.95%，40 ～ 49 歲為 8.60%，50 ～ 59 歲為 11.38%，60 ～ 69 歲為 17.23%。由此可見，40 歲以後高血壓的發病率明顯增加。女性還常發生絕經期高血壓，這也表示隨年齡增長而發生的內在生理變化，容易導致高血壓病的發生。

高血壓飲食問題 Q&A

Q9.食物減輕降壓藥的弊端

A 治療高血壓病時，常將降壓藥與利尿劑配伍使用，有些利尿劑在排出鈉和水分的同時，也把鉀排掉了，所以會引起乏力、肌肉麻痺、感覺遲鈍等症狀。因此，在服用利尿劑期間，高血壓患者應多吃富含鉀元素的食物，如西瓜、柿子、脫脂奶粉、大豆、葡萄乾、番茄、菠菜等。每天吃 2 顆番茄就能補充大約 1 克的鉀，滿足人體的需要。

Q10.早上如何補水？

A 對高血壓患者來說，早晨是危險的時間段。如果血壓升高，而水分補充不足，就會造成血流不暢。所以必需補充水分，以減少心腦血管疾病的發病風險。只需在起床後馬上喝一杯水即可。

Q11.什麼樣的油脂比較好？

A 對於高血壓患者來說，植物油的選擇，以單元不飽和脂肪酸和多元不飽和脂肪酸含量高者為好。橄欖油、茶子油含較高的單元不飽和脂肪酸，為首選，玉米油、花生油等含較高多元不飽和脂肪酸，均可選用。現在主張科學搭配食用油，即動物油和植物油搭配食用有利於健康。在動物油中，魚油含有多種不飽和脂肪酸，具有很好的降膽固醇作用，可適當選用。

Q12.如何進食脂肪類食物？

A 對於病情較輕、年齡在 40 歲以下且體型不胖的高血壓患者，血膽固醇值正常時，不主張過分限制脂肪的攝入量。而且動物脂肪中也含有較多不飽和脂肪酸的油類，如魚（特別是海魚），含有 EPA、DHA 成分，可發揮軟化血管的作用。

Q13.更年期患者如何安排膳食

A 高血壓病是更年期的常見多發病，患者除了積極藥物治療外，科學的膳食調理也非常重要，應堅持以下原則：控制熱量攝入，減少高脂肪飲食；禁食高膽固醇食物，如動物內臟、蛋黃、魚子、各種動物油；限制含糖高的食品，少吃甜的蛋糕、甜餅、糖果等；控制食鹽的攝入，每人每天食鹽的攝入量控制在 3 克以下，少吃鹹菜、鹹肉、腐乳等食物；多吃新鮮蔬菜；嚴格控制飲酒。

Q14.不能喝哪種飲料？

A 高血壓患者最好少喝運動飲料和碳酸飲料。因為運動飲料一般含有鈉等電解質，這類物質容易加重血液、血管、腎臟的負擔，導致血壓升高，心臟負荷加大引發不適；碳酸飲料中也含有鈉，研究人員發現，一天喝 4 罐以上可樂的人，高血壓的比率比少飲或不飲可樂者高出 28% ～ 44%。即使是喝低糖的可樂，也會增加罹患高血壓的風險，只不過機率稍微降低一點而已。

Q15.怎樣吃早餐？

A 早餐一定要進食一些澱粉類食物，最好選擇沒有精細加工的粗雜糧並且摻有一些堅果；蛋白質也不能少，可選擇奶類、豆類及其製品；早餐一定要有些蔬菜和水果。就餐時間也很重要，一般來說起床後活動 20 ～ 30 分鐘，吃早餐是最合適的。

Q16.怎樣吃晚餐？

A 一是量要適中，不豪飲貪吃，應適可而止；二是食物菜餚以清淡為主，尤其是老年高血壓患者，要少吃煎炸、鹹甜食品，宜吃易消化食物，應配些湯類，不要怕夜間多尿而不敢飲水或進粥食，而且要葷素兼顧，切忌大魚大肉；三是飯後或睡前不飲烈性酒和刺激性飲料，如濃茶、咖啡等。晚睡的人如感到飢餓，可在上床前喝 1 杯牛奶或豆漿，吃幾塊餅乾，切不可大量進食，否則影響晚間睡眠，得不償失。

Q17.吃魚能降壓嗎？

A 經常吃魚能促進血管壁釋放出前列環素，鬆弛血管四周肌肉，使血管擴張，血壓下降，並能防止血栓形成。而且大量攝入魚類蛋白質，會使血管變得結實而富有彈性。同時，魚類含鈣、鉀豐富，這對防治高血壓無疑也是大有裨益的。因此，高血壓病人應適當多吃魚。

Q18.可以吃火鍋嗎？

A 火鍋湯底和食材中含有較多的脂肪和糖類，而且火鍋店空氣流通差，造成室內空氣汙濁；飲食過量造成血液集中在腸胃部位，使腦部缺氧；吃火鍋後飲用冷飲會使腸胃中血管收縮，血壓短時間極其不穩定，高血壓患者還容易出現頭暈，嚴重的可誘發心梗、中風。因此，高血壓患者最好不吃火鍋。如果實在想吃，要注意少選脂肪含量高的食材，不喝湯底，並在吃完火鍋後吃些水果。

Q19.速食對血壓的壞處

A 愛吃速食的人群罹患高血壓的風險要高於其他人，這是因為速食食物中含有過多的鹽分所致。經調查發現，速食食物，如泡麵、冷凍食品含有相對較高的鹽分。研究報告指出，為了讓食物存放期長一點，生產商加入大量鈉質鹽到速食食物中，比如一包泡麵大約含 2.3 克鹽。長期食鹽過量會導致高血壓、中風、冠狀動脈疾病等心腦血管疾病。所以，高血壓患者儘量不吃速食食物，吃也要控制自己每天食用速食食物的份量。

Q20.為什麼不宜飽餐？

A 飽餐一方面加重胃腸功能的負擔，容易患消化不良，並且由於血液流往胃腸增多，也容易誘發腦供血的不足，從而引起中風的發生。另一方面，經常飽餐會造成肥胖，也容易引起過剩的脂肪沉積在血管中，形成動脈粥樣硬化。由於高血壓病本身就會引起動脈粥樣硬化，如果加上肥胖會加速動脈硬化的進程，更容易發生中風和冠狀動脈疾病等併發症。因此，高血壓病患者一定要適當控制飲食量，勿食過飽。

Q21.老年患者應如何看待保健品

A 夏天不少老年高血壓病人都選擇服用深海魚油、卵磷脂等保健品，以輔助降壓。該類保健品確實有輔助降壓功能，但是保健品並不是藥物，沒有治療效果。而且許多服用保健品的老年人是高血壓、糖尿病、冠狀動脈疾病等慢性病患者，每天需要服用治療藥物，有些中藥與西藥不得同吃，否則藥性相剋會使疾病加重。如高血壓病患者要吃降壓藥，就不得與人參、麻黃及含麻黃鹼的中藥同服。

Q22為什麼要少吃發酵麵食？

A 因為發酵麵食裡都放鹼，食用鹼的主要成分是碳酸鈉或碳酸氫鈉。如果高血壓患者以發酵麵食品作主食，仍然不能避免或減少身體對鈉鹽的攝入，比如吃250 克加鹼饅頭相當於增加了 2 克鹽，如果一個人每天吃 400 克的饅頭，無形之中就增加了 3.2 克的鹽。所以，高血壓患者不宜常食發麵食品。

Q23.可以吃肥肉嗎？

A 肥肉含有大量的膽固醇，許多人因而將肥肉視為誘發高血壓、冠狀動脈疾病、高脂血、動脈硬化的禍首，把它當作禁品。其實，肥肉不僅能提供促進生長發育的營養要素，而且還含有一種 α 脂蛋白，不但不會使血管硬化，相反還可以預防血管疾病和高血壓病。只要烹調得法，少量吃些肥肉對人體是有益的。肥肉經長時間和小火燉煮，飽和脂肪酸可以減少 50%；每 100 克肥肉膽固醇含量可由 220 毫克降至 102 毫克。

Q24.肥胖型患者怎麼吃？

A 肥胖型高血壓患者在飲食方面除注意增加優質蛋白質和鉀的攝入，減少脂肪和鈉的攝入外，此外尚需限制每日的總熱量，減少進食動物性食物（尤其是脂肪）、糖類和澱粉類食物等高熱量食物。還應逐步減少每日的進食量，根據體重減輕的速度可間接判斷每日減食量是否合適，每日的減食量最多不能超過 250 克。一般以每星期減輕體重 500 克為宜，待體重減輕至正常範圍時則將每日的進食量相對固定並長期堅持。

Q25.味精會使血壓增高嗎？

A 攝入過多味精會導致血壓升高。味精的主要成分是谷氨酸鈉。其中，谷氨酸對改善和維持丘腦的功能非常重要，而鈉則對血壓具有很大的影響。味精中也含有鈉，如果食用過多味精，就會攝入過多鈉，當然也就會導致血壓升高。

Q26.麵包易引發高血壓

A 英國一健康研究機構最近發現，超市裡常見的鹹麵包片含有較多的鹽，容易引發高血壓。調查人員發現，在被檢測的 138 種麵包中，超過 1/3 的麵包含鹽量超過 1.1 克 /100 克的一般標準，其中含量最高的是全麥切片麵包，含鹽量達到 1.5 克 /100 克。除了切片麵包外，牛角麵包、甜甜圈等也是「含鹽大戶」。因此，患有高血壓的人群最好少吃切片麵包，選擇無鹽全麥麵包、果仁麵包等「低鹽食品」。

Q27.高血壓患者怎麼吃零食？

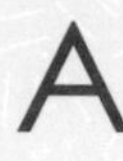

高血壓患者吃零食應講究適時、適宜和適量，時間安排在兩正餐中間，特別是兩正餐相隔時間超過 6 小時以上，更應增加一次零食。應選擇富有營養，但熱量、脂肪不太高的食物，可以在兩餐之間吃一些含鉀高的水果，如橙子、蘋果、香蕉、哈密瓜，或豆漿、紅薯、煮馬鈴薯等零食，也可以是 1 顆雞蛋加 1 小碗稀飯，或者 1 小碗肉絲麵等。

Q28.可以吃湯圓嗎？

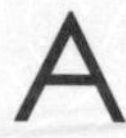

無論是甜餡湯圓還是鹹味的湯圓，都是以糯米粉為主材料，為求好吃潤口會加入較多的糖分及油脂，而且熱量較高，四顆芝麻湯圓的熱量相當於一碗飯的熱量。過量食用湯圓，會對人體健康造成影響，使血糖失控、血脂升高、血液黏度增加。因此，高血壓患者最好少吃湯圓。

Q29.少吃主食有什麼好處？

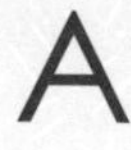

低碳水化合物飲食具有明顯的降壓作用。葡萄糖、蔗糖、澱粉等都屬於碳水化合物，主要存在於主食和糖類食品中。經研究發現，與低脂飲食相比，低碳水化合物飲食的患者胰島素和血糖指標改善得更明顯，收縮壓及舒張壓下降得更明顯，可大大降低高血壓併發糖尿病的發病機率。不過，碳水化合物並非吃得越少越好，一天的攝入量不能少於 150 克。

Q30.吃粗糧有什麼益處？

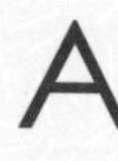

高血壓患者多伴有血脂、血糖和血液黏度增高。最新的研究表明，多吃粗雜糧可以降低血壓、血脂、血糖和血液黏度的增高值，而且吃糙米、玉米等粗雜糧，可以改善和提高鋅、鎘的比值，阻止動脈硬化，減少鎘的積聚，有益於高血壓的防治。但如果併發高尿酸、痛風時最好不吃，因為粗雜糧相對含量高，攝入過多，會影響胃腸道消化、吸收功能，並引起體內普林代謝異常。

Q31.為什麼夏天不渴也要補水？

A 盛夏時節，由於出汗多，血液易濃縮，人在睡眠或安靜等血流緩慢的情況下，容易形成血栓。因高血壓患者發生腦血管栓塞、心肌梗塞的比例要明顯高於其他人，所以，高血壓患者在夏季要特別重視補充足夠的水分，即使感覺不渴也要適當補充一些水分，特別是出汗多的情況下更應及時補充水分，以稀釋血液，降低血栓形成的危險。

Q32.怎樣吃花生能降壓？

A 花生含有多種脂肪酸，其中 80% 以上為不飽和脂肪酸，且近一半為亞油酸，具有降低血壓的作用。臨床觀察發現，用醋浸泡花生米 1 週以上，每晚服 7 ～ 10 粒，可使高血壓患者的血壓下降，有的甚至能接近正常值；花生殼也有降壓的作用，將花生殼洗淨沖開水代茶飲，對高血壓有一定的療效。

花生屬於高熱量、高脂肪的食物，所以宜常食，但不宜多食。另外，黴變的花生含有劇毒黃麴毒素，會致癌，所以受潮發霉的花生應扔掉不宜食用。

Q33.黑巧克力可以降血壓嗎？

A 有研究者曾將 20 名沒有吃過降壓藥的高血壓患者分成兩組，第一組的參與者吃 15 天的特製黑巧克力棒，內含豐富的異黃酮，每日吃 100 克；另一組每日則吃相同份量的白巧克力。15 天後，兩組患者都不吃任何巧克力，一個星期後，兩組的參與者再交換著吃黑、白巧克力。結果顯示，這群參與實驗的高血壓患者在食用黑巧克力的過程中，收縮壓下降了 11.9 毫米汞柱，舒張壓下降了 8.5 毫米汞柱，血壓平均降了 10%。相反，食用白巧克力期間，他們的血壓並沒有降低。吃了黑巧克的高血壓患者還減少了約 10% 的「壞」膽固醇（LDL）。黑巧克力之所以可以降血壓，主要是由於可可豆中含有豐富的異黃酮。

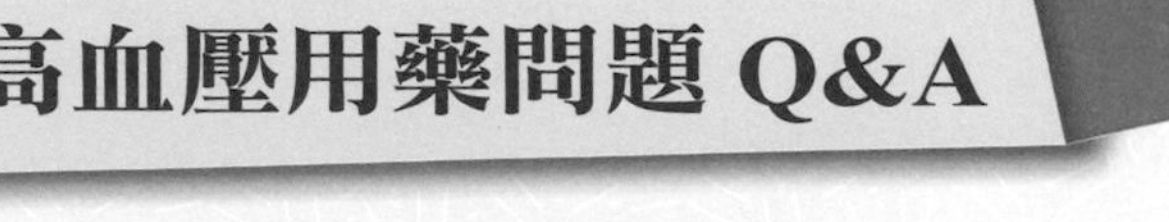

Q34.哪些人可以暫時不服藥？

A 高血壓分為 3 級，其中，部分 1 級高血壓患者可經由改變生活方式，即合理安排飲食、適量活動、控制體重、禁菸、禁酒等使血壓控制在低於 140/90 毫米汞柱的值，就可以暫時不服用抗高血壓藥。但是，平時應該經常測量血壓，控制效果不理想時要及時就醫，聽取醫生是否用藥的建議。

Q35.新藥一定比舊藥好嗎？

A 很多患者認為新藥一定比舊藥好，這種想法是不正確的。不同的患者適合的藥有所不同，新藥可能對部分患者更好些，對其他患者就不一定合適了。而且，一般舊藥已經經過長期的使用驗證，某種意義上治療效果和安全性往往比新藥更可靠。

Q36.降壓儀等能取代降壓藥嗎？

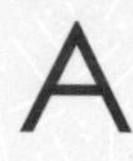

目前市場上出現了以治療高血壓為功效和目的的降壓儀、降壓戒指、降壓鞋等，種類繁多，這些產品片面誇大了降壓作用，使部分高血壓患者信以為真，甚至以此來取代正規的藥物治療。醫學研究證明，認真服藥是治療高血壓病的最好方法，什麼都不能取代藥物來治療高血壓。高血壓患者必須在醫生的指導下持續長期服藥。

Q37.抗壓藥物對性功能有影響嗎？

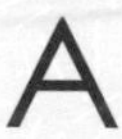

據報導，β 受體阻滯藥、外周交感神經抑制藥及利尿藥對性功能都會產生不同程度的影響。

抗高血壓藥由於可降低外周血管阻力，因此減少了陰莖勃起時所需的血流量，進而使陰莖勃起不堅或不能勃起，於是導致陽痿發生。此外，服用抗高血壓藥物劑量過大、時間過長，也對性功能有影響。有鑑於此，如果患者本身性功能就存在問題，則應注意不要服用對性功能有影響的藥物，以免加重性功能障礙。

Q38..服用鈣通道阻滯藥的作用

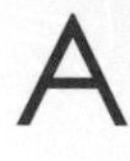

如果人體細胞內的鈣離子增多，就會加強心肌收縮和血管收縮能力，導致血壓增高。尤其是小動脈血管的持續收縮，是高血壓發生的直接原因。鈣通道阻滯藥能阻止和抑制細胞外的鈣離子進入細胞內，因此能有效降壓。但它們對血液中鈣的含量沒有影響，更不會拮抗鈣的其他生理作用。

Q39.為什麼不宜經常換降壓藥？

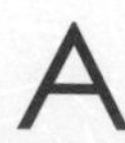

用了一種降壓藥後療效滿意，沒有不良反應，就不應該更換。只有在用了一種降壓藥後，療效不佳或出現不良反應，才需要醫生給你更換降壓藥。更換降壓藥的缺點是，原來經過醫生若干次摸索出的適合劑量，也許已經取得了很好的療效，如果經常更換，那就要經常摸索劑量，不斷調整，對血壓的穩定不利。

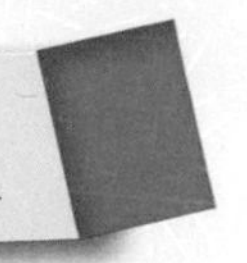

高血壓運動問題 Q&A

Q40.夏季需要運動嗎？

A 夏季到來時，不管天氣有多熱，高血壓患者都應該動一動。但一定要控制好運動時間和運動的強度。對於中、老年高血壓患者而言，以節奏較慢、強度較低的全身運動為主。例如太極拳、木蘭拳、上下樓梯、騎自行車慢行等。此外，用社區內的健身器材鍛鍊一下也是不錯的選擇，如扭腰器、拉伸器等。

Q41.為什麼垂釣能改善心境？

A 垂釣是治療高血壓的一種心理療法，當一條活蹦亂跳的魚兒上鉤後，會使人欣喜萬分，心中的快樂難以言表。魚兒進簍，又裝餌拋鉤，寄託新的希望，所以，每一次提竿，無論有沒有魚兒咬鉤，都是一次快樂的享受。此種樂趣易沖淡高血壓患者精神上的憂慮，有利於血壓的穩定和病情的控制。

Q42.跳舞對高血壓有好處嗎？

A 舞蹈療法可以穩定高血壓患者的情緒，使高血壓患者心情舒暢，緩解生活和工作中的焦慮、緊張和激動，使大腦皮質、中樞神經系統、血管運動中樞的功能失調得以緩解，令高血壓患者全身處於緊張狀態的小動脈得以舒張，從而有利於血壓的下降。

Q43.運動後能馬上洗熱水澡嗎？

A 運動後心率和血流速度較快，仍會持續一段時間。如果立刻洗熱水澡，會導致肌肉和皮膚的血管擴張，會使流向肌肉和皮膚的血液繼續增加，使剩餘的血液不足以供應身體的其他器官，尤其是腦部和心臟的需要。這對高血壓患者來說很危險，會引起腦和心臟缺氧，有誘發心腦血管疾病急性發作的可能。

Q44.工作忙如何擠出時間鍛鍊？

A 工作越忙的人，越要適當多做一些運動，尤其是患有高血壓的中年腦力勞動者。這些人長期處於緊張的應激狀態，活動少，上下班乘車，上下樓有電梯，在繁忙地辦公室裡一坐就是一天。實在沒有時間鍛鍊，怎麼辦？可以下班不乘車或提前幾站下車，快步走半小時到1小時回家。

Q45.四大運動的誤解

A 誤解❶：只要持續運動，就可以不吃降壓藥。高血壓病目前仍以藥物治療為主，運動療法只是輔助手段。

誤解❷：只要動起來，就可以降低血壓。運動只適用於臨界高血壓、1期和2期高血壓以及部分病情穩定的3期高血壓患者。

誤解❸：運動方式無講究。並非所有的運動都適合高血壓病患者，如無氧運動（快跑、舉重等）會導致血壓快速大幅度升高。

誤解❹：高血壓患者運動很危險。適量運動不僅能產生明顯的降壓效果，還有助於控制體重，降低血脂，促進身體代謝。

Q46.老人能跳民俗舞蹈嗎？

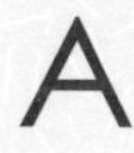

許多老人喜歡配著喜慶的音樂，熱火朝天地跳一段民俗舞蹈。其實民俗舞蹈屬於中等運動量，老年高血壓患者應慎重選擇。如果舞蹈鼓點節奏快而有力，老人容易興奮，會使交感神經處於興奮狀態，心跳加快，血壓急劇升高。對患有高血壓的老年人來說，如果經常如此，很容易造成腦血管意外或內臟損傷。

Q47.旋轉功夫球能降血壓嗎？

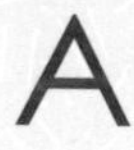

有人曾對住院期間的高血壓患者進行過研究，發現每天用手旋轉功夫球30分鐘，逐漸增至1小時，3個月後，這些高血壓患者的收縮壓平均下降20.4毫米汞柱，舒張壓平均下降9.8毫米汞柱，自覺症狀也有明顯改善。其中，有1/3的高血壓患者服藥量減少，2/3的高血壓患者完全停服了降壓藥物，說明功夫球這項運動對高血壓的確有治療效果，是一種無痛苦、無創傷、簡便易行的自我療法。

Q48.用功夫球鍛鍊要注意什麼？

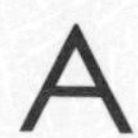

❶以空心功夫球為首選，不宜選用石球或鐵球。

❷初練功夫球的高血壓患者應根據自己手力的強弱和手掌的大小來選擇合適的球，一般先從小號功夫球或袖珍功夫球開始鍛鍊。

❸鍛鍊功夫球時宜左右手並用，雙手應頻繁地交替旋轉。

❹運動量應逐漸增大，運動時間應逐漸增強，旋轉速度不宜過快，一般以保持在每分鐘60～80次為宜。

Q49.常動腳踝能降壓

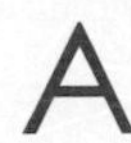

患高血壓的人，踝部均有不同程度的發硬現象，經常活動腳踝不僅有助血液流通，緩解高血壓症狀，還可以延年益壽。

❶強化腳踝。手扶樓梯扶手，用雙腳前腳掌 1/3 處的位置站在台階上，腳掌其餘部分懸空，踮起腳跟放下，再踮起腳跟再放下，重複做 10 次。

❷上下活動腳掌。坐在椅子上，一隻腳拉遠、伸直，另一隻腳垂直著地。隨著呼吸活動腳掌和腳踝，即呼氣時腳尖儘量向下壓（繃直腳踝），吸氣時腳尖儘量往臉方向鉤（往回鉤），腳掌動作必須配合呼吸，兩腳分別交替做 10 次。

❸旋轉腳踝。坐在椅子上，身體稍靠前，將左膝抬起，左腳尖著地轉動腳踝，逆時針和順時針方向各轉動 30 ～ 40 次，然後換腳進行。取翹二郎腿的姿勢，將左腿彎曲，左腳踝置於右側大腿上，用左手握住左腳踝靠近小腿處，右手握住左腳前腳掌旋轉活動腳踝，逆時針和順時針方向各轉動 10 次，然後換腳進行。

❹拉伸腳踝。取跪位，小腿前面和腳背著地，上身慢慢後仰，儘量伸展腳踝前端的肌肉和韌帶，保持後仰姿勢約 60 秒。

活動腳踝時速度不宜太快，切忌用力過猛、過大，以防踝關節軟組織損傷。

Q50.哪些人不宜進行運動？

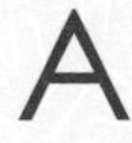

任何臨床病情不穩定者均不宜進行運動，包括重症型高血壓、高血壓危象、急進型高血壓或病情不穩定的 3 期高血壓和合併其他嚴重併發症者。

高血壓患者如果合併有嚴重的心動過速、心律不整、腦血管痙攣（有頭暈、頭痛、目眩、噁心、嘔吐等症狀）、明顯的心絞痛、心功能失代償者，應停止各種運動，到醫院治療或在家修養。如果出現下列症狀之一者也不宜進行運動：未控制的過高血壓（210/110 毫米汞柱）或對運動出現異常反應者，包括稍微運動就出現血壓過高的反應，特別是舒張壓升高至 133 毫米汞柱或運動後血壓不升高或始終低於 140/133 毫米汞柱者。

Q51.多次短時間運動更好

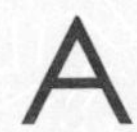

對高血壓患者來說，與單次長時間鍛鍊相比，多次短時間運動可以更有效地降低血壓。

有人曾讓 20 個人做 4 次短時間鍛鍊，1 週後做 1 次長時間鍛鍊。結果發現，在單次長時間鍛鍊之後，參加者的心臟收縮壓和舒張壓能保持 7 個小時的低值。而在做了一系列短時間的鍛鍊之後，收縮壓保持了 11 個小時的低值，舒張壓保持了 10 個小時的低值。

高血壓生活管理 Q&A

Q52.吸菸會使血壓升高嗎？

A 吸菸會引起血壓升高。吸菸為什麼會引起血壓升高呢？目前認為主要是由菸草中所含的尼古丁成分所引起。尼古丁能刺激心臟和腎上腺釋放大量的兒茶酚胺，使心跳加快，血管收縮，血壓升高。吸一支普通的香菸，可使收縮壓升高 1.3 ～ 3.3 千帕（10 ～ 30 毫米汞柱）。

Q53.為什麼應測血糖？

A 原發性高血壓患者的血糖值比血壓正常的人高，血漿胰島素值也較正常人高，這充分說明高血壓患者的胰島素降血糖的能力出現了問題。也就是說，高血壓削弱了胰島素的生物學作用。高血壓患者的身體對胰島素產生抵抗，而為了維持一個較正常的血糖值，其身體自我調節機制使其胰島 β 細胞分泌較正常多幾倍甚至十幾倍的胰島素來降低血糖，這便造成了「高胰島素血症」。

高胰島素血症確實能使高血壓患者的血糖在幾年甚至更長時間內維持在不是太高的值，但最終高胰島素血症會導致其血糖升高、三酸甘油脂值升高、血漿纖維蛋白原升高、高密度脂蛋白降低、高尿酸血症，最後胰島素的功能逐漸減弱以致衰竭，從而患上糖尿病。

Q54.如何安排休息和睡眠？

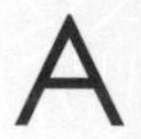

❶中午小睡。高血壓患者辛苦工作一上午並吃過午飯後，可以稍微活動一下，然後小睡半小時至 1 小時。

❷晚餐宜少。晚飯不宜吃得過多，要吃些易消化的湯、粥類食物，睡前適量飲水。

❸娛樂有節。睡覺前不進行各種娛樂活動。平時也應該節制參加那些以輸贏為目的的遊戲，防止任何的情緒激動。

❹睡前泡腳。按時睡覺，上床前最好用溫熱水泡泡腳，按摩一下雙腳心，舒服解乏。

❺充足睡眠。每天確保 6 ～ 8 小時睡眠。

❻緩慢起床。早晨醒來後不要急於起床，翻翻身，伸伸懶腰，活動一下四肢和頭部，然後在床上坐一會兒，再下床。

❼排便通暢。多吃含粗纖維的食物，注意多飲水，預防便祕。上廁所時要輕緩，不要用力憋氣，必要時要找些潤滑劑幫忙，確保順利排便。

Q55.為什麼要慎泡溫泉？

A 對高血壓患者來說，由於溫泉的水溫大多較高，容易使身體大量出汗，心跳加快，心臟耗氧量增加，同時，由於泡溫泉時人體溫度升高，出水後溫度下降，一熱一冷，短時間內容易引起血管擴張和收縮，這些都是誘發高血壓患者腦中風及心肌梗塞的重要因素。因此，患有高血壓的人要慎泡溫泉，病情不穩定者最好還是遠離溫泉。

Q56.乘飛機應注意什麼？

A 高血壓患者應將血壓控制在理想值後才能乘坐飛機，在準備乘機的前一天，應備足降壓藥物和必備的急救藥物。登機前，可酌情服用一點鎮靜劑。飛行中，應儘量保持輕鬆。將藥品放在隨手可取出的位置。航程中，如覺不適，當症狀同平日裡血壓波動時一樣，可酌情加服一次降壓藥，或掐合谷穴。

Q57.孕期緊張容易患高血壓嗎？

A 受刺激致使中樞神經功能紊亂或精神過度緊張的孕婦，容易患上妊娠期高血壓。此外，年輕初孕（小於 18 歲）或高齡初孕（大於 40 歲）的孕婦，有慢性高血壓、糖尿病、慢性腎炎等病史的孕婦以及體型矮胖、營養不良、有高血壓家族史的孕婦，在寒冷季節或氣溫變化過大的情況下，也容易患上妊娠期高血壓。

Q58.不宜看哪一類的電視節目

A 高血壓患者可根據個人興趣來選擇收看電視節目，但不宜觀看過於激烈、驚險的場面或有強烈感情色彩的內容。因為看這類節目，情緒容易激動，情緒激動會引起交感神經興奮，兒茶酚胺分泌量增高，使心臟活動加強，心肌耗氧量增加，血壓增高。在這種情況下，有誘發心絞痛、心肌梗塞的可能，有的甚至會引起血壓驟升，誘發腦血管意外。

Q59.洗澡時應注意什麼

A ❶飯後不宜馬上洗溫水浴。進食後大量的血液流向消化系統，此時洗澡會因皮膚血管的擴張和血流量的增加導致大腦和心臟的供血減少，發生心腦血管意外。

❷酒後或過度疲勞時不宜洗澡。

❸水溫不宜太熱。水溫過熱會使皮膚血管擴張，引起血壓升高，易發生心腦血管意外。

❹洗澡時間不宜過長。洗澡時間過長，浴室內的氧含量會明顯下降，二氧化碳的含量會明顯升高，容易使高血壓病人誘發心絞痛。

❺洗澡時動作不宜過快或過猛。如果身體前傾過猛或突然下蹲，容易發生腦血管意外或心肌缺血。

❻老年高血壓患者洗澡時應有人陪伴。

❼不宜到公共浴室去洗溫水浴。因為公共浴室內的水溫通常較高，並且通風較差，容易使人感到悶熱、呼吸不暢，使血壓升高。

Q60.老年患者怎樣排便？

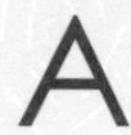

老年高血壓患者排便時取坐位更安全。

老年人生理功能衰退，下肢血脈不暢，肌力不足，久蹲容易發麻、疲乏，特別是血壓調節功能減弱的老年高血壓患者，血管的脆性增加，當蹲著解便時，由於身體下屈，下肢血管受到嚴重的屈曲，如果發生便祕還要通過屏氣，使腹壁肌肉強烈收縮，增加了腹部壓力，一旦用力太大，腹腔內臟中的血液將被迫在短時間內上湧至心臟及腦部，會使血壓驟然升高，容易發生心腦血管意外。

Q61.怎樣過性生活？

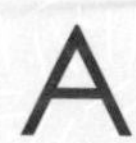

❶ 1 期高血壓患者，血壓雖然有時會增高，但可降至正常值或接近正常值，沒有因高血壓引起的心、腦、腎等併發症，這種高血壓患者可以與正常人一樣過性生活。

❷ 2 期高血壓患者的血壓比較固定，不會下降，並伴有輕度心、腦、腎等併發症，必須在藥物的保護下進行有節制的性生活。

❸ 3 期高血壓患者由於血壓明顯升高，持續不降，並有明顯地胸悶、頭痛、腎功能減退、心前區不適等併發症，這種患者不宜過性生活。

同時，可以過性生活的高血壓患者，在性交時要避免劇烈活動和延長時間。如在性交時出現胸痛、頭痛、頭暈、氣急等症狀時，應立即停止性活動，並服用降壓藥，以免發生意外。

Q62.血壓突然升高怎麼辦？

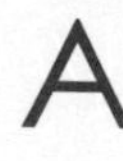

高血壓患者的血壓升高超過 200/120 毫米汞柱時，宜服用鎮靜藥，安靜臥床，必要時含服硝苯地平，嚴密監控血壓。有過腦出血病史的高血壓患者血壓再度升高，要防止腦出血復發，應及時送醫院治療。有過腦血栓病史的高血壓患者血壓增高後不宜降得太低，應保持在 150/100 毫米汞柱左右，以免血壓降得太低血流量過多減少，會使舊病復發或加重病情。高血壓合併冠狀動脈疾病患者的血壓一時升高也不宜降得太低，最好維持在 130 ～ 140/80 ～ 85 毫米汞柱。

Q63.怎樣穩定情緒？

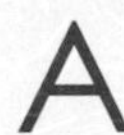

❶多參加集體活動和社會活動，減少孤獨感和失落感，增強自我價值感，會使心胸寬廣。

❷多為他人和社會做好事。助人為樂會擁有好心情，使人的大腦產生天然鎮靜劑腦內啡，有助於調節心理和生理功能的平衡。

❸老年人要善於處理與兒孫、鄰里等的人際關係，這會增強安全感，保持心情平靜。

❹少回憶往事，多嚮往未來。常回憶往事易使情緒波動。多向前看，會感到還有許多事情需要去做，不僅能夠增加樂趣，還能保持心理健康。

❺定期檢查身體，合理用藥，積極治療。

❻少吃肥肉，戒除菸、酒。

❼保持充分的休息，睡眠時間宜控制在 7 ～ 8 小時。

❽適當的體育運動，老年人以練氣功和散步為好。

❾感到有情緒困擾時，要請心理醫生給予指導或心理治療。

Q64.音樂能調整心理狀態嗎？

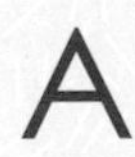

音樂不但能調整高血壓患者的心理狀態，還是降壓良方。聽了音樂後，皮膚溫度會明顯升高，血壓下降，呼吸減慢，感到舒服、放鬆和自然。有的音樂還能增加腦部的血流量有的會降低血流速度，緩和外界噪音等帶來的不良刺激。

Q65.外出旅遊應注意什麼？

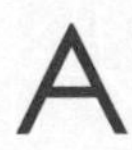

❶外出旅遊前，應作一次身體檢查。如果發現血壓顯著升高或發生明顯波動，並反覆發作心絞痛，出現心功能不全，並伴有嚴重的心律不整，請取消外出旅遊的計劃。

❷外出旅遊應有人陪同，同時帶上必要的降壓藥。

❸旅遊過程中應防止過度疲勞。有暈車症狀的高血壓患者，乘車前不宜吃得過飽；出發前半小時服用預防暈車的藥，以避免暈車，因為暈車會使血壓升高。

Q66.能從事體力勞動嗎？

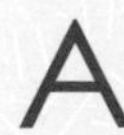

高血壓患者能從事體力勞動，因為運動可使血壓下降，但高血壓患者進行體力勞動應注意：

❶高血壓患者應在醫生的指導下進行體力勞動，在體力勞動的過程中應保持呼吸自然且協調，若出現胸悶難受、呼吸困難、心悸、心前區不適等症狀，應立即停止體力勞動。

❷高血壓患者進行體力勞動時的強度要適中，判斷勞動強度是否合適的標準是不宜超過最大心率的 80%（最大心率是用 210 減去年齡來計算）。

❸凡需屏氣使勁、高度用力、競爭意識強的體力勞動都不適合高血壓患者。體力勞動後不宜馬上洗澡、進食和休息，以防發生意外。

❹高血壓合併心絞痛、心力衰竭或腦、腎併發症的患者應暫停各種運動。

Q67.易使高血壓升高的生活行為

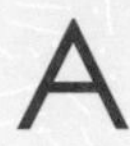

❶極度興奮、悲傷、恐懼。可導致血壓驟然升高。

❷看刺激性強的電視。容易導致血壓升高、心率加快，誘發高血壓及腦血管意外。

❸突然扭動頭頸部。

❹大部分人洗頭時的姿勢是站立前屈位，這種姿勢對高血壓患者來說，會使心肌耗氧量增加，心臟負擔加大，容易引發心肌梗塞或心絞痛。

❺洗澡。在熱水或冷水的刺激下，血壓易出現較大波動。

❻排便動作。排便時腹壓加大，可使血壓驟然升高。特別是因便祕用力過猛或過久時，血壓會升得更高。

❼性生活。性生活時情緒易激動，會使心跳加快、血壓明顯升高。收縮壓超過 170 毫米汞柱的高血壓患者應儘量避免性生活。

Q68.是否需要心理治療？

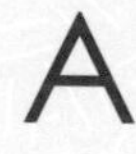

心理治療對高血壓的治療有十分重要的作用。病情較輕的高血壓患者無需服用降血壓藥物，心理治療加上改善生活方式就可發揮降血壓的目的，心理治療措施主要針對造成壓抑或緊張的心理因素。對於中度以上的高血壓患者，除了採用心理治療措施外，可在醫師的指導下適當服用一些降壓藥物。總之，對有精神壓力和心理不平衡的高血壓患者，改變他們的精神面貌需要做長期細緻的工作，一方面靠政府與政策的力量改善大環境，另一方面則需要靠家屬與社區醫師做耐心的勸導。